肿瘤消融治疗
规范化培训教材

主　编　郑加生　邹英华　肖越勇

副主编　袁春旺　韩　玥　严　昆
　　　　匡　铭　唐　喆

人民卫生出版社
·北　京·

图书在版编目（CIP）数据

肿瘤消融治疗规范化培训教材/郑加生，邹英华，
肖越勇主编. —北京：人民卫生出版社，2021.12
ISBN 978-7-117-32511-0

Ⅰ.①肿…　Ⅱ.①郑…②邹…③肖…　Ⅲ.①肿瘤–
显微外科手术–教材　Ⅳ.①R730.56

中国版本图书馆 CIP 数据核字（2021）第 242537 号

人卫智网　www.ipmph.com	医学教育、学术、考试、健康，	
	购书智慧智能综合服务平台	
人卫官网　www.pmph.com	人卫官方资讯发布平台	

肿瘤消融治疗规范化培训教材

Zhongliu Xiaorong Zhiliao Guifanhua Peixun Jiaocai

主　　编：郑加生　邹英华　肖越勇
出版发行：人民卫生出版社（中继线 010-59780011）
地　　址：北京市朝阳区潘家园南里 19 号
邮　　编：100021
E - mail：pmph @ pmph.com
购书热线：010-59787592　010-59787584　010-65264830
印　　刷：廊坊一二〇六印刷厂
经　　销：新华书店
开　　本：787 × 1092　1/16　　印张：24
字　　数：584 千字
版　　次：2021 年 12 月第 1 版
印　　次：2022 年 1 月第 1 次印刷
标准书号：ISBN 978-7-117-32511-0
定　　价：178.00 元

编者名单

（以姓氏汉语拼音为序）

敖国昆	车 颖	陈 辉	陈 磊	陈京龙	陈俊辉	陈晓明
陈亚青	陈旖旎	陈永亮	丁怀银	丁晓毅	董军强	段 峰
范 勇	冯对平	冯威健	高 堃	古善智	关海涛	关利君
郭宏骞	韩 玥	韩建军	韩嵩博	何 文	何祥蒙	胡 兵
胡鸿涛	胡凯文	黄品同	黄学全	季 良	姜 凯	姜 敏
金 龙	井学敏	柯 山	匡 铭	黎海亮	李 静	李 鲁
李 威	李 肖	李成利	李春海	李佳睿	李家平	李建军
李茂全	李泉旺	李文涛	李晓光	梁军号	林海澜	林征宇
刘 冰	刘 嵘	刘宝东	刘凤永	刘凌晓	刘瑞宝	刘维民
刘玉娥	柳 晨	柳 明	龙 江	卢 伟	陆 群	陆荫英
罗凌飞	罗渝昆	吕维富	孟志强	倪才方	聂 芳	牛洪涛
牛立志	潘 杰	潘小平	潘元威	平春霞	钱林学	钱祝银
冉江林	任伟新	阮骊韬	邵海波	史勤生	司同国	宋 莉
孙 斌	孙加源	孙军辉	孙文兵	唐 杰	唐 喆	佟小强
王 辉	王 徽	王 健	王 水	王 鑫	王 颖	王华明
王淑荣	王晓东	王涌臻	王忠敏	魏颖恬	吴秀娟	吴宇旋
肖恩华	肖越勇	谢 波	谢 芳	谢 辉	邢文阁	邢秀亚
熊 斌	徐辉雄	许林锋	许玉军	严 昆	杨 坡	杨树法
杨维竹	杨武威	叶 欣	于海鹏	于经瀛	于世平	于友涛
袁 敏	袁春旺	詹维伟	张 肖	张 毅	张洪义	张开贤
张啸波	张彦舫	张英华	张永宏	赵 明	赵恒军	赵晓智
郑加生	仲 楼	周文斌	周志刚	朱 旭	朱海东	朱康顺
朱晓黎	朱云开	祝宝让	庄一平	邹英华		

序 一

肿瘤消融治疗作为根治性疗法,已被越来越多的指南推荐为早期实体肿瘤的首选疗法之一。当前我国肿瘤消融治疗处于快速发展阶段,已从三级医院逐步推广至二级医院,从该项技术中获益的肿瘤患者日益增多。但我们必须看到,肿瘤消融治疗技术在我国不同地区发展很不平衡,少数医疗中心年消融手术量可达 1 000 例以上,但多数医院的年消融手术量不足 100 例,甚至更低。全国范围来看,消融手术环境良莠不齐,在适应证把握、技术操作、并发症处理、术后随访等诸多方面都严重不规范,因此,肿瘤消融治疗技术在我国亟待规范和普及。

国家卫生健康委员会一直非常重视肿瘤消融治疗技术,为了促进该技术的推广普及与规范,提高手术安全性,2017 年印发《肿瘤消融治疗技术管理规范》,实行开展肿瘤消融治疗技术的医院、操作医师和培训基地资质备案制,并对全部肿瘤消融病例在国家卫生健康委员会网络信息平台进行注册登记及质量监控管理,通过统一管理,有效地规范了我国肿瘤消融治疗技术。医疗技术临床应用的关键是技术培训,而做好培训就需要有适宜的培训教材,在此情况下,我和郑加生教授、肖越勇教授联合主编了《肿瘤消融治疗规范化培训教材》。本书的副主编及编者均为临床实践经验丰富的专家。

本书内容全面、文字精练、深入浅出、图文并茂、可读性强,适合作为培训教材。本书全面介绍了肿瘤消融的基础知识和基本技能、术前准备、术中操作注意事项与技巧、并发症的预防和处理、术后随访原则等。本书的一大亮点是作者结合典型病例和实际操作,分享经验、体会;做到了理论与实践相结合,国内外进展与个人经验体会相结合。此外,本书也包括了肿瘤消融护理原则与经验。

本书对于从事肿瘤消融治疗的临床各专业医师、护师、医技人员,都是一部值得认真学习的参考教材!希望本书的出版能为我国肿瘤消融治疗规范化和技术水平的提高起到促进作用!

邹英华

2021 年 11 月

序 二

国家癌症中心发布的最新数据显示,中国每天约 1 万人、平均每分钟就有约 7 人确诊癌症,恶性肿瘤严重威胁我国人民的生命健康。

尽管外科手术、放射治疗(放疗)及化学治疗(化疗)仍是治疗恶性肿瘤的最常用的传统手段,但患者就诊时多数已处于中晚期,丧失手术切除机会,而放疗和化疗因固有的毒副作用,部分患者很难耐受。在此背景下,肿瘤微创治疗,尤其是影像引导局部消融治疗,具有疗效确切、适应证宽、操作简便、创伤小、恢复快等诸多优点,临床应用日益广泛。从事肿瘤消融治疗工作的医疗机构既有国家级大型医学中心,也有区县级医院,科室更是包括介入科、肿瘤内外科、呼吸内科、肝胆外科、胸外科、泌尿外科、骨科等。与此同时,随着临床经验的不断积累以及器材的不断改进,肿瘤消融的技术水平迅速提升,临床适应证不断拓宽。但其中仍存在着一些不可忽视的重要问题:一是区域发展不平衡,二是现有从事肿瘤消融人员的技术水平参差不齐。为加强肿瘤消融技术管理,规范从事肿瘤消融治疗的医疗机构和医师的行为,保证医疗质量和医疗安全,2012 年,卫生部委托中国医师协会邀请郑加生教授牵头组织国内肿瘤消融领域权威专家制订了《肿瘤消融治疗临床应用技术规范》;2015 年,郑加生教授作为专家组组长,与国内肿瘤消融领域的权威专家制订了《肿瘤消融治疗技术管理规范》和《肿瘤消融治疗技术临床应用质量控制指标》,并于 2017 年 2 月 17 日由国家卫生计生委印发,以保证医疗质量和医疗安全。郑加生教授牵头,组织国内肿瘤消融治疗领域多位专家共同完成了《肿瘤消融治疗规范化培训教材》,专家们充分结合肿瘤消融的理论与临床实践,遵循"科学、实用、规范"总体原则,尤其突出临床病例实操经验、体会、技巧的分享,做到了深入浅出、内容翔实、贴合实际,具有较好的科学性和可操作性。

现代医学科技发展日新月异,循证医学成果不断推陈出新,本教材自然难免存在不足;希望同道们在工作实践中,结合新成果不断进行自我完善和提高。相信本教材的出版,必将对我国肿瘤消融治疗技术的推广普及起到积极作用,希望各位同道共同努力,推动我国肿瘤消融治疗工作迈上新台阶。

肖越勇

2021 年 11 月

前　言

　　恶性肿瘤已成为危及我国人民健康的第二位"杀手",尽管手术切除仍被认为是首选治疗方法,但因大部分恶性肿瘤患者就诊时多处于中晚期,已丧失手术机会。近年来,肿瘤微创治疗技术迅猛发展,尤其是局部消融治疗使得很多中晚期恶性肿瘤患者获得了治疗机会,并使生存期得以延长。局部消融疗效确切、操作相对简便,临床应用日益增多,大部分县级医院均可开展。

　　尽管肿瘤消融技术在我国"遍地开花",但技术水平严重参差不齐,远未实现标准化和规范化。2012 年 7 月,我受中华医学会放射学分会介入学组委托,牵头制订了《经皮肝脏肿瘤射频消融治疗操作规范专家共识》;2011 年,我经中国医师协会向卫生部(现为国家卫生健康委员会)提出,国家应对肿瘤消融治疗技术进行规范化管理,卫生部高度重视,并于2013 年(卫生部更名为国家卫生计生委)委托中国医师协会邀请我牵头组织国内肿瘤消融领域权威专家制订了《肿瘤消融治疗临床应用技术规范》,并在全国范围内开展规范化培训;2011 年和 2013 年,我作为主编分别出版了《CT 引导肝肿瘤消融治疗学》和《影像引导肿瘤消融治疗学》;2015 年,我作为专家组组长与国内肿瘤消融领域专家制订了《肿瘤消融治疗技术管理规范》和《肿瘤消融治疗技术临床应用质量控制指标》,并于 2017 年 2 月 17 日由国家卫生计生委印发,以保证医疗质量和医疗安全。与此同时,国内多个学术团体颁布了肝癌、肺癌等常见肿瘤的消融治疗专家共识(以下简称"专家共识"),但"专家共识"只能阐述消融治疗的总体原则、总体策略,初学者很难依照"专家共识"进行具体的手术操作,因此,亟需一本兼具理论知识讲解和实践经验介绍的肿瘤消融规范化培训教材供肿瘤消融从业者参考。

　　为此,由我牵头并联合国内肿瘤消融领域具有丰富临床经验的多位专家,共同撰写了这本《肿瘤消融治疗规范化培训教材》。本书内容既包括肿瘤消融的基本知识和技术,也包括血管性介入治疗在消融治疗全程中的应用、肿瘤消融治疗围手术期护理,还包括靶向药物、免疫治疗等多学科综合治疗等总体原则与趋势。书中所纳入的肿瘤主要为临床常见且消融技术应用相对比较成熟的实体肿瘤。

　　衷心感谢为教材出版付出辛勤劳动的本书共同主编邹英华教授、肖越勇教授和所有专家;袁春旺主任医师作为编写总秘书,整体组织、协调所有章节稿件并联系作者,做出了很大贡献;各组长及秘书协调、审阅各章节稿件,也付出良多。编写本教材的目的是促进肿瘤消融治疗的规范化和推广普及,所有专家们的贡献将载入我国肿瘤消融治疗规范化工作的史册。

　　由于作者水平有限,疏漏和差错在所难免;此外,因执笔专家的撰写风格不同,各个章节在体例和格式方面也未能实现完全统一,希望各位读者批评指正!

郑加生

2021 年 11 月

目　录

总　论

各 论

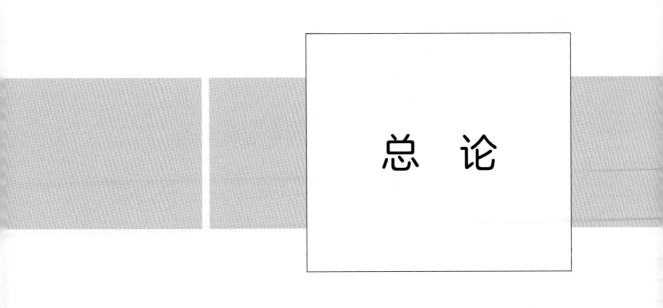

总　论

第一章
肿瘤消融治疗概述

第一节　肿瘤消融治疗的历史、现状与未来

肿瘤消融治疗（tumor ablation）属于非血管性介入治疗，是指直接将化学物质或能量作用于肿瘤病灶以根除或实质性毁损肿瘤的局部疗法；包括化学消融（chemical ablation）和能量消融（energy-based ablation），前者主要利用无水乙醇、醋酸等毁损肿瘤，后者包括通过热效应灭活肿瘤的射频消融（radiofrequency ablation，RFA）、微波消融（microwave ablation，MWA）、冷冻消融（cryoablation，Cryo-A）、激光消融（laser ablation，LA）、高强度聚焦超声（high intensity focused ultrasound，HIFU）和通过非热效应灭活肿瘤的不可逆电穿孔（irreversible electroporation，IRE）[1,2]。

20 世纪 70 年代，随着医学影像技术（US、CT、MRI 等）的快速发展，肿瘤消融应运而生，多在影像引导下经皮穿刺实施，具有操作简便、微创、精准、疗效确切等优点，也可在腔镜下或开放术中完成，临床应用日益广泛。在我国，肿瘤消融（除化学消融外）属于限制临床应用的医疗技术，为规范技术操作，提高疗效及安全性，目前已有多个学术组织发布了肝癌、肺癌、肾癌、甲状腺结节等肿瘤消融的"专家共识"[3-6]；国家卫生健康委员会也高度重视肿瘤消融技术临床应用的安全性并制订"技术规范""管理规范"和"质量控制指标"以促进其良性发展。

一、肿瘤消融的历史与现状[7-9]

（一）化学消融

我国最先开展的肿瘤消融技术，始于 20 世纪 70 到 80 年代，尤以无水乙醇消融应用最多。无水乙醇消融最早用于小肝癌，后逐渐用于肺癌、肾癌、甲状腺肿瘤及淋巴结转移瘤等；对不适合手术切除的小肝癌的治疗取得了与手术切除相同的疗效，对于中、大肝癌联合经导管动脉化疗栓塞（transcatheter arterial chemoembolization，TACE）或经导管动脉栓塞（transcatheter arterial embolization，TAE）也取得了较好疗效。该技术操作简单、费用低，在我国肿瘤消融开展之初发挥了不可替代的作用；但因无水乙醇弥散不均且可控性差，往往须反复多次治疗，尤其对大肿瘤较难实现完全消融。目前化学消融已非肿瘤消融的主要方法，但

可作为热消融的有益补充用于邻近空腔脏器肿瘤和多发淋巴结转移瘤等。

（二）射频消融

射频消融（RFA）于 20 世纪 90 年代迅速兴起，通过射频电极针在肿瘤靶区产生高频交变电流，使肿瘤内的正负离子在交变电场中高速振动、摩擦产热，局部高温使肿瘤发生变性、凝固坏死。其常用温度为 90~110℃，射频电极针有单极和双极两类。

RFA 是我国最早开展的热消融技术，用于治疗小肝癌，疗效堪比手术切除；也用于其他良、恶性实体肿瘤。目前已成为早期肝癌、早期非小细胞肺癌等恶性肿瘤及甲状腺良性肿瘤的首选疗法之一。此外，已有专门针对腔道肿瘤（如胆管癌等）进行治疗的射频消融导管用于临床，并取得了较好疗效。

（三）微波消融

微波消融利（MWA）常使用频率为 915MHz 或 2 450MHz 的电磁波产生电场，主要通过使靶区内水分子、蛋白质分子等极性分子高速振动、摩擦碰撞产生高热以毁损肿瘤。与 RFA 相比，其具有不受电流传导影响，升温速度快，受组织炭化及热沉降效应影响小、消融范围大、消融时间短，无须接地负极板等优点。

20 世纪 70 年代，微波技术主要用于外科术中止血和组织切割，其后也用于开腹或腔镜下治疗肝肿瘤。1996 年第一代可用于临床肿瘤消融的微波天线问世，但仍有很多不足；2003 年第二代微波天线真正实现穿刺系统、辐射系统与水冷循环系统的有机融合，针尖由硬质材料制成，无须引导针，可直接穿刺，能承受较大功率输出，消融范围较前增大，在临床广泛应用；但消融区仍为椭圆形，目前最新的微波天线已可产生圆形消融区。我国在良、恶性实体肿瘤 MWA 方面均已达到国际领先水平，实施方式也由单纯影像引导扩展到开放术中、腔镜下等多种手段相结合。

（四）冷冻消融

冷冻消融（Cryo-A）早期的冷媒主要是液氮，多用于开放手术中直接倾倒至病变表面治疗浅表肿瘤，目前已可通过冷冻探针对深部肿瘤进行治疗，消融结束可通过升温行针道热消融降低出血风险。

1999 年以氩气作为冷媒、氦气作为热媒的冷冻技术进入中国，广泛用于肝癌、肺癌、肾癌、乳腺癌、前列腺癌等的治疗并取得了良好效果；但无法行针道热消融，撤针后出血风险相对较高；应用套管针技术，在撤出探针的同时应用止血材料填塞外套管可有效降低出血风险。

目前，我国拥有完全自主知识产权、以液氮作为冷媒（最低温度可达 –196℃）、无水乙醇作为热媒（最高温度可达 80℃以上）的"康博刀"已进入临床，它在国内外首次提出并实现了深低温冷冻和高强度加热的复合式治疗模式及技术解决方案。更进一步的是，康博刀采用价廉易得的液氮作为工作介质，大幅降低使用成本和门槛，利于推广普及至县级基层医院，普惠广大肿瘤患者。

冷冻消融术中患者痛感轻，可局部麻醉（局麻）实施并可用于癌痛治疗，对于靠近肝包膜、胸膜及骨恶性肿瘤具有优势。此外，术中需应用保温毯预防冷休克。

（五）激光消融

激光消融（LA）是指采用直径 300~600μm 可弯曲／水冷光纤插入肿瘤，靶区组织吸收激光后通过光化学效应及热效应等产生热能，使肿瘤变性、凝固进而杀灭肿瘤。单根光纤消融范围较小,一般多根光纤联合应用,主要用于小肿瘤,目前临床应用不多。

光动力治疗(photodynamic therapy,PDT)属于 LA 范畴。PDT 光纤可借助各种内镜(胃镜、肠镜、支气管镜、膀胱镜等)到达肿瘤治疗部位,故在空腔脏器肿瘤的治疗中具有优势。1986年国内首次报道 PDT 在消化道肿瘤中取得良好效果。2003 年国家食品药品监督管理总局(CFDA)批准 PDT 用于肿瘤治疗。

(六) 高强度聚焦超声

高强度聚焦超声(HIFU)将能量密度相对较低的声束汇聚至体内肿瘤靶区并转化为热能,使肿瘤局部产生瞬间高温,并通过空化效应、声化学效应等复合效应造成肿瘤组织凝固性坏死,而超声所穿透的上层组织及瘤旁正常组织无明显损伤。

我国首先建立 HIFU 治疗肿瘤的理论体系,并在设备研制、基础研究、临床应用方面居世界前列。1999 年 HIFU 成功治疗实体肿瘤,目前主要用于治疗子宫肌瘤,也用于治疗胰腺癌、骨及软组织肉瘤等恶性肿瘤。

(七) 不可逆电穿孔

不可逆电穿孔(IRE)将高压电场以微脉冲的形式传递到肿瘤细胞,改变细胞跨膜电势,造成脂质双分子层细胞膜上纳米级孔隙,增加细胞膜通透性,造成靶区肿瘤细胞不可逆电穿孔,最终导致肿瘤死亡,而对治疗区内血管、胆管、胰管和神经等组织影响较小,一般仅为可恢复性损伤。利用心电门控技术确保消融瞬间高压落在心脏电生理活动的绝对不应期,降低心律失常诱发概率。目前的 IRE 技术也存在一定缺陷:难以彻底消融直径 4cm 以上病灶;一般须全麻且完全肌松状态下进行;无法用于心、肺功能不良、心律失常和心脏起搏器植入的患者;探针周围仍可产生不同程度热损伤。

2015 年 CFDA 批准 IRE 用于恶性实体肿瘤,适用于邻近大血管、肝门区、胆囊、胆管、输尿管的肿瘤,对胰腺癌的治疗具有特别价值。IRE 作为最新的消融技术,价格略显昂贵,目前国内开展尚不普遍,多用于冷热消融风险较高或无法完成的特殊部位肿瘤。

(八) 肿瘤消融治疗的实施方式

以影像引导实施为主。其中 US 引导最常用,具有廉价、实时、无电离辐射的优点;但 US 引导在肺癌的应用有限,在肝癌也存在观察死角和盲区,应用 CT/MRI 与 US 融合成像技术可弥补单纯 US 引导的不足;术中 US 造影利于提高穿刺精度并可用于评估消融疗效,提高治疗成功率。CT 引导无应用死角,既适用于中小肿瘤,也适用于大肿瘤及危险部位肿瘤。对于肝癌,先行 TACE/TAE,通过碘化油标记肿瘤后更利于 CT 下穿刺。增强扫描监控消融全程,确保治疗前准确评估肿瘤情况、治疗中精准适形布针与消融、治疗后精确评价疗效并及时发现并发症,尤其适用于邻近危险部位的肿瘤。MRI 引导需要磁兼容消融针和辅助设备,但 MRI 有时可显示 CT 及 US(包括增强 CT 及 US 造影)均无法显示的病灶,对医生和患者均无电离辐射,是未来影像引导微创治疗的方向,其发展趋势是开发具有热场成像和功能成像的大孔径设备。DSA 下可利用 X 线透视引导对碘化油沉积的病灶进行消融,但其对肿瘤消融边界判断不理想,不作为主要引导方式。影像引导术中影像导航辅助定位穿刺系统有光学导航和磁导航 2 种,对于减少影像扫描次数、减少辐射剂量、缩短手术时间、减少并发症有一定意义。腔镜引导消融,在肝肿瘤多用于肝脏表浅部位或邻近胃肠道的肿瘤;在肺癌一般用于邻近危险部位如大血管、肺门、心脏的肿瘤。开放术中消融,对肝癌通常用于较大肿瘤切除后其他部位较小肿瘤的治疗以及开腹后肿瘤不能切除的情况,对肺癌主要用于开胸后无法切除的肿瘤,术中也可辅助影像引导进行消融。

（九）肿瘤消融的综合评价

1. 疗效与技术进展

（1）局部消融:对早期肿瘤,近期及远期疗效均不逊于手术切除;对于中晚期肿瘤,可用于减瘤、减症目的,部分也可实现完全消融。

（2）非接触性消融技术:多个消融针联合应用,消融针穿刺至肿瘤旁而不直接穿刺肿瘤,通过多针热效应灭活肿瘤,同时避免肿瘤沿针道种植转移。

（3）解剖性消融及脉管癌栓消融:对于肝癌,通过增强CT引导可实施解剖性楔形、亚肝段、肝段、肝叶消融,以降低局部复发率;还可精准进行脉管(门静脉/胆管分支、肝静脉等)癌栓消融。

2. 并发症防治　并发症影响患者康复及生活质量,严重者甚至危及生命,应高度重视。多数患者消融后会出现不同程度消融后综合征(发热、乏力、局部疼痛等),但个体差异较大;其次是少量气胸、肝包膜下少量出血等常见轻度并发症,通常在短期内自行消退,无须处理。严重并发症发生率较低,主要有大量气胸、中到大量出血、胆管损伤、肠瘘等,及时有效处理严重并发症可降低消融相关死亡率(消融相关死亡发生率极低)。

3. 随访　规律、定期随诊对于早期发现新发病灶,早期治疗,延长患者生存期至关重要。因此推荐随访策略为肿瘤完全消融后每月随诊1次至术后3个月,如无复发及新发病灶,则每3个月随访1次,随访内容包括影像检查(US造影、增强CT/MRI,必要时行PET-CT)和相关肿瘤标志物[甲胎蛋白(AFP)、癌胚抗原(CEA)等]、检查等,具体视肿瘤类型及患者病情而定。

（十）问题及措施[1,10]

肿瘤消融在中国仅有20余年历史,尽管发展迅速但仍存在问题:

1. 消融及影像引导设备国产化不足,多为进口设备,亟待加强自主创新与研发。

2. 单点消融范围仍需扩大、适形能力仍需提高;既要重视消融设备与技术的改进,更要深入研究肿瘤组织接受能量作用后的效应变化。

3. 局部复发率高。与手术切除相比,肿瘤消融复发率偏高,很大程度上与消融技术临床应用不规范有关;肿瘤消融与其他治疗手段(放疗、化疗、免疫治疗等)联合有可能降低复发率,但此方面的临床研究较少。

4. 肿瘤消融疗效相关循证医学证据不充分;各种消融治疗手段以及消融与手术切除、放疗等其他疗法的疗效比较尚缺乏充足的循证医学证据,需要多中心、大样本、前瞻性随机对照研究进行验证。

5. 肿瘤消融相关术语标准化不足,报告欠规范,不利于学术交流。

6. 肿瘤消融相关人员(医师、技术与护理人员)培训不足,继续教育有待系统化、规范化。

7. 硬件配置不标准;目前消融治疗多在影像检查室进行,场地空间多偏小,无术前准备室及术后恢复室,洁净度不达标,监护和抢救设施配备不足,开展肿瘤消融的单位应建设专门用于肿瘤消融的标准化治疗室。

二、肿瘤消融的未来

2012年,国家科技部(国科发体〔2012〕293号)批准成立了国家"肿瘤微创治疗产业技术创新战略联盟"，旨在全面推动我国肿瘤微创技术创新、诊疗体系建设、转化医学以及产业化发展。2012 年，卫生部委托中国医师协会组织肿瘤消融领域权威专家制订《肿瘤消融治疗临床应用技术规范》，2017 年 2 月 17 日，国家卫生计生委印发《肿瘤消融治疗技术管理规范》和《肿瘤消融治疗技术临床应用质量控制指标》，以保证医疗质量和医疗安全。相信随着上述工作的不断推进，肿瘤消融在我国必将日益规范化，不断增加人民福祉。

（郑加生　邹英华　肖越勇　袁春旺）

参考文献

1. Ahmed M, Solbiati L, Brace CL, et al. Image-guided tumor ablation: standardization of terminology and reporting criteria—a 10-year update. Radiology, 2014, 273 (1): 241-260.
2. Wagstaff PG, Buijs M, van den Bos W, et al. Irreversible electroporation: state of the art. Onco Targets Ther, 2016, 9: 2437-2446.
3. 中华医学会放射学分会介入学组. 经皮肝脏肿瘤射频消融治疗操作规范专家共识. 中华放射学杂志, 2012, 46 (7): 581-585.
4. 中国抗癌协会肝癌专业委员会, 中国抗癌协会临床肿瘤学协作专业委员会, 中华医学会肝病学分会肝癌学组. 原发性肝癌局部消融治疗的专家共识. 临床肿瘤学杂志, 2011, 16 (1): 70-73.
5. 刘宝东, 支修益. 影像引导射频消融治疗肺部肿瘤专家共识 (2015 年版). 中国肺癌杂志, 2015, 18 (5): 251-259.
6. 叶欣, 范卫君. 热消融治疗原发性和转移性肺部肿瘤的专家共识 (2014 年版), 中国肺癌杂志, 2014 (17): 294-301.
7. 郑加生, 李宁, 袁春旺. CT 引导肝肿瘤消融治疗学. 北京: 人民卫生出版社, 2011.
8. 郑加生, 李宁, 袁春旺. 影像引导肿瘤消融治疗学. 北京: 人民卫生出版社, 2013.
9. 范卫君, 叶欣. 肿瘤微波消融治疗学. 北京: 人民卫生出版社, 2012.
10. 董宝玮, 梁萍. 肿瘤热消融治疗: 现状和展望. 中华医学杂志, 2006, 86 (12): 793-796.

第二节　血管介入在肿瘤消融治疗中的作用

近年，局部消融治疗实体肿瘤的临床应用日益广泛，在肝肿瘤、肺癌、肾癌等常见癌肿消融治疗前越来越倾向于先行血管性介入栓塞治疗，其作用主要有以下 4 个方面：①标记靶病灶，使穿刺消融目标更加清晰明确，尤其是 CT 引导；②堵塞肿瘤血管，增强消融疗效；③使肿瘤缩小，起到降期作用；④降低消融术中出血概率。此外，出血是消融治疗术中及术后最常见的并发症，而血管性介入栓塞已被公认为首选的止血方法。以下以肝肿瘤为例，具体说明血管性介入在肝肿瘤消融治疗全程及患者管理中的作用。

1. 标记靶病灶　对于肝内富血供病灶，TACE 可以通过碘化油清晰标记靶肿瘤，并可标记并灭活肝内微小转移病灶或卫星灶，为制定最佳治疗方案提供有力支持[1-3]。

此外，碘化油沉积后的病灶在 CT 平扫上即可清晰显示，这为 CT 引导穿刺提供了极大方便，即便消融针伪影明显，我们通过调节窗宽、窗位也可清晰显示病灶；尤其某些特殊部位病灶，如肝右叶邻近膈顶部肿瘤通过碘化油标记后，在 CT 引导下，经验丰富的术者可顺利采取避开肺组织、将消融针自足侧至头侧斜行穿刺的方式完成消融[4,5]；此外，对于无 CT 设备可供应用的部分介入科医师,还可在 DSA 透视下轻松使用消融针避开肺组织实时穿刺至碘化油沉积灶(穿刺难度明显低于经皮肝穿胆道引流)。反之,如果消融前未行 TACE 治疗或病灶内无碘化油沉积,CT 引导消融时,因消融针伪影的干扰病灶往往显示不清,穿刺、定位、成功消融的难度明显增加,在数字减影血管造影(DSA)下更无法实施穿刺、消融。

2. 堵塞肿瘤血管,增强消融疗效　TACE 可以阻断肿瘤血管,降低热沉降效应(热沉降效应即病灶毗邻较大血管或病灶本身血供较丰富时,消融针产生高 / 低温会部分被快速流动的血液予以降低 / 升高而减弱消融效果)。同时,肿瘤内沉积的碘化油是热的良好导体,可以提高热能传导,增强消融效果。此外,TACE 往往可以灭活主病灶周围的卫星病灶,弥补消融范围局限的缺点。

3. 使肿瘤缩小,起到降期作用　TACE 通过堵塞肿瘤血管,切断肿瘤营养供应,再联合碘化油携带的化疗药物的持续局部作用或局部灌注的高浓度化疗药物使无法消融或难于消融的大肿瘤降期为可消融或易于消融的中、小病灶(降期作用)。对于肝内 3 个以上的多发病灶,先行 TACE 灭活大部分肿瘤,对于残余或碘化油沉积欠密实的活性肿瘤联合局部消融可实现病灶的完全灭活[6,7]。

通过 TACE 的降期作用,扩大了消融治疗的适应证,增加了消融手术的安全性,降低了消融手术难度和风险。TACE 联合消融,进一步加强疗效,提高患者免疫功能,减少反复多次 TACE 治疗对肝、肾功能的损伤,缩短患者整体治疗时间,提高其生活质量。因此,两者的联合优势互补,"1+1>2",可以达到更好的抗肿瘤效果。

4. 降低出血风险及止血　出血是肿瘤消融治疗最常见的并发症,包括穿刺针损伤较大动脉所致出血和消融后肿瘤破裂出血。术前 TACE 治疗堵塞肿瘤血管,可以降低穿刺出血概率,且消融术中及术后出血也可以通过介入治疗栓治止血,为消融治疗保驾护航。

关于血管栓塞和消融治疗的顺序目前尚无共识,多数专家认同先行血管栓塞,再行消融治疗(原因如前所述),但也有不同观点[8-14]。

关于血管栓塞和消融治疗的时间间隔目前同样尚未达成共识,少部分学者主张同步进行,更多的学者主张间隔一段时间再行消融,但具体时间间隔差异很大,一般在 1~6 周之间,也可间隔更长时间。

（陈辉　金龙　于经瀛　宋莉　佟小强　朱旭　李肖）

参考文献

1. 赵松,陈学春,龙清云,等.经肝动脉化疗栓塞联合射频消融治疗肝细胞癌疗效荟萃分析.介入放射学杂志,2013,22(11):908-913.

2. 范文哲,李家平,杨建勇,等.无法手术切除的肝细胞癌 TACE 与 RFA 治疗的 Meta 分析.中华普通外科学文献(电子版),2011,5(1):62-67.

3. Lubner MG,Brace CL,Hinshaw JL,et al. Microwave Tumor Ablation:Mechanism of Action,Clinical Results,and Devices. J Vasc Interv Radiol,2010,21(Suppl 8):S192-S203.

4. 王健,佟小强,吕天石,等.肝动脉化疗栓塞术联合射频消融治疗肝内特殊部位恶性肿瘤.中国微创外科杂志,2016,16(1):9-12.

5. 李洪璐,段又佳,陈正光,等.TACE 联合微波消融治疗原发性肝癌特殊部位病灶的跟踪观察.临床放射学杂志,2018,37(8):1369-1373.

6. 司增梅,钱晟,刘嵘,等.微波消融同步联合 TACE 治疗大肝癌和巨块型肝癌的临床疗效分析.复旦学报 (医学版),2016,43(5):563-568.

7. 高飞,庞志刚,韩斌,等.肝动脉化疗栓塞联合射频消融术治疗大肝癌的疗效及生存分析.介入放射学杂志,2016,25(4):316-319.

8. 郑加生,李宁,袁春旺.CT 引导肝肿瘤消融治疗学.北京:人民卫生出版社,2011.

9. Crocetti L,de Baere T,Lencioni R. Quality improvement guidelines for radiofrequency ablation of liver tumours. Cardiovasc Intervent Radiol,2010,33(1):11-17.

10. 中华医学会放射学分会介入学组.经皮肝脏肿瘤射频消融治疗操作规范专家共识.中华放射学杂志,2012,46(7):581-585.

11. 国家肿瘤微创治疗产业技术创新战略联盟专家委员会,中国医师协会介入医师分会,消融治疗专家工作指导委员会,等.影像引导肝脏肿瘤热消融治疗技术临床规范化应用专家共识.中华医学杂志,2017,97(31):2420-2424.

12. Ahmed M,Solbiati L,Brace CL,et al. Image-guided Tumor Ablation:Standardization of Terminology and Reporting Criteria-A 10-Year Update. Radiology,2014,273(1):241-260.

13. Shi F,Wu M,Lian SS,et al. Radiofrequency Ablation Following Downstaging of Hepatocellular Carcinoma by Using Transarterial Chemoembolization:Long-term Outcomes. Radiology,2019,293(3):707-715.

14. Zhu K,Huang J,Lai L,et al. Medium or Large Hepatocellular Carcinoma:Sorafenib Combined with Transarterial Chemoembolization and Radiofrequency Ablation. Radiology,2018,288(1):300-307.

第三节　肿瘤多学科综合治疗

肿瘤是全身性疾病,单纯局部治疗长期疗效往往不理想,因此局部治疗后联合靶向药物、免疫治疗、中医中药等进行综合治疗已成共识。当然,综合治疗更应该是个体化的,这就要求我们不断学习,不断进行知识更新,全面动态掌握肿瘤综合治疗最新共识、指南以及进展。以下对原发性肝癌综合治疗进行简要梳理,其他癌种的综合治疗同样需要全面掌握。

一、肝癌治疗现状

目前,肝癌综合治疗策略强调循证医学证据和个体化治疗相结合,综合应用手术、介入以及药物治疗等多种治疗手段使患者长期生存获益。早期肝癌以治愈性消融、外科切除或肝移植作为治疗推荐,中期肝癌以 TACE 治疗为基础进行综合治疗(早期联合靶向药物逐渐成为趋势);合并脉管癌栓或远处转移的进展期肝癌则推荐以系统治疗为主,肿瘤降期后可再联合局部治疗。

近年来,系统治疗除索拉非尼外,涌现出一批新的靶向药物以及免疫检查点抑制剂,显著提高了肝癌长期疗效。目前多数指南推荐肝癌一线系统治疗药物包括索拉非尼(sorafenib)、仑伐替尼(lenvatinib)、阿特丽珠单抗(atezilizumab)联合贝伐单抗(bevacizumab);二线系统治疗药物包括瑞戈非尼(regorafenib)、卡博替尼(cabozantinib)、雷莫芦单抗(ramucirumab)(AFP≥400ng/ml)、纳武单抗(nivolumab,俗称"O 药")、帕博丽珠单抗(pembrolizumab,俗称"K 药")、纳武单抗联合伊匹单抗(ipilimumab,俗称"Y 药")等。随着系统治疗药物的不断研发,肝癌患者的生存有望获得大幅提高,肝癌必将逐渐演变成为一种慢性疾病。

二、靶向药物

2017 年之前,临床上仅有索拉非尼一种小分子靶向药物。2017 年仑伐替尼获批上市,其一线治疗效果不逊于索拉非尼,对 HBV 相关肝癌还具有较好的生存获益,当然这可能还需要更多临床研究数据的进一步证实。除了上述 2 个被多数治疗指南作为一线用药推荐的靶向药之外,瑞戈非尼、卡博替尼被推荐为二线用药,安罗替尼、阿帕替尼等作为二线用药的研究也正在进行中,多个靶向药物的推出为肝癌患者提供了更多治疗选择。

三、免疫治疗

2020 年美国国家综合癌症网络(NCCN)指南将纳武单抗推荐为酪氨酸激酶抑制剂(TKI)或其他抗血管生成药物耐药后的肝癌患者[1]。此外,基于 Imbrave 150 Ⅲ期研究的良好结果,首次将阿替利珠单抗联合贝伐单抗优先推荐为肝癌一线治疗,意义非凡,这是肝癌治疗史上首个被国际认可的免疫联合的一线治疗方案。

纳武单抗、纳武单抗 + 伊匹单抗、帕博利珠单抗、雷莫芦单抗(AFP≥400ng/ml)作为肝癌的二线用药推荐。此外,中国恒瑞制药股份有限公司自主研发的卡瑞利珠单抗因疗效良好于 2020 年 3 月 4 日在中国获批肝癌适应证[2]。其他免疫调节剂、细胞免疫治疗(如嵌合抗原受体 T 细胞疗法即 CAR-T、细胞因子诱导的杀伤细胞疗法即 CIK)均有一定抗肿瘤作用,但尚待大规模临床研究加以验证。

四、系统化疗

化疗作为一线治疗仍存在争议,欧洲临床肿瘤协会(ESMO)指南并不推荐化疗,但 NCCN、泛亚 ESMO 和中国临床肿瘤学会(CSCO)指南肯定化疗的一线地位,但略有差异,CSCO 指南推荐指数最高[3-5]。CSCO 指南依据 EACH 研究,对于肝功能 Child-Pugh A 级或部分 B 级患者(≤7 分),晚期肝癌无论一线、二线都推荐以奥沙利铂为主的系统化疗。

五、其他治疗

中医中药治疗能够改善肝癌患者的临床症状,提高机体抵抗力,减轻放、化疗不良反应,提高患者的生活质量。临床实践中可以通过辨证论治,也可以采用中药制剂以及其他中医特色疗法。基于槐耳颗粒的一项多中心前瞻性临床研究的良好结果,中国已批准其用于肝癌切除后的辅助治疗,此外还有其他一些中药制剂也在临床应用广泛,但均需要高级别循证医学证据的进一步验证。

此外,我们需要重视病毒性肝炎背景肝癌患者的抗病毒治疗,对于 HBV 病毒复制活跃或伴有肝硬化的乙肝患者,即使 HBV DNA 载量不高,仍建议长期使用抗病毒药物,以降低肝癌的发生率。对于 HCV 相关肝癌,也应积极进行抗病毒治疗,目前丙肝药物已取得突破,现有多种直接抗病毒药物(direct-acting antiviral agents,DAAs)可供选择,一般口服 3~6 个月即可将病毒在体内完全清除。

对于晚期肝癌患者还应给予最佳支持治疗,此外患者和家属的心理疏导也极为重要,需要引起我们的足够重视。

六、总结

总之,未来肝癌的治疗必将是综合治疗,这种综合不仅包括传统治疗与靶向药物的联合,也包括传统治疗与免疫治疗的联合,还包括靶向药物与免疫治疗的联合以及双免疫治疗联合等。通过上述联合治疗,将化被动为主动,将姑息为治愈,为各期肝癌患者提供更多的治疗选择,延长生命、提高生存质量,最终为肝癌治疗开辟新的天地。

当然,此处需要特别提醒,在应用靶向药物与免疫治疗时应对其不良反应予以足够重视,充分做好用药前的基线检查与评估,治疗过程密切随访,做到不良反应的早期发现、早期干预,避免因管理不到位而随意中断用药而影响疗效,甚至发生严重不良事件。

(王晓东　张永宏　赵　明　李　威　袁春旺)

参考文献

1. National Comprehensive Cancer Network. NCCN Clinical Practice Guidelines in Oncology (NCCN Guidelines) Hepatobiliary Cancers Version 1.2020—March 23, 2020. NCCN, 2020.

2. 中华人民共和国国家卫生健康委员会医政医管局. 原发性肝癌诊疗规范(2019年版). 中华肝脏病杂志, 2020, 28(2): 112-128.

3. Fabi A, Bhargava R, Fatigoni S, et al. Cancer-related fatigue: ESMO Clinical Practice Guidelines for diagnosis and treatment. Ann Oncol, 2020, 31(6): 713-723.

4. Park YH, Senkus-Konefka E, Im SA, et al. Pan-Asian adapted ESMO Clinical Practice Guidelines for the management of patients with early breast cancer: a KSMO-ESMO initiative endorsed by CSCO, ISMPO, JSMO, MOS, SSO and TOS. Ann Oncol, 2020, 31(4): 451-469.

5. 中国临床肿瘤学会指南工作委员会. 中国临床肿瘤学会(CSCO)原发性肝癌诊疗指南 2018.V1. 北京: 人民卫生出版社, 2018.

第四节　肿瘤消融治疗围手术期护理

一、护理特点及要求

肿瘤消融是一项相对较新的技术,故其围手术期护理必然需要在传统肿瘤护理的基础上进行不断探索和总结,应该强调应用多学科护理手段,对肿瘤患者进行全方位整体护理,强调患者术前心理和生理准备、术中与医师的配合及术后恢复配合,从而达到治疗疾病、恢复健康的目的。

1. 专业性强,涉及知识面广　肿瘤消融护理不仅要有传统护理专业的基础理论和基本技能,还要有肿瘤护理、肿瘤消融、解剖麻醉、病理生理等多学科的专业知识。要求从事肿瘤消融护理的人员加强学习,拓宽护理知识面,注重自我提高,以适应临床及专业需求。

2. 注重人文关怀,减轻心理影响　肿瘤是严重危害人类健康的疾病,在人们的意识中往往将肿瘤与死亡等同起来。肿瘤及其治疗对患者的生理、心理、家庭、社会、经济等均有不同程度的影响。因此,从事肿瘤消融的护理人员应具备人文关怀和一定程度心理照护的素质及能力,帮助患者和家属树立信心,以积极的心态面对肿瘤治疗。

3. 重视延续护理,改善生活品质 遵循 WHO 提出的"健康"新概念,给予接受肿瘤消融治疗患者最大的帮助,努力改善生活品质、提高幸福感。如治疗后康复指导、自护能力培养,合理用药控制疼痛,使患者适应家庭、社会角色的转变等。

4. 需具备更敏锐的观察力和判断力 肿瘤消融虽具有创伤小、恢复快、住院周期短等优势,但其围术期风险在某种程度上并不低于传统外科手术;患者病情瞬息万变,因此细心观察、准确判断是肿瘤消融护理的基本要求,也是医生判断病情、采取干预措施的重要依据。

5. 需具备强大的沟通能力和良好心理素质 以患者为中心,加强换位思考,充分体谅患者和家属的心情,注重沟通语言和技巧,通过语言调动患者治疗及配合积极性。在术中紧急情况及术后严重并发症抢救过程中,护理人员应具备扎实的护理基本功、坚强的意志、敏捷的反应能力,高效配合医师抢救患者。

6. 需积极开展科学研究,促进学科发展 肿瘤消融相关新理论、新技术不断涌现,护理科研成果却凤毛麟角,因此肿瘤消融相关护理人员应不断加强科研意识,加强护理研究,不断提升科研能力和水平。

二、护理要点

1. 术前护理

(1) 评估:责任护士参加术前讨论,详细了解手术部位、肿瘤与周围组织的关系、影像特征、并发症发生的相关性等;术前 1 天对患者进行一般状况(包括生命体征、饮食情况、有无不适症状)和依从性评估。

(2) 访视:向患者及其家属介绍消融的目的、意义、方法,简要说明手术操作过程及在手术中的配合要点。

(3) 培训:示范并指导患者进行呼吸屏气训练,确保术中正确配合医生口令。做好患者和家属的心理疏导,确保患者和家属积极面对肿瘤及消融治疗。

(4) 准备

1) 患者准备:辅助患者将近期影像和实验室检查资料准备齐全;术前 1 天洗澡或清洁穿刺区域皮肤,必要时备皮;局麻患者术前 4 小时禁食水,全麻患者术前 12 小时禁食水;根据肿瘤特点进行肠道清洁(如肿瘤邻近肠管者)、停用或转换抗凝治疗,摘除金属饰物、排空膀胱、避开经期(女患者)等准备。

2) 患者家属(受托人)准备:手术当天提前到达病房,签署手术知情同意书、完成续费等。

3) 设备及耗材准备:确保影像引导设备、消融手术设备、生命支持类设备运行良好,根据需要备好相关药品和耗材。

2. 术中护理

(1) 安全核查:核对患者身份,确认手术名称,确定知情同意签署。

(2) 体位摆放:铺防压疮垫,协助患者进行体位摆放,做好压疮预防措施;如 CT 引导手术,做好甲状腺、性腺等辐射敏感器官的屏蔽保护。

(3) 术中监护:连接心电监护仪,吸氧,开通静脉通路。密切观察患者的治疗反应及生命体征,发现异常及时通知术者。

（4）术毕协助完成压迫止血及穿刺点包扎，并向患者／家属交代注意事项。

（5）医疗物品处理：按要求进行分类、打包、消毒处理，避免交叉感染。

3. 术后护理

（1）体位护理

1）局麻患者术后平卧24小时，6小时后可在床上进行适度翻身等少量活动，24小时后指导患者尽早下床做适度活动，促进尽快康复，减低深静脉血栓发生风险。

2）全麻患者去枕平卧6小时，头偏向一侧，备好吸引器，保持呼吸道通畅；遵医嘱吸氧，协助翻身拍背；术后6小时如生命体征平稳可取半卧位，24小时后如无异常可在床边少量活动。

（2）生命体征观察：患者返回病房即给予心电监护，严密观察生命体征。

（3）饮食护理

1）局麻患者术后常规禁食水2小时，2小时后可进水，6小时后可进半流食，24小时后恢复正常饮食。

2）全麻患者待患者清醒后嘱患者做吞咽动作，无呛咳可进水，之后逐渐由半流食过渡到正常饮食。

3）鼓励患者适当多饮水，饮食以高蛋白、高热量、清淡易消化食物为主。

（4）专科护理：注意穿刺点敷料有无渗血，行肺肿瘤消融者要观察患者的呼吸情况，注意有无气促、胸闷、咳嗽、咳痰，如有咳痰则详细记录痰液性状及痰量。

4. 不良反应及并发症护理

（1）发热护理：消融术后发热多为肿瘤组织坏死及其代谢产物作为内源性致热原所致；此外，侵入性操作发生医源性感染也可导致发热。按照发热护理常规，及时更换被服及衣物，保持皮肤干燥舒适，做好口腔护理；嘱患者多饮水，遵医嘱给予退热剂、抗生素等处理。

（2）疼痛：肿瘤消融术后出现不同程度疼痛常见，注意与出血引发疼痛鉴别；评估并记录疼痛性质、程度、时间、发作规律等，遵医嘱严格按照三阶梯止痛原则处理。

（3）排尿异常：因消融治疗使肿瘤细胞坏死、大量蛋白分解，其产物可堵塞肾小管而出现血红蛋白尿；密切观察患者尿液颜色、尿量，发现异常立即通知医生，遵医嘱及时予以利尿、水化及碱化尿液，并嘱患者多饮水，多食新鲜水果和蔬菜，增加液体量，减少肾脏损伤。

三、健康教育

1. 健康处方发放　出院时为患者发放个体化健康教育处方，内容包括一般情况（姓名、年龄、身高、基础生命体征）、针对性健康指导（饮食运动处方、中医食疗处方、抗肿瘤药物服用指导、自我监测生命体征的方法、并发症的预防）和咨询电话等。嘱患者按健康处方进行自我管理，需要时可拨打咨询电话。

2. 随访及复诊　告知患者出院后及时接听随访电话，以便进行充分地出院后指导和随访、复查安排。

3. 饮食、活动与休息

（1）根据疾病特点，合理搭配饮食，保证每天摄入足量营养成分，同时注意饮食卫生；避免进食辛辣刺激食物，忌烟酒。

（2）视病情逐步恢复体力活动，避免剧烈运动及重体力劳动，防止意外发生；并注意休息、保持良好的心态。

4. 服药指导 嘱患者遵医嘱服药,不擅自减药或者停药,服药期间若出现不适可拨打咨询电话,出现紧急情况及时就近诊疗。

(邢秀亚 井学敏)

第五节 肿瘤消融手术室要求及麻醉选择

一、肿瘤消融手术室要求[1]

1. 总体要求

(1) 清洁整齐,遵循无菌原则,严格区分清洁区、无菌区和污染区。

(2) 配备射频消融相关专业技术人员、相关设备、器材及药品。

(3) 相关专业技术人员:射频消融医师、护士、超声医师、影像技师(CT 技师、MRI 技师)和射频消融设备操作/维护人员等。

(4) 相关设备、器材及药品:超声扫描仪/CT 机/MRI 机等影像设备,射频消融治疗仪及相应射频电极针、心电监护仪、电除颤仪、气管插管设备、供氧设备、吸氧装置、负压吸引装置、抢救车和常用急救药品等,必要时配备麻醉机(MRI 引导须采用磁兼容耗材和监护、抢救设备)。

2. 布局要求 建议划分家属等候区、术前准备区、手术治疗区、术后观察区、抢救区、清洗区、物品存放区、医务人员准备区、医务人员休息区等多个功能区。

3. 总原则 人员配备、设施、物品供应、占地面积,区域分布等可根据实际情况因地制宜,但应遵循以下原则:

(1) 人员专业化:射频消融医师须具备扎实的影像诊断、射频消融相关知识,娴熟的穿刺、射频消融技术及正确处理围手术期并发症、各器官系统急症的急救能力;护士应熟悉射频消融操作过程及术中紧急情况的急救流程;影像技师应熟练掌握相应设备的日常操作与维护并熟悉射频消融相关知识;此外,还应配备掌握射频消融治疗仪日常操作与维护的专(兼)职人员。

(2) 设施、物品完善化:无论规模大小,设施物品配备均应完善,尤其是急救设备及药品必须充分,因为射频消融治疗不等于低风险治疗,在某些情况下其风险甚至高于开放式外科手术。

(3) 占地面积适宜化。

(4) 区域分布合理化。

二、麻醉方案选择[2-5]

参照美国麻醉医师协会(American Society of Anesthesiologists,ASA)的病情分级标准(表1-5-1)进行麻醉前评估,病情分级≤Ⅲ级可进行消融治疗。

1. 全凭静脉麻醉(total intravenous anesthesia,TIVA) 即在静脉麻醉诱导后采用多种短效静脉麻醉药复合应用,以间断或持续静脉注射法维持麻醉;TIVA 为无创伤性麻醉,具有诱导快速、患者术中无痛感、术后苏醒快等优点。

表 1-5-1 ASA 病情分级标准

分级	标准
Ⅰ级	体格健康,发育营养良好,各器官功能正常
Ⅱ级	除外科疾病外,有轻度系统性疾病,功能代偿健全
Ⅲ级	系统性疾病较严重,体力活动受限,但尚能应付日常活动
Ⅳ级	系统性疾病严重,丧失日常活动能力,经常面临生命威胁
Ⅴ级	无论手术与否,生命难以维持 24 小时的濒死患者

2. 监护性麻醉(monitored anesthesia care,MAC) ASA 将 MAC 定义为麻醉状态下患者生理紊乱的评估与处理。MAC 不是通常所说的无痛消化内镜的镇静 / 镇痛,也不是局麻联合强化。MAC 的主要内容包括适度镇静、一定的镇痛、监测等,目的在于确保患者术中的生命体征平稳,保证患者安全。MAC 应由专业麻醉人员实施,最终完善的镇痛还需要术者实施良好的局部麻醉,从而减少非插管情况下全麻药物的不良作用。

3. 全身麻醉 不适合上述两种麻醉方法者可考虑全身麻醉。

(袁春旺 平春霞 郑加生)

参考文献

1. 国家肿瘤微创治疗产业技术创新战略联盟专家委员会,中国医师协会介入医师分会消融治疗专家工作指导委员会,北京医师协会介入医师分会.影像引导肝脏肿瘤热消融治疗技术临床规范化应用专家共识.中华医学杂志,2017,97(31):2420-2424.

2. Crocetti L,de Baere T,Lencioni R. Quality improvement guidelines for radiofrequency ablation of liver tumours. Cardiovasc Intervent Radiol,2010,33(1):11-17.

3. 郑加生,李宁,袁春旺.CT 引导肝肿瘤消融治疗学.北京:人民卫生出版社,2011.

4. 郑加生,李宁,袁春旺.影像引导肿瘤消融治疗学.北京:人民卫生出版社,2013.

5. 中华医学会放射学分会介入学组.经皮肝脏肿瘤射频消融治疗操作规范专家共识.中华放射学杂志,2012,46(7):581-585.

第二章
常见消融技术介绍

第一节　射　频　消　融

近20年来,影像引导局部消融技术在实体肿瘤的治疗中发挥着日益重要的作用,其中以射频消融(radiofrequency ablation,RFA)最具代表性,可实现局部根治性灭活肿瘤的目的,具有创伤小、易操作、疗效确切等优点,以早期肝癌为例,局部消融已成为与手术切除、肝移植并列的根治治疗手段[1]。

一、射频消融原理

RFA通过射频发射器在穿刺至肿瘤内的射频电极针周围产生高频交变电流,使肿瘤组织内的离子随交变电流高速震荡,摩擦产热,使局部组织温度升高,热能的累积超过肿瘤细胞的耐受而引起细胞凝固性坏死[2]。细胞自我平衡机制能适应轻度增高的温度(40℃)。通常,46℃持续60分钟才能导致细胞不可逆转的损伤,温度越高所需时间越短[3]。由于105℃以上的高温能导致组织汽化而使组织内阻抗升高而影响热能的传导,因此RFA的适宜温度为50~100℃[4]。温度和组织内热量分布模式决定了肿瘤破坏的范围和程度,细胞死亡的确切温度由组织特异性和其他多因素决定。致细胞死亡的温度不同,杀死细胞所需的热量也不同[5]。温度致细胞即刻破坏的原理在于细胞质和线粒体酶以及核酸组蛋白复合物的蛋白质凝固变性[4,6],此损伤激发细胞长达数天的坏死过程。虽然不可逆细胞损伤并不完全符合凝固性坏死的严格组织病理学标准,"热凝固性坏死"常用于描述这种热损伤[6]。

凝固坏死体积 = 沉积的能量 × 局部组织相互作用 – 热量损失[7]。该公式是RFA治疗肿瘤的临床与科研基础。第一,RFA需要较高的准确性与特异性来平衡破坏肿瘤与保护有功能组织的关系,这也是RFA的最终目的。做到这一点需要充分理解热量损失和组织间的相互作用,它们影响消融范围和程度。第二,在我们试图增大消融体积时,可根据此公式从3个方面进行改善:加大能量沉积、利用组织的相互作用、减小热量流失。

为了达到较大范围消融,必须提高和加强组织能量积累,方法主要有增加发生器的能量输出和改善射频电极针的设计。发生器可发射复杂运算的各种幅度和频谱的射频能量。运用脉冲能量发射技术,可增加能量沉积的平均强度。应用脉冲能量,有利于高能期间发射更多的能量来补偿低能期间的能量损失。如果高低能量的沉积达到适宜的平衡,低能期间电极针邻近组织冷却不会明显降低远处组织加热。因此,高能期间如果给予更大能量则可增加远处组织的热能渗透、促进组织凝固。

电极交替能量发射技术是指各电极交替进行能量发射,一个电极发射能量时其他电极阻抗增加,此过程中无能量丢失。若多个电极同时发射能量,由于电极之间有电流相互作用,使病灶中心阻抗升高,受热反而较单根电极发射能量时更少。有的射频发生器可在3个独立电极针之间进行能量转换,比同时应用3根电极针的消融区明显增大[8]。

当组织温度上升过快或远高于100℃,可使组织快速干燥或炭化、阻碍热能传播,进而影响组织的凝固效果。因此,目前的射频电极针多通过冷循环系统的双腔管持续灌注冷却液体来达到降低温度、减少炭化,增大凝固范围的效果。电极针的冷却与脉冲发射技术联合运用较单独应用可获得更好的消融效果[9]。另外,影响消融效果的因素还包括靶组织的血流灌注程度、电流和热量的传导性、热敏感度和是否同时进行其他辅助治疗。

二、射频消融设备及特点

(一)设备组成及工作方法[10]

1. 单极射频消融系统由射频发生器(交流电)、2个电极(电极针、电极板)及闭合电路组成(图2-1-1)。

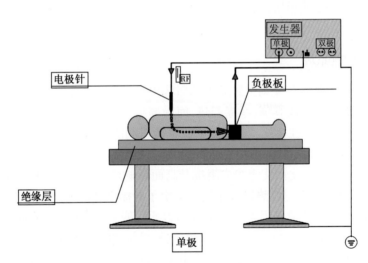

图 2-1-1　射频消融系统(单电极)工作示意图
由射频发生器、电极针、负极板及闭合电路组成

2. 将射频电极针穿刺进入肿瘤治疗区,负极板粘贴于大腿肌肉发达处皮肤以形成完整电路。

3. 启动射频发生器产生高频交变电磁波(频率300~500kHz),通过电路传递到位于肿瘤治疗区内的电极针活性端。

4. 高频交变电流使电极针活性端周围组织发生正负离子震荡,摩擦产热使温度达100℃左右,热能由电极针活性端逐渐传导至周围组织并形成一个球形或类球形消融区,消融区内肿瘤因高温发生凝固性坏死。

5. 单极射频消融系统由电极针及负极板组成该系统的两极,电流通过患者体内,与射频发生器形成完整电流回路。

6. 双极射频消融系统则将正负极设计在一根针的头端,中间以绝缘体隔离,正负极在消融区内形成电流回路,热能完全集中在活性端周围肿瘤组织内,无须像单极射频电极针一样需要在身体其他部位粘贴负极板。可用于体内有金属植入物(心脏起搏器、冠脉支架等)的患者(图 2-1-2)。

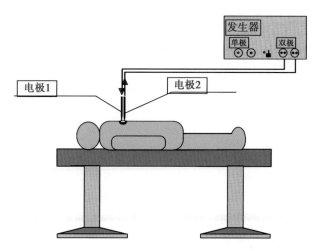

图 2-1-2 双电极系统射频工作示意图
由射频发生器、中间绝缘的双电极针及闭合电路组成

(二) 常见针具种类及特点

射频电极针的设计各式各样,其目的均在于最大程度改善能量沉积和分布。现对临床上几种常用类型进行简要介绍。

1. 单极内冷型射频电极针 以美国科惠公司 Valleylab Cool-tip 射频消融系统为例,射频发射器运用脉冲能量技术,常规消融 12 分钟,多根针能量交替消融 16 分钟。此电极针内含 2 个空腔,通过循环水泵持续灌注冷却液体以降低电极针温度,该内冷却技术可明显减少紧贴电极针部位的热能,避免组织炭化,可使肿瘤内沉积更多的能量,因此凝固坏死范围较非内冷型射频电极针显著增大。消融较大肿瘤时可采用集束射频电极针,由 3 根 1~3cm 活性端(2.5cm 为常见规格)的内冷型射频电极针,距离 0.5cm 呈等边三角形平行固定组成,消融范围显著大于单束射频电极针。主要特点:①直径细(17G),针尖锋利;②针尖温度低(16~20℃),降低周围组织汽化、炭化和阻抗,增强热能传导;③单点消融时间短,需 12 分钟;④最高输出功率大(200W),单点消融范围大。

2. 单极可伸展型多尖端射频电极针 以美国 RITA1500 型射频消融系统为例,射频发射器最大输出功率 200W,电磁波频率 460kHz。采用发射器能量逐步递增和电极针沿伞径递增方式。治疗结束点为在一定时间内获得设定的组织温度。常用电极针为 14G 套针,内针顶端有 9 支分布均匀的细针,可在肿瘤内呈伞状伸展开,并可调节伞径大小控制消融范围,主针设计有注射孔(可注入生理盐水或局麻药),可产生 3~5cm 的类球形凝固区,局部温度可达 100℃。回收内套针后消融针顶端 5mm 为导电裸区,设置温度可行针道消融,以防止肿瘤沿针道转移和出血。主要特点:①实时显示多根针尖温度;②伞形设计、增加电极空间作用范围、扩大消融体积;③消融区近似规则的球形。

3. 双极射频电极针 以德国奥林巴斯射频消融系统为例,其发生器为功率控制型,基本针型为单束针,针管内为双腔设计,利用水循环泵以 30ml/min 的流速持续泵入冷却液体持续冷却针尖以增大消融范围,一般使用 4℃生理盐水。电极针活性端正中有 4mm 宽绝缘体将其分为正负双极。当同时应用 2~3 根针进行消融时,发生器可自动切换至多电极模式,通过计算机自动控制调节,自动选取两电极针定时循环交换,2 针可形成 6 个、3 针可形成 15 个电场,从而有助于能量累积而快速获得 >5cm 的凝固范围。主要特点:①针较细而锋利,无须皮肤切口;②无须负极板;③可用于体内有金属植入物(心脏起搏器、冠脉支架等)的患者;④消融大肿瘤时可多针联用,消融范围大。

以上射频消融仪及电极针各具优势,临床实践中可结合肿瘤特点及操作者经验进行选择。

(三)使用前准备工作

1. 熟读说明书,并严格按说明操作。

2. 操作者应先对各种消融针具行离体标本或活体动物实验,熟悉各种仪器、针具性能及操作流程,观察单针消融灶范围、大小、形态、边界清晰度等,确认消融灶与针尖裸区的相对关系。实验标本一般选用离体动物肝脏,但离体肝脏无血供、质地柔软,因而获得的消融范围常较实际活体组织消融范围大。

3. 射频消融系统的操作应由经过专门培训的医师或技师负责,验证发射仪、电缆、针具、负极板及水冷装置等运行正常后方可应用。

4. 建议配置射频治疗仪器专用电源,以减轻其对心电监护、超声仪等的干扰。

(四)射频仪器操作使用规则

1. 使用过程中发现仪器报警或组织局部阻抗过高时,应首先检查电路是否通畅、电缆有无脱落、负极板与皮肤接触是否紧密。

2. 治疗中如采取超声引导可观察消融区有无微气泡强回声,若微气泡极少可能存在电流循环故障,需检查电路;如采取 CT 引导也可通过 CT 扫描观察局部汽化情况来判断仪器是否工作正常。

3. 如患者装有心脏起搏器,不可应用单极射频消融系统,而应使用双极射频消融系统或微波消融、冷冻消融等。

4. 如患者体内有金属夹等金属植入物,并且在电流回路上,电流通过金属物时可能导致金属发热或熔化从而损伤邻近组织器官引发意外。应使用双极射频消融系统或将电极板贴在肩背等可使电流回路避开金属物的部位。

5. 消融治疗时禁止使用金属床作操作台,并应将消融治疗仪与电刀分开,防止电磁干扰。

6. 负极板需粘贴于清洁干燥、肌肉厚实的人体部位,粘贴局部体毛较长者需先备皮。

7. 负极板纵轴应指向治疗区,两负极板距治疗区应等距;负极板不能放置在骨骼突起、瘢痕组织、金属植入物、体毛浓密、压力高或止血带末梢处;亦不能放置在紧身裤或袜子下面。

8. 电极针和负极板的回路区内不能放置其他电极板,贴放电极板的两大腿内侧应用毛巾隔开。

(严 昆　袁春旺)

参考文献

1. 陈敏华,董家鸿. 肝癌消融治疗:现状、问题及应用前景. 中华肝脏病杂志,2012,20(4):241-244.

2. Zervas NT,Kuwayama A. Pathologic analysis of experimental thermal lesions:comparison of induction heating and radiofrequency electrocoagulation. J Neurosurg,1972,37:418-422.

3. Urano M,Douple E. Interstitial hyperthermia:physics,biology,and clinical aspects(Hyperthermia and Oncology vol. 3). Utrecht:VSP,1992:11-98.

4. Gazelle GS,Goldberg SN,Solbiati L,et al. Tumor ablation with radiofrequency energy. Radiology,2000,217(3):633-646.

5. Mertyna P,Hines-Peralta A,Liu ZJ,et al. Radiofrequency ablation:variability in heat sensitivity in tumors and tissues. J Vasc Interv Radiol,2007,18(5):647-654.

6. Goldberg SN,Gazelle GS,Compton CC,et al. Treatment of intrahepatic malignancy with radiofrequency ablation:radiologic-pathologic correlation. Cancer,2000,88(11):2452-2463.

7. Rossi S,Buscarini E,Garbagnati F,et al. Percutaneous treatment of small hepatic tumors by an expandable RF needle electrode. AJR Am J Roentgenol,1998,170(4):1015-1022.

8. Lee FT Jr,Haemmerich D,Wright AS,et al. Multiple probe radiofrequency ablation:pilot study in an animal model. J Vasc Interv Radiol,2003,14(11):1437-1442.

9. 陈敏华,梁萍,王金锐. 中华介入超声学. 北京:人民卫生出版社,2017.

10. 陈敏华,Goldberg SN. 肝癌射频消融——基础与临床. 北京:人民卫生出版社,2009.

第二节　微波消融

微波消融(microwave ablation,MWA)是将微波天线穿刺进入预消融靶组织,通过发射微波辐射引起组织凝固性坏死而达到治疗目的的治疗手段。微波技术起初主要应用于传输通信、航天数据接收,之后逐步拓展到医疗领域。20世纪70年代MWA首先应用于外科手术创面止血,随后被用于肿瘤灭活。1978年Taylor成功研制出针状辐射天线,使辐射方式由体外辐射转变为经过组织或腔道的体内直接辐射,明显提高了消融效果。

MWA主要用于治疗恶性实体肿瘤,作为一种热消融技术,具有疗效确切、微创、精准、相对安全、并发症少等优点,在早期肝癌应用较多。NCCN、CSCO等多个指南均将局部消融推荐为直径<3cm早期肝癌的首选疗法(证据级别1A)。随着肿瘤综合治疗及微创治疗理念不断深入人心,MWA逐步应用于肺癌、甲状腺癌、子宫肌瘤、骨肿瘤、前列腺癌、胰腺癌等实体肿瘤,并显示出了一定的优势。

一、微波消融原理

1. 微波的物理性　微波是指波长为0.1mm~1m的电磁波,其频率范围在300MHz~300GHz,肿瘤消融一般选择频率为915MHz或2 450MHz的微波,两者各有优劣,目前临床上以2 450MHz更为常用。微波按波长可分为分米波、厘米波、毫米波、亚毫米波。

2. 微波的生物效应　MWA 治疗主要是应用微波的生物热效应。生物组织在微波场作用下产热的机制有两种：第 1 种是离子加热,在组织细胞内、外液体中含有大量 K^+、Na^+ 和 Cl^- 等带电粒子,这些带电粒子受微波交变电场的作用,随微波频率产生振动,与周围其他离子或分子相互碰撞而产热;第 2 种是偶极子加热,生物组织中含有的大量水分子和蛋白质分子等极性分子在微波场作用下极性随微波场的交变而急速转动,极性分子激烈振动、碰撞、摩擦,将一部分动能转化为热能,使组织温度升高。在微波产热过程中,偶极子加热较离子加热起着更为重要的作用。

除热效应外,微波还具有非热效应,如电效应、磁效应、化学效应等。当生物体受高功率微波照射时,主要产生作用的是生物热效应,若以低功率微波辐射时主要引发非热效应。

3. 微波消融肿瘤原理　人体组织吸收的微波能量越多,产生的热量也越多。不同组织电特性和含水量不同,对微波的吸收和产热不同。人体含量最多的是水分子,且微波吸收能力强,而蛋白质、碳水化合物分子则对微波的吸收能力比水弱。因此含水量越多的组织吸收微波能量也越强,升温也越高。以肝癌为例,肝癌组织含水量 81.9%,正常肝组织含水量 60.9%,因此肝癌组织较正常肝组织对微波能量的吸收多,升温也较正常肝组织高。此外癌组织因快速增殖,肿瘤血管受压,血流受阻,血流量仅为周围组织的 1%~15%,故肿瘤组织散热困难,热沉降效应(heat sink effect,指病灶内和消融区旁直径 >1mm 的较大血管因血液流动带走部分热量,导致靶组织不能有效升温)较正常组织减少。文献报道肿瘤组织温度较正常组织高 5~15℃,肿瘤中心较边缘温度高 1~1.5℃。此外肿瘤细胞对热的耐受性较正常组织减低,当温度升高至 60℃以上可出现凝固性坏死,当温度大于 200℃时出现炭化。

4. 能量吸收与消融范围　微波辐射组织后主要发生微波能量吸收及生物组织热传导两个过程。首先,组织吸收微波能量的过程既与微波本身强弱有关,也与组织的电性能参数相关。电性能参数中的介电常数与组织含水量呈正相关,含水量越高,介电常数就越大,单位体积生物组织吸收的微波能量也越大。因此,肝和肌肉等含水量高的组织,其微波能量吸收会明显高于含水量低的组织,如脂肪等。微波治疗另一个重要过程是热传导,组织吸收微波能量后通过热传导作用引起邻近组织升温,进而形成温度场。消融靶区的组织温升是由微波加热、热传导及血流灌注热沉降效应 3 个方面因素决定。

MWA 引起组织凝固变性坏死的区域大小和形状主要由微波天线的特性、微波功率、微波的穿透深度和组织热特性(导热率、密度、含水量等)决定。微波消融治疗仪通过微波天线将微波能量输入目标肿瘤内,首先组织吸收微波能量转化为热能,快速升温,再通过热传导作用向周围组织传递热能。通过以上升温和传导过程,再经过一定辐射时间即可形成类椭圆 / 圆形消融区域,由内向外依次为炭化区、凝固区和充血反应区 3 个温度区。炭化区紧邻微波天线,因温度过高导致组织炭化所致;凝固区的形成一方面是由于微波具有一定的辐射深度,组织吸收微波能量升温,另一方面是由于中心区高温向周围组织传导热能所致;充血反应区主要为热传导所致,该区域的温度多在 42~43℃之间。

5. 肿瘤免疫机制　MWA 灭活肿瘤细胞,释放肿瘤抗原,多项研究证实消融术后免疫细胞和细胞因子会发生变化,CD4$^+$T 细胞、CD8$^+$T 细胞、自然杀伤细胞(natural killer cell,NK 细胞)和巨噬细胞数量增多、功能增强,IFN、IL-4 含量升高,因此 MWA 具有正向免疫刺激作用。灭活的肿瘤细胞因保留了抗原性,恰相当于"瘤苗"可激活并增强机体抗肿瘤免疫功能,恢复机体免疫平衡。但 MWA 如何与免疫治疗结合仍需更多的基础与临床研究。

二、微波消融设备构成及特点

MWA 系统主要由微波天线、微波发射源、控制系统、测温系统（温度采集和温度显示）、连接电缆、冷却系统、开关、电源等组成。

（一）设备构成

1. 微波天线　为针状辐射器，内部结构如图 2-2-1 所示，作为临床应用的手术器械具备以下条件：

（1）辐射方向图与治疗部位适形性良好，以减少周围正常器官和组织损伤。

（2）阻抗匹配度高，即传输线的输出阻抗与辐射器的输出阻抗（与所消融组织性质相关）相匹配，匹配程度越高，驻波

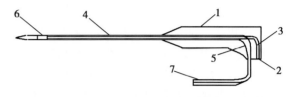

图 2-2-1　消融针结构示意图
1. 手柄；2. 射频同轴连接器；3. 射频电缆；4. 消融针杆；5. 不锈钢毛细管；6. 微波辐射针头；7. 水管

比越小，反射回传输线的功率越小，微波功率的使用率也越高，也更能保障微波发生器正常工作。

（3）微波功率承受能力强，不会出现击穿、打火、严重发热等现象。

（4）机械强度足够，体积小，重量轻，便于穿刺操作。

微波天线的基本结构是由手柄、同轴连接器、电缆、针杆、不锈钢毛细管、微波辐射针头、水管组成。按操作手柄的外形分为直柄和弯柄（L 型）两大类型。

微波天线针芯部为半钢同轴电缆，用于传输和辐射微波能量。其内导体的结构材料为镀银铜线或镀银铜包（不锈）钢线，外导体的材料有无缝紫铜管、镀锡无缝紫铜管或镀银无缝紫铜管，两者中间介质层为聚四氟乙烯。半钢同轴电缆的特性阻抗、介质损耗及衰减系数等是非常关键的性能指标。不同厂家不同型号的产品，半钢同轴电缆的性能有一定差异。

半钢同轴电缆的终端部位为微波辐射窗，呈开放型，其结构、尺寸和制作工艺关系到微波天线的性能，如场强分布、阻抗匹配等，直接影响 MWA 的热场形状和范围。理想微波天线首先要求凝固区形态尽可能接近球形或水滴形，其次可实现较小功率、较短时间即可获得较大凝固范围。

微波天线针杆采用强度高、韧性好的不锈钢材料制作，可直接经皮穿刺，操作安全、便捷。针杆外部直接与人体组织接触，表面涂有铁氟龙材料，并经喷砂工艺打磨以避免针杆与组织间在高温下发生粘连，并可提高针杆在超声下的显影清晰度。

2. 冷却系统　微波辐射时中心高温度会通过热传导作用使针杆升温，同时驻波效应会使一部分微波能量沉积在针杆上，如不进行降温处理，针杆所接触的正常组织便会受到热损伤，目前要求接触正常组织部位的针杆温度不能超过 45℃。

内置水冷装置很好地解决了针杆加热问题，微波线缆与水循环冷却管一体同杆，冷却系统由蠕动泵和蠕动管组成，以外置水泵为动力，使冷却水经水管循环持续为针杆降温，保证针杆温度低于 40℃，防止正常组织烫伤。此外，降低针杆温度还可提高针杆内部同轴电缆的微波传输容量，提高传输功率，利于消融区的能量沉积，增大消融范围。可以说内置水冷

循环微波天线的发明具有里程碑意义。

3. 微波发射源　要求输出功率稳定(波动范围不超过 ±30%)才能保障治疗的稳定性及安全性。微波发生器的核心部件是微波管,它将直流电能转化为微波电磁能,再通过消融天线传输给组织。微波管包括微波晶体管和微波电子管 2 类。微波晶体管一般用于测量和通信领域,优点是体积小、重量轻、工作电压低、寿命长、成本低,便于和电路集成化;缺点是输出功率小。微波电子管主要应用于高频大功率器件,优点是功率大、效率高;缺点是工作电压高、体积大、结构复发、成本高。常用的有速调管、行波管和磁控管等。

4. 电源　驱动调节磁控管能量输出的电源有 2 种,一种是变压器升压电源,变压器将 220V 交流电压直接提升至 2 000~2 500V,再经整流转化为直流电压,驱动调节磁控管输出微波功率。优点是使用寿命长,缺点是电网电压波动范围低于 220V 时,输出功率会随电压波动而变化,致使输出功率不稳定。另一种是开关电源,是一种电能转换装置,可将 220V 交流电压直接转化为 2 000~2 500V 直流电压,驱动调节磁控管输出功率。优点是功率输出稳定,不会受电网电压波动影响。缺点是构造复杂,由各种电子器件组成,较变压器升压电源易出现故障。

5. 控制系统　主要通过嵌入式软件和运用软件控制微波治疗仪的正常运行,工作内容包括预热、控制磁控管微波发射、功率设定、治疗时间预置、时间和功率的存储显示、重要器官与组织温度采集处理及显示、故障报警、停止功率输出等。

6. 控温系统　监测重要组织、器官边缘温度、避免损伤非常重要。临床上采用测温针穿刺至需要监测温度的重要组织、器官边缘,通过置于测温针最前端的热敏电阻进行温度测量。其工作原理是基于金属导体电阻值随温度增加而增加的特性,为中低温区最常用的一种温度检测器。优点为测量精度高、性能稳定。

7. 电缆　电缆用于把微波能量传送到微波天线发射端,再通过辐射窗将微波能量辐射至消融靶区。电缆的特性阻抗 50Ω,冷测驻波比(S)应≤1.5;达到外科无菌手术标准的一次性电缆更具优势,为未来之趋势。

8. 开关　开关面板与功率设定面板可实现兼容,根据临床要求选定。

(二) 微波消融的特点

1. 效率高　与 RFA 相比,MWA 具有高效灭活肿瘤的优势,主要体现在:

(1) 升温快:MWA 一般采用 915MHz 或 2 450MHz 高频电磁波,而 RFA 一般采用 200~500kHz 低频电磁波。频率越高,偶极子及带电离子震荡速度越快,因此摩擦产热及组织升温越快;其次 MWA 较 RFA 受热沉降效应影响小。

(2) 消融范围大:微波穿透性较好,受电阻抗影响较小;热消融过程中随温度升高,针尖周围组织脱水、炭化后阻抗增加,而骨骼、肺等器官本身即为高阻抗生物组织,阻抗升高会明显限制 RFA 消融范围的扩大,而 MWA 因受阻抗影响较小,较 RFA 相同时间的消融范围更大,手术时间更短,更适合消融较大肿瘤。

2. 应用人群广泛　较为常见的单极 RFA 系统属于闭合系统,电极针上只有发射电极,电流需流经人体组织、器官并通过体外负极板进行消散,形成闭合回路。因此禁用于安装心脏起搏器的患者。MWA 系统通过微波天线直接辐射微波,属于开放系统,无须体外负极板,对身体影响少,可用于安装心脏起搏器或颅内电极等体内有金属植入物的患者。

(韩 玥　袁春旺)

第三节　冷 冻 消 融

冷冻消融(cryoablation,Cryo-A)是利用局部低温冷冻毁损病变组织的物理消融技术,是最早的微创治疗技术之一。现代冷冻治疗开始于 Irving Cooper 医生和 Arnold Lee 工程师的合作[1],他们设计了开放术中针对脑组织肿瘤冷冻治疗的装置,但只能大致控制冷冻范围。20 世纪 50 年代末,冷冻探针的问世使冷冻治疗可用于毁损机体深部病变组织。1961—1970年,Cahan 等[2]用冷冻治疗子宫病变,Gonder 和 Soanes 等[3]最早将冷冻治疗用于前列腺病变,Marcove 和 Miller 等[4]将其应用于整形外科,Zacarian 等[5]将该技术用于治疗皮肤疾病。

一、冷冻消融原理

1. 冷冻物理学特点　Cryo-A 设备依所用媒介(气体和液体)分为两类。以气体作为冷媒的冷冻设备以氩氦刀最为典型,其制冷机制为 Joule-Thomson effect[6],通过高压氩气在冷冻探针内密闭管道循环使针尖部产生低温(最低 −196℃),切换为氦气后使针尖复温(最高 54℃),通过这种温度变化实现肿瘤灭活,其中以冷冻作用为主。以液体作为冷媒的冷冻设备以液氮冷冻治疗仪为代表[7],根据冷冻探针末端形态分为盘式或针状冷冻器,其表面温度可达 −195~−165℃。针状冷冻探针直径为 1.47~3mm,其中柔性针杆探针可满足内镜需求。

2. 冷冻消融肿瘤机制　肿瘤 Cryo-A 原理相对复杂,目前虽然有很多相关研究,但仍未达成共识。一般认为主要包括直接冷冻损伤与细胞延迟性冷冻损伤两个方面。

(1) 直接冷冻损伤:即"冰晶损伤学说",在冷冻过程中,随着温度下降,从细胞外到细胞内逐步形成冰晶[8,9]。初期温度降至 −15℃,细胞外出现不均质冰核,当温度降至 −40℃时,细胞内形成均质性冰晶,细胞器如线粒体亦发生不可逆损伤,继之损伤细胞膜,最终导致细胞死亡。在复温过程中,细胞内冰晶再结晶或相互融合形成大冰晶,或对细胞有更强的破坏作用;细胞外低渗状态使得水分子再进入细胞内,引起细胞肿胀,导致细胞膜破裂,从而破坏更多肿瘤细胞。

(2) 细胞延迟性冷冻损伤:"微血管破坏"主要发生于冷冻复温过程,血小板聚集可致微循环衰竭、血液循环中止、细胞缺氧坏死[9,10]。此外,冷冻导致血管收缩、血流缓慢、冰晶形成,最终血流停止。由于微小动脉的血流速度比静脉快 3 倍,其热交换作用可部分缓冲冷冻作用。初次复温 10~20 分钟内,冷冻区循环障碍通常可逆,再次冷冻时循环往往受破坏严重而难以恢复。但较大动脉一般不受破坏,即使受损也多能在 24 小时内恢复。

(3) 其他机制

1)"细胞凋亡":在亚低温下(冷冻区边缘),温度未能下降到足以杀灭肿瘤细胞的程度,冷冻主要引起细胞凋亡。Hollister[11]等认为细胞暴露于 −15℃ 以下时可以直接杀灭细胞;在不低于 −15℃ 时,细胞的死亡形式主要为凋亡。

2)"免疫调节机制":肿瘤细胞坏死后,细胞破裂,胞膜溶解,促使细胞内和被遮蔽的抗原释放,继发相关细胞因子释放、免疫细胞激活,解除肿瘤对机体的免疫抑制作用,提高抗肿瘤免疫能力。冷冻引起的免疫反应包括 3 个方面,即抗肿瘤抗体产生、细胞毒性 T 细胞诱导和自然杀伤细胞诱导[12,13],尚需要深入探索研究。

二、冷冻消融设备及特点

1. CRYOCARE 冷冻消融治疗系统　由主机、冷冻探针、计算机消融计划系统等部件组成,可在 CT、B 超或腔镜、外科开放手术直视下进行。主机控制面板拥有 8 个独立通道,每个通道分配器控制氩气阀和氦气阀;各道各种功能独立控制,分别为冷冻、加热、固定、定时和关闭等,每个通道相当于 1 台独立设备(图 2-3-1)。

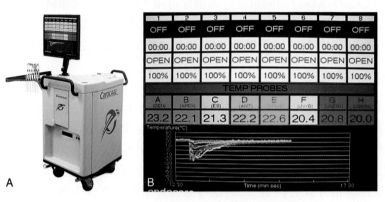

图 2-3-1　CRYOCAR 冷冻消融治疗系统
A. 外观;B. 操作界面

冷冻探针有直角型和直型两种,配备 2mm、3mm、5mm、8mm 多种直径。应用不同直径的冷冻探针,在冷冻过程的不同时间节点可产生不同大小和形状的冰球。调节氩气输出功率也可产生不同大小的冰球。近年来 17G 超细冷冻探针进一步提高了穿刺安全性,临床应用逐步扩大(图 2-3-2)。根据靶病灶大小、形态,可以单根或多根探针联合应用。探针为中空结构,冷热绝缘作用良好,制冷或复温只局限在探针头端(图 2-3-3)。探针头端还装有热电偶,可连续实时进行温度监测。

2007 年可变冰球冷冻探针的发明是冷冻治疗技术的一次飞跃。通过调节手柄上的滑钮即可在同一根探针上产生不同大小的冰球,即探针可在一定范围内方便地控制毁损区的范围,可达到适形灭活肿瘤、保护正常组织的效果(图 2-3-4)。

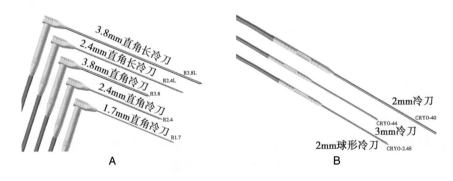

图 2-3-2　冷冻探针
A. 直角型冷冻探针;B. 直型冷冻探针

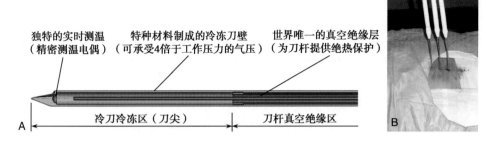

独特的实时测温
（精密测温电偶）

特种材料制成的冷冻刀壁
（可承受4倍于工作压力的气压）

世界唯一的真空绝缘层
（为刀杆提供绝热保护）

冷刀冷冻区（刀尖）　　　　　刀杆真空绝缘区

A

B

图 2-3-3　带真空绝缘冷冻探针

A. 剖面示意图；B. 探针配备真空绝缘层，有效防止皮肤和穿刺路径损伤

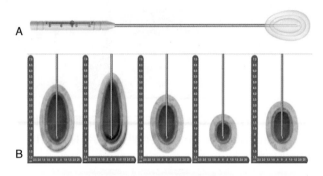

图 2-3-4　可变冰球冷冻探针

A. 可变冰球冷冻探针；B. 同一只冷冻探针可产生 5 种不同
大小和长短的冰球，可适形治疗，避免对正常组织损伤

2. Cryo-HIT 冷冻消融治疗系统　1997 年通过欧洲 CE 注册，2000 年通过 FDA 注册，被批准用于治疗肝、肺、乳腺、子宫、肾、前列腺、神经和骨骼肿瘤的治疗。2003 年通过中国 SFDA 注册进入中国市场。可以在 CT、B 超引导经皮或腔镜、开放术中直视下应用，其磁兼容设备还可以在磁共振引导下实施经皮手术，利用 iThaw 升温技术，还可节约昂贵的氦气（图 2-3-5）。

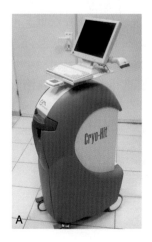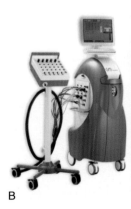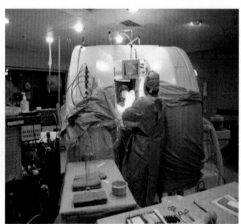

图 2-3-5　Cryo-HIT Cryo-A 治疗系统

A. 非磁共振兼容型；B. 磁兼容型

　　基本结构包括工作系统、冷冻探针、控制系统、测温探针、治疗计划系统、显示器、电源、外部接口等几部分组成。其插孔面板有5个通道总共25个插孔可供连接25根冷冻探针，每通道5个探针为1组，1组探针只能同步冷冻/加热/停止等，无法对单个探针独立控制，具体所用探针数目按需确定，功率可按10%增减调整（图2-3-6）。

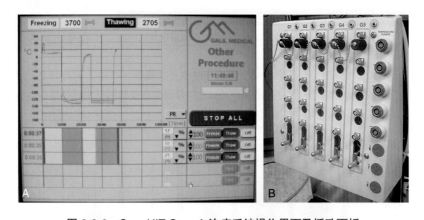

图2-3-6　Cryo-HIT Cryo-A治疗系统操作界面及插孔面板

A. 操作界面；B. 插孔面板，共有25个插孔可供连接冷冻探针使用，根据手术需要的探针数目进行选择

　　冷冻探针型号有多种，如S-sphere、B-sphere、P-sphere非磁共振型。直径有1.47mm、2mm、3mm等几种类型，长度为175~400mm（图2-3-7）。针柄形状有直型和直角型两种。粗探针自带测温系统，实时显示针尖温度。由于探针不具备真空绝缘功能，易出现探针所接触组织结构冻伤，术中需注意皮肤加温保护（图2-3-8）。不同型号探针所形成冷冻范围不同（图2-3-9）。多个探针组合应用，冰球互相融合，可形成更大的不同形态的冰球，使冷冻效率得到提高（表2-3-1）。单根粗针与多细针组合应用比较，达到相同的冷冻范围，单针对周边组织损伤更大（表2-3-2，图2-3-10）。

　　3. 康博刀冷冻治疗系统　康博刀是由中国科学院刘静教授团队研发，具有完全自主知识产权，集低温冷冻和加热于一体的复合冷冻消融技术。2017年实现转化生产并获批上市。该产品以液氮为冷冻工质，无水乙醇为加热工质，探针处可获得最低–196℃的低温，最高100℃的温度。目前探针直径2.6mm（图2-3-11）。

　　设备特点：①集超低温冷冻治疗与高温热疗于一体，也可单独进行冷冻或加热治疗；

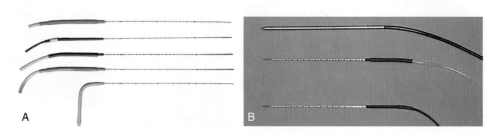

图2-3-7　多种型号的冷冻探针

A. 1.47mm细针；B. 2mm、3mm粗针

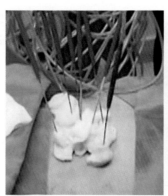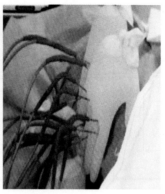

图 2-3-8　术中皮肤保护

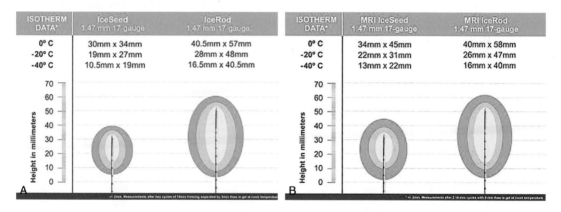

图 2-3-9　不同型号探针所产生冷冻范围
A. 非磁共振兼容探针；B. 磁共振兼容探针

表 2-3-1　单针与多针组合形成冰球大小比较：多探针联合使用
可扩大冰球的超低温范围，提高探针的作用效率

冷冻面积	单针冰球 /mm^2	4 针组合冰球 /mm^2	面积倍数
−40℃以下	284	1 925	×7.0
−40~−20℃	247	900	×3.6
−20~0℃	544	1 775	×3.2
总面积	1 075	4 600	×4.3
有效比	26.4%	41.8%	

表 2-3-2　单根粗针与多细针组合对周边组织损伤比较

	探针数量	探针规格	插入位置	影响区域（−40℃~0）
A 方案	1 根	直径 3mm	肿瘤中央	肿瘤周边 15mm
B 方案	3 根	直径 1.47mm	三角形分布	肿瘤周边 10mm

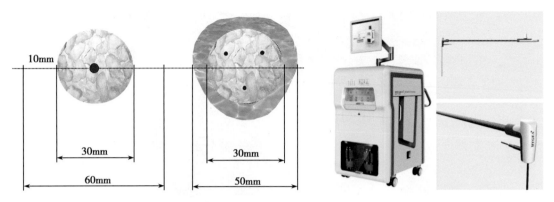

图 2-3-10　单根粗针与多细针组合应用比较　　　图 2-3-11　康博刀及冷冻探针

②冷冻工质液氮和加热工质无水乙醇的价格低廉、容易获取,无须高压存储装置;③具备准确可靠的温度监测及控制系统,可在 1~2 分钟内降温至 –196℃;④可独立控制 4 根探针分别进行冷冻和加热,冷冻功率可灵活调控;⑤系统工作压力在 5 个大气压以内,安全性高;⑥一体化设计,高度集成。

4. 靶向刀　"靶向刀"是另一款国产低温冷冻治疗系统,同样采用气体作为媒介,实现冷冻 - 复温治疗模式。其产品包括 4 通道(规格型号:AT-2008-Ⅱ,4 消融针接口)和 12 通道(规格型号:TACTIC 2025-Universal System,6+6 消融针接口)两种型号设备。探针包括直型和弯型,直径 1.5mm。探针非消融区绝缘绝热,活性端长度 5~30mm 可选,并可实时测温(图2-3-12)。

设备特点:①采用常规工业气体(如氮气、氩气、二氧化碳、一氧化二氮等)作为冷媒,冷媒要求较低、方便易得;②各通道可独立控制,术中可根据情况进行实时调整,可准确控制消融区范围;③同种气源可实现冷冻 - 复温模式;④术中温度实时反馈,实时监测。

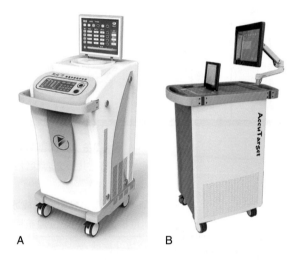

图 2-3-12　靶向刀设备
A. 4 通道靶向刀设备;B. 12 通道靶向刀设备

5. 影像监测设备　影像引导与监测技术在冷冻消融术中发挥重要作用,主要有超声、CT 和 MRI 等,每种影像引导方式均具有优缺点,操作者根据所在单位实际情况和自身掌握程度选择应用,但 MRI 引导是影像引导肿瘤消融治疗的方向和未来。

(1) 超声:最早用于引导冷冻消融的影像技术,基于冰冻组织与未冷冻组织声阻抗存的差异,超声能准确监测冷冻靶区范围。术中应选择适当频率的探头和超声波转换器。超声的优势包括:①超声仪体积小、重量轻、移动方便,可用于外科手术中;②实时成像,多角度探测;③可观测局部血流变化,监测冷冻界面或融化界面的移动速率。不足之处在于在冰球后方形成的噪声伪影常影响监测且对肺部和骨骼肿瘤显示欠佳。

（2）CT：具有较高密度分辨率和空间分辨率，病灶与周围组织结构的解剖关系显示清晰，定位精确，引导穿刺成功率高；冰球在 CT 图像上显示清晰，且所显示冰球大小、形状与实际完全一致；具多平面成像功能，可实现一次扫描任意方位观察冰球和病变、周围组织结构关系。不足之处在于探针在 CT 上可形成高密度伪影，一定程度上影响局部结构和病变显示；有电离辐射。

（3）MRI：目前专用的微创引导设备由开放性 MRI 扫描仪和光学引导系统构成，可以实现真正意义上的实时引导和监测。冰球在 T_1WI 和 T_2WI 均呈低信号，且无金属伪影，邻近组织结构显示不受影响。高场强 MRI 可实现透视引导、三维和任意平面成像，利于确定最佳进针路径；此外还具有温度敏感性成像功能，低温分布图能较好反映肿瘤组织被冷冻和灭活的情况，且能鉴别冷冻损伤和坏死组织。不足之处包括成像时间稍长，需磁兼容设备与耗材。

（李成利　李春海　罗凌飞　张彦舫　张啸波）

参考文献

1. Saliken JC, Donnelly BJ, Rewcastle JC. The evolution and state of modern technology for prostate cryosurgery. Urology, 2002, 60(2 Suppl 1): 26-33.

2. Cahan WG. Cryosurgery of the uterus: description of technique and potential application. Am J Obstet Gynecol, 1964, 88: 410-414.

3. Gonder MJ, Soanes WS, Ablin RJ. Prostate carcinoma: an immuno-cryothermic answer. Z Urol Nephrol, 1970, 63(6): 467-470.

4. Marcove RC, Miller TR. Treatment of primary and metastatic bone tumors by cryosurgery. JAMA, 1969, 207(10): 1890-1894.

5. Zacarian SA. Cryosurgery for cancer of the skin. Cancro, 1971, 24(6): 349-355.

6. Korpan NN. Basics of Cryosurgery. New York: Springer Verlag, 2002.

7. 张传臣, 李成利. 氩氦刀靶向治疗的机制及在肿瘤消融治疗中的应用进展. 医学影像学杂志, 2006, 16(9): 990-992.

8. Gagg AA, Baust J. Mechanisms of tissue injury in cryosurgery. Cryobiology, 1998, 37(3): 171-186.

9. Baust JG, Gage AA. The molecular basis of cryosurgery. BJU Int, 2005, 95(9): 1187-1191.

10. Hoffman NE, Bischof JC. The cryobiology of cryosurgical injury. Urology, 2002, 60(2): 40-47.

11. Hollister WR, Mathew AJ, Baust RG, et al. Effect of freezing on cell viability and mechanisms of cell death in a human prostate cell line. Mol Urol, 1998, 2: 3-18.

12. 肖越勇, 田锦林. 氩氦刀肿瘤消融治疗技术. 北京: 人民军医出版社, 2010.

13. Ablin R. The current status and the prospect for cryoimmunotherapy. Low Temp Med, 2003, 29: 46-49.

第四节　不可逆电穿孔

一、不可逆电穿孔原理

不可逆电穿孔（irreversible electroporation, IRE）又称纳米刀，通过电极针间释放高频电脉冲形成高场强，使靶区内的细胞膜上产生多个纳米级小孔，这些小孔随电压升高逐渐从可逆性转变为不可逆性,引起细胞内外环境失衡、细胞凋亡,最终永久性破坏肿瘤细胞[1,2]。IRE 相对于射频等消融技术而言,其仅破坏细胞膜脂质双分子层,不对结缔组织和胶原蛋白等结构造成不可逆影响,因此对于毗邻血管、胆管、神经等重要结构的肿瘤可直接进行消融,过程安全,且不受"热沉降效应"影响[3-6]。IRE 消融过程中消融区不产生过大的温度变化。

二、不可逆电穿孔设备及特点

2011 年 10 月,纳米刀获美国 FDA 批准应用于临床。2015 年 7 月在我国获批并由肖越勇教授团队完成首例 CT 引导纳米刀消融治疗。

纳米刀脉冲发生装置为陡脉冲治疗仪,主要由显示器、主机、操作键盘、脚踏板和配套的心电同步装置等几部分组成(图 2-4-1)。目前临床上使用较多的为 2.0 代陡脉冲治疗仪,配套消融探针为 19G 含绝缘外壳套管针,有 15cm 以及 25cm 两种长度规格,针柄处具有活性端调节按钮,调节范围 0.5~4.0cm(图 2-4-2)。使用过程中至少应选择 2 根消融针进行消融治疗,最多不超过 6 根。

电脉冲释放过程中,陡脉冲治疗仪配套的心电同步装置识别患者心动周期中 R 波上升,同时给设备输送信号,使设备在等待 50μs 后释放能量脉冲,确保能量脉冲在患者的心室不应期内释放(图 2-4-3)。

消融开始前,先进行信息录入,包括患者一般信息、消融针数、布针计划、消融参数等。脉冲正式释放前应测试脉冲释放效果,术者通过踩脚踏板进行脉冲释放;配套脚踏板具有解锁防误踩功能,避免术中误踩脚踏板而造成不合理脉冲释放。当消融区域内电流过高超过 50A/s 时,陡脉冲治疗仪将自动终止脉冲释放,确保安全。

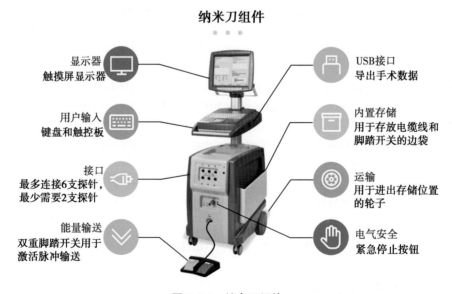

图 2-4-1　纳米刀组件

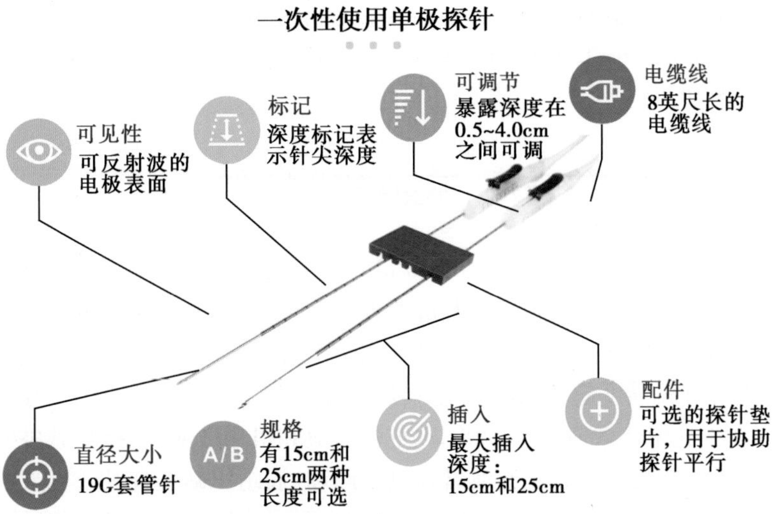

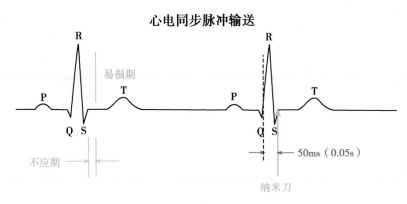

一次性使用单极探针

可见性
可反射波的
电极表面

标记
深度标记表
示针尖深度

可调节
暴露深度在
0.5~4.0cm
之间可调

电缆线
8英尺长的
电缆线

直径大小
19G套管针

规格
有15cm和
25cm两种
长度可选

A/B

插入
最大插入
深度：
15cm和25cm

配件
可选的探针垫
片，用于协助
探针平行

图 2-4-2　纳米刀探针

心电同步脉冲输送

图 2-4-3　心电同步脉冲输送示意图

（肖越勇　张肖　魏颖恬　袁春旺）

参考文献

1. Davalos RV, Mir IL, Rubinsky B. Tissue ablation with irreversible electroporation. Ann Biomed Eng, 2005, 33 (2): 223-231.

2. Maor E, Ivorra A, Leor J, et al. The effect of irreversible electroporation on blood vessels. Technol Cancer Res Treat, 2007, 6 (4): 307-312.

3. 张肖, 肖越勇, 何晓锋, 等. CT 引导下经皮纳米刀消融术在不可切除胰腺肿瘤中的临床应用. 中国介入影像与治疗学, 2015, 12 (10): 583-587.

4. Zhang X, Xiao YY, He XF, et al. Clinical applications of CT-guided percutaneous nanoknife ablation in retroperitoneal tumor. Int J Clin Exp Med, 2016, 9 (6): 8981-8989.

5. Lee EW, Loh CT, Kee ST. Imaging guided percutaneous irreversible electroporation: ultrasound and

immunohistological correlation. Technol Cancer Res Treat, 2007, 6(4): 287-294.

6. Charpentier KP, Wolf F, Noble L, et al. Irreversible electroporation of the liver and liver hilum in swine. HPB (Oxford), 2011, 13(3): 168-173.

第五节　高强度聚焦超声消融

高强度聚焦超声(high intensity focused ultrasound, HIFU)消融,也称为聚焦超声消融(focused ultrasound ablation, FUA)或聚焦超声外科(focused ultrasound surgery, FUS),是目前唯一的非侵入性体外肿瘤治疗技术[1],主要利用超声波的聚焦性、穿透性和能量沉积性等特点,通过发生器发射高强度超声波并使之聚焦于瘤灶内,焦点区域(焦域)组织可在短时间(0.5~1.0秒)内发生高温热效应(60~100℃)、空化效应和机械效应,直接导致肿瘤组织凝固性坏死;还可通过破坏肿瘤组织的滋养血管,间接导致肿瘤组织缺血坏死[2-5]。此外,消融后的肿瘤组织能够刺激机体抗肿瘤免疫,起到"肿瘤疫苗"作用[6,7]。HIFU消融技术于1999年在中国进入临床(国际上最早),我们在设备研发、基础研究、临床应用等方面均处于世界领先地位[1,2]。

1942年美国学者Lynn等成功将超声波聚焦于活体动物脑部,并首次提出应用HIFU从体外对体内病变进行无创手术治疗的设想[8]。1958年Fry等应用HIFU治疗帕金森病率先进入临床,效果令人鼓舞,后来由于药物治疗的进步及技术应用限制,HIFU没能取得明显进步[9,10]。20世纪80年代以后,随着压电材料的改进、聚焦技术的完善和仪器的改进,聚焦超声生物学效应研究和应用成为热点。早期研究中,HIFU不但应用于破坏正常离体组织、活体动物组织和动物移植性肿瘤,同时在可手术切除的肿瘤中也已开始研究其有效性和安全性[11,12]。我国学者王智彪教授及其团队,历经十余年的艰苦研究,率先提出了"生物学焦域""超声治疗剂量学""组织声环境"等系列概念,初步建立了HIFU治疗的基础理论体系,并于1999年将HIFU设备引入临床用于肿瘤治疗[1]。近年来,HIFU技术在肝癌、胰腺癌、骨肉瘤、子宫肌瘤等疾病的治疗方面取得了多项实质性突破[13-17]。

一、高强度聚焦超声消融原理

HIFU消融肿瘤的机制主要包括3个方面:①高温热效应,是主要机制,焦点处瞬间达到高温,持续一定时间后可导致细胞发生蛋白质变性、细胞质和线粒体酶以及组蛋白复合体结构的破坏,使靶区内组织发生凝固性坏死,并诱导边缘组织发生细胞凋亡。②空化效应,短脉冲超过阈值导致空化效应,其伴随产生的热量也会引起组织内水分汽化。组织学上空化效应会在细胞外间隙产生空泡样结构,病理学上有时很难区分空化效应与热效应,但可以通过声波发射监控系统进行鉴别。③导致靶区内小血管闭塞,组织缺血性坏死。一般情况下,完全闭塞仅发生于直径小于2mm的血管[18,19]。

此外,HIFU还可激活机体肿瘤免疫,增强免疫应答效应,其可能机制如下[20-24]:

1. 减小肿瘤负荷,恢复机体免疫功能。肿瘤灭活后其分泌的免疫负调控因子,如IL-6、IL-10、VEGF等因子减少;同时引起免疫细胞向抗肿瘤表型极化,提高抗肿瘤能力。

2. 破坏肿瘤细胞后导致肿瘤细胞破裂及免疫激活因子释放,诱导热休克蛋白等应激蛋白显著上升,增加Th1细胞因子(IL-2、IFN-γ、TNF-α)释放,刺激机体免疫系统。

3. 激活免疫细胞的免疫应答。肿瘤细胞裂解释放抗原物质,激活了免疫细胞进行抗肿瘤免疫应答。

二、高强度聚焦超声消融设备及特点

(一) 设备构成

通常由治疗系统(主要是治疗头及其相关的电子配件)和治疗引导或监控系统两部分构成。超声聚焦方式多种,通常情况下压电材料被制成球碗状,然后依次分成若干个单元,如果所有的单元被统一均匀驱动,那么其表面就会形成一个单一、固定的焦点。反之,如果驱动电压分阶段地作用于每一个独立单元,就会使焦域的形状和位置发生变化。如果将换能器表面分成数个单元,可以使其中一些单元具有成像和治疗的双重模式,这样治疗头既可用来影像引导,也可用来治疗,无须再单独配备图像引导探头。用于治疗脑部肿瘤 HIFU 设备,采用了另一种聚焦方式,是将多个独立的换能器构成一个球碗状形状;而经直肠探头的治疗头,其几何学形状为截头球形。

根据靶区深度和大小选择超声频率,如果换能器直径不变,频率越高则焦斑越小,治疗深度越浅;如果频率不变,直径越短则焦点越长。能量的衰减与频率的关系大致呈线性,频率低时到达靶区的能量多,但组织吸收量少。超声强度也要根据需求进行调整。HIFU 的焦域声场强度范围为 $1\sim2\mathrm{kW/cm^2}$(声频率为 4MHz)和 $5\sim20\mathrm{kW/cm^2}$(声频率为 0.8MHz)。

超声引导 HIFU 设备(USgHIFU),通过安装在治疗头内的超声探头监控和引导治疗(图 2-5-1)。磁共振引导 HIFU 设备(MRgHIFU),通过 MRI 设备实现上述功能,与磁兼容的换能器通常安装在同一个转换扫描床内。

US 和 MRI 技术都已应用于 HIFU 提供影像引导和治疗监控,两种方法各有利弊,MRI 图像软组织分辨率高,呈现组织器官解剖细节更清晰,较高场强设备还可实现磁共振测温,治疗过程中即对靶区温度进行评估,间接评价消融疗效,使治疗更加精准。但 MRI 引导治疗相对费时,且价格相对昂贵。US 的实时性要优于 MRI,术中可利用超声造影实时评估消融疗效,但对受肠管和骨骼遮挡的病灶显示不清。

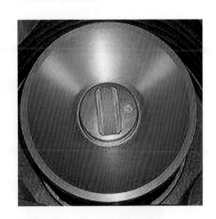

图 2-5-1　超声引导 HIFU 治疗头

(二) 分类

根据治疗头安装位置,HIFU 设备广义上分为两类:一种是体外设备,超声束在体外透过完整的皮肤和前场组织到达靶区;另一种是腔内设备,放置于体内适当的位置,如经直肠 HIFU 用于治疗前列腺疾病。

1. 体外设备　US 和 MRI 均可用于体外 HIFU 治疗。体外治疗腹部肿瘤要求焦域与换能器的距离在 18cm 以内以利于深部组织的治疗,这类治疗通常采用 0.8~1.7MHz 的超声频率。

图 2-5-2 展示了一款已上市的超声引导 HIFU 设备,由不同的组件构成(重庆海扶 JC 型,中国重庆)。图 2-5-1 突出显示其换能器及超声探头。这两个换能器并列放置,成像平面中心位于治疗超声束轴上。这款设备的治疗头(单个元件设计)位于患者床下面,置于低温

脱气水中以实现声耦合,在计算机控制下三维移动治疗头,根据需要确定 HIFU 焦点位置。通过单点扫描或线性扫描,实现由"点-面-体"的方式进行消融治疗。成功消融后的超声影像图为高回声(图 2-5-3),同时超声造影示靶区组织无对比剂灌注(图 2-5-4)。该设备目前可用于治疗肝脏恶性肿瘤、胰腺癌、骨肉瘤、肾癌、乳腺癌和子宫肌瘤等。

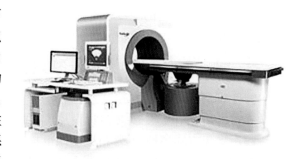

图 2-5-2　JC 型聚焦超声肿瘤治疗系统

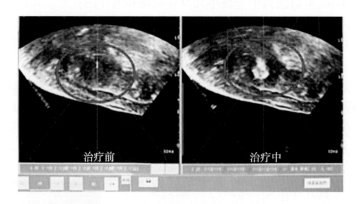

图 2-5-3　HIFU 消融术中超声声像图

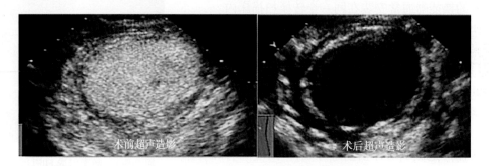

图 2-5-4　HIFU 消融前后超声造影声像图

　　图 2-5-5 展示了另一款 HIFU 设备(In-Sightec 公司的 ExAblate system,Tirat Carmel,以色列),全球第一台磁共振引导 HIFU 设备,它不同于超声引导设备,其治疗头(位于治疗床上)为磁兼容,包含一个多元相控阵,能实现焦点区域的电子扫描。目前已被批准应用于治疗子宫肌瘤。该系统从单点辐照激发到计算机计划系统确定的每一个治疗点及所需点数总量都可以"勾画"出来。

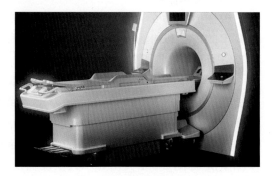

图 2-5-5　磁共振引导 HIFU 设备

此外,法国巴黎 Theraclion 公司已制造出专门用于治疗甲状腺疾病的设备,目前已经完成临床试验并显示出良好的疗效及安全性。中国重庆海扶医疗科技股份有限公司开发了一款手持式设备用于治疗宫颈炎和外阴疾病。基于导管技术治疗食管、胆道恶性肿瘤的设备目前也在研发中。

2. 腔内设备(经直肠设备) 受耻骨联合影响,体外设备无法安全聚焦于前列腺,经直肠HIFU 设备应运而生。迄今为止,已有 Ablatherm(EDAP TMS,Vaulx-en-Velin,法国)和 Sonablate(Focus Surgery inc,Indianapolis,Indiana,美国)两个设备被广泛应用。这两款设备非常相似,均是将勺状治疗头安装在经直肠超声探头上,超声聚焦换能器和影像探头安装在类似截短的球形碗中而形成勺子样结构(图 2-5-6)。Sonablate的换能器是双面的,具备在两个不同焦距进行治疗的能力,采取多个椭圆形消融点逐步融合,避开血管神经束,实现完整或部分腺体消融。

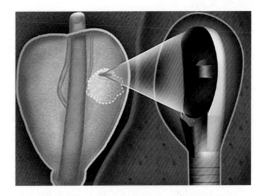

图 2-5-6 治疗前列腺癌 HIFU 治疗头

(三) 技术特点

与其他消融技术比较,HIFU 具有独特特点。

1. 非侵入性 无须穿刺,是目前唯一的非侵入性消融技术。

2. 适形性好 依靠影像监控对小焦点(焦域)的三维组合运动进行控制,通过"点-线-面-体"的治疗,最终完成对整个病灶的灭活;通过焦点的组合运动,一次完成的消融区域最大可达 20cm,并较少受靶区大小和形态限制。

3. 安全性相对较高 超声实时监控,不需要穿刺,能量控制相对精确,安全性相对较高。

(四) 治疗相关风险

虽然 HIFU 是一种非侵入性治疗技术,但也可能发生治疗相关风险。

1. 脱靶 HIFU 要求在短时间内对靶区组织产生强烈致伤效应的高能量治疗,因此,一旦发生脱靶,则存在对靶区外组织造成损伤的治疗风险,特别是神经、肠道等重要部位。

2. 影像引导风险 现有的超声(US)和磁共振成像(MRI)引导都存在不足,尤其是对消融效应的实时监控,尚不能完全满足安全、精确的要求。

3. 剂量学因素 HIFU 剂量学极为复杂,影响治疗剂量的因素多、变化快,不同部位、不同血供、不同类型肿瘤、不同治疗时相,其有效剂量和安全剂量都可存在较大差异。治疗剂量确定的复杂性增加了精确控制治疗效应的风险。

4. 肿瘤因素 当前 HIFU 在临床上主要用于不适宜外科手术切除或术后复发的肿瘤,患者病情相对较晚且复杂、一般情况相对不佳、肿瘤体积相对较大,以上必然增加治疗难度和风险。

近年来的临床实践表明,严格把握适应证,认真进行术前准备和风险评估,术中严密监控和规范化治疗,术后密切观察、及时处置,可有效提高安全性,使其治疗风险达到可预测、可控制、可接受的程度。总的来看,HIFU 消融风险的发生率和严重程度明显低于传统开放手术及其他创伤较大的治疗操作。

（杨武威　祝宝让　李 静）

参考文献

1. 王智彪. 高强度聚焦超声技术——21 世纪的无创医疗技术. 微创医学, 2010, 5 (1): 1-3.

2. 熊六林. 高强度聚焦超声的临床应用. 物理, 2007, 36 (9): 715-719.

3. 冯若. 超声空化与超声治疗. 自然杂志, 2003, 25 (6): 311-314.

4. 王智彪, 李发琪, 冯若. 治疗超声原理与应用. 南京: 南京大学出版社, 2008.

5. Meaney PM, Cahill MD, ter Haar GR. The intensity dependence of lesion position shift during focused ultrasound surgery. Ultrasound Med Biol, 2000, 26 (3): 441-450.

6. Huang X, Yuan F, Liang M, et al. M-HIFU inhibits tumor growth, suppresses STAT3 activity and enhances tumor specific immunity in a transplant tumor model of prostate cancer. PLoS One, 2012, 7 (7): e41632.

7. Hu Z, Yang XY, Liu Y, et al. Release of endogenous danger signals from HIFU-treated tumor cells and their stimulatory effects on APCs. Biochem Biophys Res Commun, 2005, 335 (1): 124-131.

8. Lynn JG, Putnam TJ. Histological and cerebral lesions produced by focused ultrasound. Am J Pathol, 1944, 20 (3): 637-649.

9. Fry WJ, Barnard JW, Fry FJ. Ultrasonically produced localized selective lesions in the central nervous system. Cancer, 1955, 34 (3): 413-432.

10. FRY WJ, FRY FJ. Fundamental neurological research and human neurosurgery using intense ultrasound. IRE Trans Med Electron, 1960, ME-7: 166-181.

11. Burov AK, Andreevskaya GD. The effect of ultra-acoustic oscillation of high intensity on malignant tumors in animals and man. Dokl Akad Nauk SSSR, 1956, 106 (3): 445-448.

12. 伍烽, 王智彪, 陈文直, 等. 高强度聚焦超声体外治疗恶性实体肿瘤的病理组织学变化 // 中国超声医学工程学会. 2000 年全国超声医学工程学术会议论文集. 2000: 72-76.

13. Vallancien G, Harouni M, Guillonneau B, et al. Ablation of superficial bladder tumors with focused extracorporeal pyrotherapy. Urology, 1996, 47 (2): 204-207.

14. Wu F, Chen WZ, Bai J, et al. Pathological changes in human malignant carcinoma treated with high-intensity focused ultrasound. Ultrasound Med Biol, 2001, 27 (8): 1099-1106.

15. 徐叶青, 王国民, 顾勇主, 等. 高强度聚焦超声治疗晚期胰腺癌中的止痛作用. 中国临床医学, 2003, 10 (2): 322-323.

16. Zhao H, Yang G, Wang D, et al. Concurrent gemcitabine and high-intensity focused ultrasound therapy in patients with locally advanced pancreatic cancer. Anticancer Drugs, 2010, 21 (4): 447-452.

17. Li PZ, Zhu SH, He W, et al. High-intensity focused ultrasound treatment for patients with unresectable pancreatic cancer. Hepatobiliary Pancreat Dis Int, 2012, 11 (6): 655-660.

18. Vaezy S, Martin R, Crum L. High intensity focused ultrasound: a method of hemostasis. Echocardiography, 2001, 18 (4): 309-315.

19. 冯若. 高强聚焦超声"切除"肿瘤的机理. 中国超声医学杂志, 2000, 16 (12): 881-884.

20. Zhou Q, Zhu XQ, Zhang J, et al. Changes in circulating immunosuppressive cytokine levels of cancer patients after high intensity focused ultrasound treatment. Ultrasound Med Biol, 2008, 34 (1): 81-87.

21. Xia JZ, Xie FL, Ran LF, et al. High-intensity focused ultrasound tumor ablation activates autologous tumor-specific cytotoxic T lymphocytes. Ultrasound Med Biol, 2012, 38 (8): 1363-1371.

22. Deng J,Zhang Y,Feng J,et al. Dendritic cells loaded with ultrasound-ablated tumour induce in vivo specific antitumour immune responses. Ultrasound Med Biol,2010,36(3):441-448.

23. Wu F,Wang ZB,Lu P,et al. Activated anti-tumor immunity in cancer patients after high intensity focused ultrasound ablation. Ultrasound Med Biol,2004,30(9):1217-1222.

24. Zhang Y,Deng J,Feng J,et al. Enhancement of antitumor vaccine in ablated hepatocellular carcinoma by high-intensity focused ultrasound. World J Gastroenterol,2010,16(28):3584-3591.

第六节 化 学 消 融

化学消融(chemical ablation)是将某些化学物质(消融剂)注射到肿瘤、畸形血管或者囊肿内以破坏其组织细胞,使其原位灭活或消失融化的疗法。化学消融通常在影像设备引导及监视下经皮穿刺实施。

消融剂指可导致细胞脱水、蛋白变性、凝固,直接破坏细胞和结构的化学药物,临床上主要包括无水乙醇、冰醋酸、稀盐酸、聚桂醇等,其中无水乙醇应用最为广泛。目前尚未证实化疗药具有化学消融的效果。

化学消融主要包括3种形式:①肿瘤化学消融;②囊肿或血管瘤化学消融,又称硬化治疗,如肝肾囊肿、血管畸形、血管瘤、淋巴管瘤的无水乙醇或聚桂醇硬化治疗等;③心脏室间隔化学消融,如梗阻性肥厚型心肌病的无水乙醇消融。本节主要论述肿瘤化学消融,特别是肝恶性肿瘤的化学消融。

化学消融是应用最早的肿瘤消融治疗技术,其雏形是血管畸形及囊肿的硬化疗法。20世纪30年代,美国Tunick在血管内使用鱼肝油酸钠硬化治疗静脉曲张;20世纪50年代,高渗糖、苯酚、甚至甲醛等被尝试硬化治疗肾囊肿。1955年,美国Laurence将乙醇注射到脑部治疗帕金森病;1981年,美国Bean用95%乙醇经导管抽吸治疗肾囊肿;1983年,日本Sugiura采用超声引导经皮无水乙醇注射(percutaneous ethanol injection,PEI)治疗肝癌;1989年,美国Bean用注射无水乙醇治疗肝囊肿。无水乙醇还被用作动脉内液体栓塞剂。1994年,日本Ohnishi经皮注射醋酸(percutaneous acetic acid injection,PAI)治疗肝癌;2006年,中国冯威健经皮注射稀盐酸(percutaneous hydrochloric acid injection,PHAI)治疗肝癌。

化学消融主要用于治疗肝脏良(肝血管瘤、肝囊肿以及肝棘球蚴病等)、恶性肿瘤(原发性肝癌、继发性肝癌);此外,也被用于肾癌、肺癌、淋巴结转移癌以及肾上腺肿瘤、血管淋巴管瘤、甲状腺肿瘤与结节、子宫肌瘤等其他实体脏器肿瘤,但临床报道较少,未被列入诊疗规范。

日本较早应用化学消融治疗肿瘤,1983年开展PEI治疗肝癌,2000年被纳入国民医疗保险,2005年无水乙醇在日本获批肝癌适应证(图2-6-1)。无水乙醇在美国、韩国获批神经毁损适应证;在瑞士获批心肌消融适应证。

经皮局部消融目前已成为与手术切除、肝移植并列的肝癌治愈性疗法,化学消融属于局部消融范畴[1],具有疗效确切、可重复性强、安全方便、成本低廉等优点,已被多个肝癌诊疗指南推荐用于治疗早期肝癌[2,3]。近年来,以物理消融为代表的能量消融技术及设备进展迅速,已经成为肿瘤消融的主流,但化学消融仍可作为物理消融的有益补充,尤其是对于邻近肠管、胆管等危险部位肿瘤的治疗仍具有一定优势。

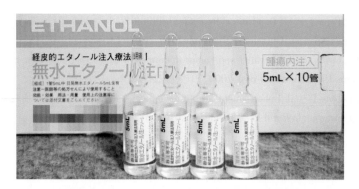

图 2-6-1　日本已上市医用无水乙醇注射液

一、化学消融原理

1. 无水乙醇[4]　无水乙醇消融是目前临床最常用的化学消融方法,也是首个用于治疗小肝癌(直径≤3cm)的消融技术。临床研究证明无水乙醇消融治疗小肝癌疗效与手术切除相当,对于中、大肝癌联合射频消融、肝经导管动脉化疗栓塞(TACE)等也可取得较好效果。与物理消融相比,无水乙醇存在瘤内弥散不均且可控性差的不足,往往需反复多次治疗,尤其对大肿瘤单纯化学消融较难实现完全消融。

无水乙醇消融肿瘤机制为使细胞脱水、蛋白变性、凝固,并使肿瘤组织内血管壁内皮细胞变性、坏死,继而血栓形成,导致肿瘤缺血坏死。无水乙醇凝固组织的效力接近1:1,即1ml无水乙醇可以破坏1cm³的肿瘤组织。由于肿瘤内癌细胞间结构松散,而肿瘤周围肝组织,尤其纤维化、硬化的肝组织往往结构紧密,可阻止乙醇的扩散,使无水乙醇选择性地在癌肿内扩散而对周围肝组织损伤较小。

2. 醋酸[5]　冰醋酸同样可使细胞脱水、蛋白质变性、凝固坏死且可直接损伤细胞的各种膜性结构,还可通过改变pH值破坏细胞内环境的稳定,导致细胞死亡。醋酸比无水乙醇在肿瘤内的扩散能力强,还可溶解细胞基底膜和间质胶原,因此醋酸渗透力更强、弥散更均匀、伤细胞能力更强。50%醋酸消融组织的效力为1:3,即1ml醋酸可以破坏3cm³肿瘤组织,故消融效力为无水乙醇的3倍。临床研究报道50%冰醋酸治疗肝癌,具有注射总量少、次数少的优点,但目前尚无专用醋酸消融剂上市。

3. 盐酸[6]　稀盐酸是人体胃液的主要成分,可以使组织细胞脱水、蛋白质酸化变性、凝固坏死。1ml稀盐酸(6mol/L)可灭活15cm³癌组织,且组织凝固坏死比醋酸和无水乙醇更彻底,无水乙醇、50%冰醋酸与6mol/L稀盐酸凝固癌组织的效力比为1:3:15。因此,盐酸不仅注射量更少、消融界限清楚,局部注射耐受性和安全性较好,且为人体消化液的主成分,但目前世界上尚无专用稀盐酸消融剂上市。

4. 聚桂醇　2008年,聚桂醇在中国获批食管-胃底静脉曲张硬化治疗适应证,其被注射到血管腔内可直接损伤血管内皮,促进血栓形成、阻塞血管,产生炎性病变和组织纤维化,导致血管永久闭塞,防止曲张静脉破裂出血。聚桂醇也可用于治疗肝囊肿、肾囊肿、血管瘤、淋巴管瘤、子宫肌瘤等,但临床研究相对较少。

二、化学消融针具及特点

1. 影像引导技术 肿瘤化学消融通常在影像设备引导下经皮穿刺实施。准确穿刺是化学消融的关键，在超声、CT引导下准确命中肿瘤中心，最大程度地减少反复穿刺可能带来的出血、种植转移等并发症的风险。术中影像还能够准确监测消融剂的弥散、分布、剂量、治疗终点及疗效评估。

超声引导具有实时、操作方便、快捷、无电离辐射的特点。超声造影对进行肿瘤定位，显示肿瘤血管，准确评价消融疗效具有较大临床意义（图2-6-2）。

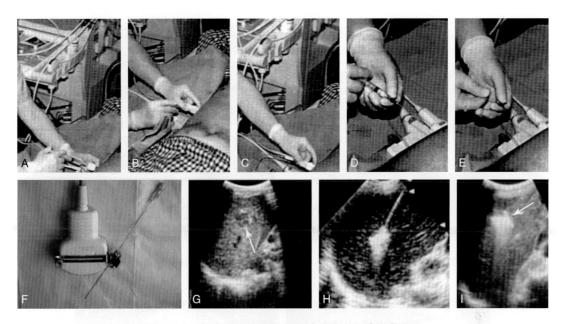

图2-6-2 超声引导经皮穿刺肝肿瘤无水乙醇化学消融
A~E. 依次为局麻、超声定位、引导穿刺、缓注无水乙醇、治疗结束撤针；F~I. 依次为超声探头与穿刺导向器、治疗前肝内低回声占位声像图、术中缓慢注入无水乙醇后病灶局部高回声声像图、治疗结束高回声消融区范围超过原病灶

CT分辨率高，影像无重叠，可清晰显示病变位置、大小、外形、内部情况及其与周围组织结构的毗邻关系。对位于膈顶、肝门附近、肝被膜下、胆囊旁、邻近肠管、肺等部位的肿瘤较超声具有优势。也可以通过导向器或各类导航系统辅助穿刺，使穿刺更加精准和安全，提高命中率，缩短穿刺时间。

2. 穿刺针与注射技术 肿瘤化学消融需通过穿刺针将消融剂送入病灶内部，从而发挥杀灭肿瘤的作用。临床常用穿刺针及注射技术如下：

（1）普通经皮穿刺活检针：带有刻度或附带刻度尺，如千叶针等，21/22G（7/8mm）常用，穿刺针均带针芯，针尖为斜面者，穿刺时可能因力学作用出现路径偏移现象，有时恰可利用该现象将穿刺针穿刺至靶病灶。针尖为三棱形或圆锥形者穿刺时一般不发生偏移。

（2）无水乙醇注射专用针：经皮无水乙醇注射专用针是在穿刺针的尖端侧面开有若干侧孔，以利于乙醇均匀扩散，针尾部延长管连接注射器或注射泵便于注射药物。穿刺针同样有刻度(图 2-6-3)。

(3) 微米套管注射针:外径 26G(450μm),与 21G 穿刺针组合应用(图 2-6-4)。操作时,先将 21G 穿刺针穿刺到肿瘤外缘,撤出 21G 穿刺针的针芯,将微米套装注射针经 21G 外套管送入并穿刺至肿瘤内注射消融剂。此外该针可根据肿瘤大小、形态按需改变针尖方向(可弯曲),从而实现不同部位、多点注射的效果(图 2-6-5)。注射结束先撤出微米针,无药物反流后再撤出套管针。微米针内径细,消融剂注射速率低,消融剂向针尖周围组织渗透缓慢,可使药物弥散更均匀且一般不会溢出至非靶组织,安全性更高。

(4) 多子针伞形注射针:由主针及位于其内部的 3 个直径 21G 的子针构成,子针均带有

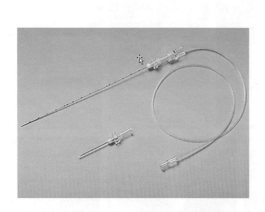

图 2-6-3　经皮无水乙醇注射专用穿刺针

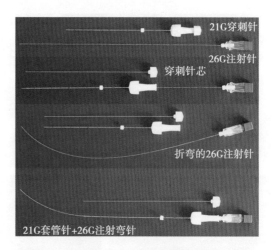

图 2-6-4　化学消融专用套管针与同轴微米注射针

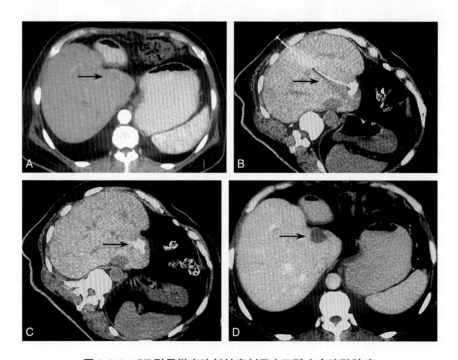

图 2-6-5　CT 引导微米注射针穿刺无水乙醇完全消融肿瘤

4 个侧孔,主针尾部带有延长管和接头,用于注射消融剂。操作时先将主针穿刺到肿瘤内或肿瘤附近,然后根据肿瘤大小及主针位置将子针展开至一定长度,3 个子针成球形阵列,更利于化学消融剂均匀地弥散至消融靶区(图 2-6-6)。因主针相对较粗,穿刺损伤相对大,消融剂可沿针道反流,部分患者的痛感明显。

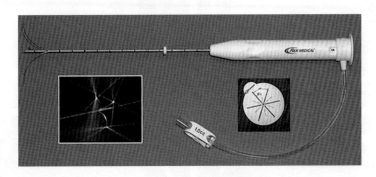

图 2-6-6　多子针伞形注射针

(5) 微量泵注射技术:将化学消融剂以微量泵注射的方式缓慢均匀注入肿瘤组织,使消融剂弥散更加均匀、精准,外溢少,疗效好,并发症少;注射前设定好注射速度、总量。

(6) 囊肿性病变注射技术:采用导丝交换导管技术,将带侧孔导管置入囊肿内,将囊液完全抽出,注入稀释后的对比剂,确认囊腔与胆道、输尿管或腹腔等不相通后注入化学消融剂。总量(以无水乙醇为例)一般相当于抽出囊液量的 1/3。封管 20~30 分钟,嘱患者变动体位,确保药物与囊腔表面充分接触后将消融剂抽出;视囊肿大小,必要时给予同样的重复治疗,术中可注射利多卡因减少疼痛。

3. 肝囊肿化学消融　适应证主要为肿瘤直径 >5cm,有腹部不适或其他临床症状者。单纯穿刺抽液,复发率高;在囊液抽出后将消融剂注入囊腔,通过破坏囊壁上皮细胞可明显降低复发率。禁忌证主要包括囊肿与腹腔或胆道系统相通、明显出血倾向、凝血机制障碍或血小板低于 50×10^9/L。常用化学消融剂为无水乙醇,也可应用聚桂醇。

4. 无水乙醇消融用量计算公式　单次消融实体肿瘤,无水乙醇用量根据肿瘤直径而定,而患者耐受程度、肿瘤血供及分隔情况也会对剂量产生影响。注射总量计算公式为:$V(\mathrm{ml})=4\pi/3(r+0.5)^3$,其中 r 代表肿瘤半径(cm),0.5 是为了取得适当的消融边缘而增大治疗范围。按照该公式,直径 3cm 肿瘤需注入无水乙醇约 15ml。一般单次注射剂量 2~20ml,每周 1~2 次(图 2-6-7)。

5. 实体肿瘤化学消融适应证、禁忌证和疗效评价[7]　基本同物理消融。

6. 肿瘤化学消融并发症和防治　除物理消融可能的并发症之外,还需注意以下情况:

(1) 酒精中毒:当无水乙醇总用量达 50ml 时,可能出现酒精中毒,一般无须处理可以自行恢复,必要时给予保肝治疗。

(2) 无水乙醇进入胆管系统,引起肝内胆管扩张,甚至黄疸。

(3) 无水乙醇进入血管致局灶性或大范围肝梗死。有报道肝癌醋酸消融后出现节段性肝脏楔形梗死、肝破裂、需要透析的急性肾衰竭等。

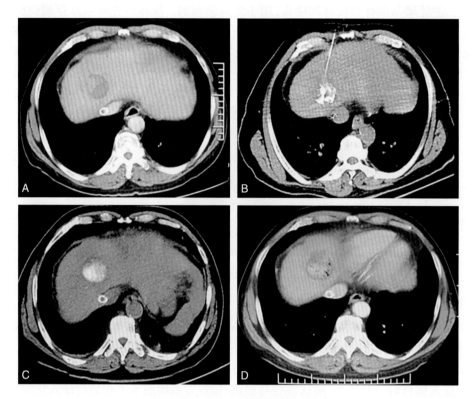

图 2-6-7　CT 引导肝肿瘤化学消融

A. 增强 CT 示肝脏近膈顶部类圆形肿瘤,直径 3.1cm,边界清晰(门静脉期呈低密度灶);
B. CT 引导穿刺针经剑突下穿刺至病灶内注入化学消融剂;C. 术后 24 小时平扫 CT,高密
度消融剂在病灶充分弥散,分布均匀;D. 1 周后增强 CT,示肿瘤完全灭活

7. 化学消融在肝癌综合治疗中的作用

(1) 化学消融联合 TACE[8]:目前,TACE 尚属于姑息性疗法,与无水乙醇消融联合可协同增效,增强局部疗效。TACE 治疗可破坏肿瘤内纤维分隔,TACE 2 周后联合化学消融,可使消融剂在肿瘤内弥散更均匀,消融效果更好;两者联合既适用于小肝癌,也适用于中、大肝癌。一般而言,富血供肿瘤,建议先行 TACE 治疗,2 周后再行化学消融;而乏血供肿瘤,可先行化学消融,2 周后再行 TACE 治疗。

对于多发病灶(肿瘤数目 >3 个),建议先行 TACE 治疗缩小肿瘤并使肿瘤供血动脉闭塞后再行化学消融,尤其对于碘化油沉积欠密实的病灶。

(2) 化学消融联合物理消融[9]:物理消融在局部肿瘤控制方面优于化学消融,尤其当肿瘤直径≥2cm 时,物理消融更具优势。但当肿瘤位于高危部位,如邻近门静脉、胆管、胆囊、膈肌和肠管时,物理消融往往因要充分考虑避免损伤上述重要结构而无法"火力全开",此时发生肿瘤残余概率明显升高,则可尝试采用化学消融邻近危险区域肿瘤部分,物理消融相对安全的肿瘤区域,起到优势互补,实现肿瘤完全灭活。

(3) 化学消融与 TACE、物理消融联合:三者结合,优势互补,取长补短,可最大程度实现局部疗效最大化(图 2-6-8)。

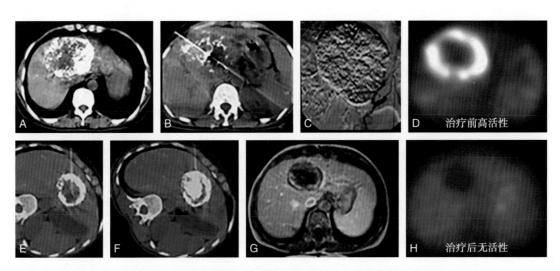

图 2-6-8　巨块型肝癌 TACE 联合物理及化学消融长期生存病例

A~D. 依次为 TACE 后平扫 CT（碘化油沉积欠密实）、RFA 术中布针、再行 TACE 后即刻肝动脉造影（肿瘤染色消失）、TACE 后 PET 检查示病灶周边仍有活性肿瘤残留；E~H. 依次为术中穿刺针进入病灶中心 CT 图片、经穿刺针注入无水乙醇显示药物均匀弥散 CT 图片、联合治疗后 1 周显示病灶完全坏死增强 MRI 图片、联合治疗后 PET 示肿瘤完全灭活，无代谢活性

　　总之，化学消融疗效确切、简便易行，可反复进行、安全性高，更符合医疗经济学理念。相信随着新型化学消融剂和注射针具的不断开发，必将在实体肿瘤局部治疗中发挥更大作用。

（冯威健　于友涛　肖恩华　袁春旺）

参考文献

1. Bruix J, Sherman M, Liovet J, et al. Clinical management of hepatocellular carcinoma. In: Conclusions of the Barcelona-2000 EASL Conference. J Hepatol, 2000, 35 (3): 421-30.

2. National Comprehensive Cancer Network. NCCN Clinical Practice Guidelines in Oncology (NCCN Guidelines) Hepatobiliary Cancers Version 1.2020—March 23, 2020. NCCN, 2020.

3. 中华人民共和国国家卫生健康委员会医政医管局. 原发性肝癌诊疗规范（2019 年版）. 中华肝脏病杂志, 2020, 28 (2): 112-128.

4. Livraghi T, Giorgio A, Marin G, et al. Hepatocellular carcinoma and cirrhosis in 746 patients: long-term results of percutaneous ethanol injection. Radiology, 1995, 197 (1): 101-108.

5. Ohnishi K, Ohyama N, Ito S, et al. Small hepatocellular carcinoma: treatment with US-guided intratumoral injection of acetic acid. Radiology, 1994, 193 (3): 747-752.

6. Feng W, Liu Z, Han S,, et al. Destructive effect of percutaneous hydrochloric acid injection therapy for liver cancer—a preliminary experimental and clinical study. Gan To Kagaku Ryoho, 2006, 33 (12): 1852-1856.

7. Ahmed M, Solbiati L, Brace CL, et al. Image-guided tumor ablation: standardization of terminology and reporting criteria-a 10-year update. Radiology, 2014, 273 (1): 241-260.

8. Foltz G. Image-guided percutaneous ablation of hepatic malignancies. Semin Intervent Radiol, 2014, 31 (2): 180-186.

9. Sun X, Li RU, Zhang B, et al. Treatment of liver cancer of middle and advanced stages using ultrasound-guided percutaneous ethanol injection combined with radiofrequency ablation: A clinical analysis. Oncol Lett, 2016, 11 (3): 2096-2100.

各　论

第三章
颅脑肿瘤消融治疗

第一节　脑肿瘤概述

一、流行病学

生长于颅内的肿瘤统称为脑瘤,包括由脑实质发生的原发性脑瘤和由身体其他部位转移至颅内的继发性脑瘤。原发性脑瘤依其生物特性又分良性和恶性。良性脑瘤生长缓慢,包膜较完整,不浸润周围组织,分化良好;恶性脑瘤生长较快,无包膜,界限不明显,呈浸润性生长,分化不良。无论良性或恶性,均能挤压、推移正常脑组织,造成颅内压升高,威胁人的生命。

颅内肿瘤可发生于任何年龄,以 20~50 岁为最多见[1]。少儿以颅后窝及中线肿瘤较多见,主要为髓母细胞瘤、颅咽管瘤和室管膜瘤。成人以大脑半球胶质瘤为最多见,如星形细胞瘤、胶质母细胞瘤、室管膜瘤等,其次为脑膜瘤、垂体瘤及颅咽管瘤、神经纤维瘤、海绵状血管瘤、胆脂瘤等。原发性颅内肿瘤发生率无明显性别差异,男稍多于女。

近年来,颅内肿瘤发病率呈上升趋势。据统计,颅内肿瘤约占全身肿瘤的 5%,占儿童肿瘤的 70%,而其他恶性肿瘤最终会有 20%~30% 转入颅内[2]。由于其膨胀的浸润性生长,在颅内一旦占据一定空间,不论其性质是良性还是恶性,都势必使颅内压升高,压迫脑组织,导致中枢神经损害,危及患者生命。

二、病因学

对于脑肿瘤的病因现代医学尚不甚明了,多数学者认为是多种因素综合作用的结果,可能原因目前主要有 6 大学说[3-5]:

1. 创伤学说　如头部受伤,颅骨凹陷,多年后就在骨折凹陷部位发生脑膜瘤。
2. 生物学因素　感染,尤其是病毒感染,容易引起某些基因突变形成致癌基因。
3. 化学学说　经常接触某些化学物质,化学性致癌使人体细胞失去正常的增殖规律,发生癌变。
4. 物理因素　对此项研究已有 70 多年历史,实验研究放射性可以导致不同部位的肿瘤生长,并且证明肿瘤发生时间与个体所受的放射线剂量有关。

5. 先天性因素　胚胎发育中,有些细胞或组织停止生长而残留在脑、脊髓中,而后发展成肿瘤,最常见的如颅咽管瘤、畸胎瘤、脊索瘤等。

6. 遗传学说　人们常说的通过肿瘤的遗传基因传向下一代。有显性遗传和隐性遗传两种方式,前者有明显的家族史。

三、实验室检查及影像表现

在日常生活中,定期去体检,时常注意自己的身体有无脑癌的征兆,如身体有不适,要确诊是不是脑癌需要到医院做具体检查,如血检指标、CEA、癌抗原125(CA125),磁共振等检查确诊。

1. 生化测定　对垂体瘤患者,尤其是腺垂体激素分泌过多的患者,可通过血生化检查而予以证实。可分别检测催乳素、生长激素、促肾上腺皮质激素、促甲状腺激素、促性腺激素等,以明确垂体病性质,其中以催乳素瘤最常见,约占50%,其次是生长激素腺瘤,促肾上腺皮质激素腺瘤。

2. 眼底检查　观察是否出现视盘水肿。视盘水肿是颅内压增高的体征,与头痛、呕吐并称为颅内压增高的"三征",但仅见于1/4患者,所以不能简单地以眼底检查阴性而排除脑瘤的可能。

3. 脑电图检查　对大脑半球生长快的脑瘤具有定位价值,可看到患侧的波幅降低、频率减慢,但对中线、半球深部和幕下的脑瘤诊断帮助不大。20世纪70年代后发展的脑电地形图可以图形的方式显示颅内病变的部位和范围,对脑瘤的诊断比常规脑电图敏感,其主要表现为肿瘤区及肿瘤区周围的慢波功率异常,不失为CT检查前的一种有效的筛选方法。

4. 头颅X线摄片　有助于了解有无颅内压增高、颅骨的局部破坏或增生、蝶鞍有无扩大、松果体钙化的移位及脑瘤内病理性钙化等,对定位、定性诊断都有帮助,但X线摄片的阳性率不足1/3,故不能因摄片阴性而排除脑瘤。

5. 计算机体层摄影(computed tomography,CT)　对脑瘤的检出率可达90%以上,对病变大小、形态、数目、位置、密度和性质易于显示,且解剖关系明确,是目前脑瘤的主要诊断方法。

6. 磁共振成像(magnetic resonance imaging,MRI)　显示出绝大多数的颅内肿瘤和瘤周水肿,可精确显示肿瘤的位置、大小和形态。它是CT的一个重要附加检查手段,特别是对紧靠骨的颅底、脑干的肿瘤,如天幕上良性星形细胞瘤可显示白质异常,弥补了CT无异常发现的漏诊,因此,MRI更适于早期诊断。

7. 正电子发射断层成像(positron emission tomography,PET)　PET所提供的生理信息是基于组织的代谢变化。因此,如果说CT和MRI是关于组织的成像,那么PET就是关于组织和细胞的功能成像。众所周知,肿瘤细胞的糖酵解作用较正常细胞高。PET通过测定组织的糖酵解程度,区分和鉴别肿瘤组织和正常组织。在临床应用方面,PET可以帮助医生了解脑瘤的恶性程度,为活检选择最适合的位置,评估手术、放疗和化疗的治疗效果,动态监测肿瘤恶变和复发过程。

四、诊断与鉴别诊断

脑瘤的诊断,以往主要依赖于临床症状、体征、神经系统检查、X线头颅摄片的阳性结果,目前采用头颅 CT 检查或磁共振成像,其检出率在 90% 以上,高达 99.7%[4],有助于本病的早期发现。诊断脑瘤必须包括定位诊断和定性诊断,才能综合判断,决定有效的治疗措施。

颅内肿瘤常需与颅内炎症如脑蛛网膜炎、化脓性与结核性脑膜炎、结核瘤、脑脓肿、慢性硬膜下血肿、脑内血肿、高血压脑病与脑梗死、颅内寄生虫病、肉芽肿、霉菌病、视盘炎与球后视神经炎等相鉴别。

五、影像引导方式

常用的影像引导设备为 CT 和 MRI。MRI 由于具有极佳的软组织分辨率、多平面成像、无电离辐射等优点,在脑肿瘤的术前定位、术中观察消融范围与病灶关系、术后评估中具有不可替代的作用。而 CT 在观察 ^{125}I 粒子的分布情况方面具有优势。磁共振引导方式常见有 3 种:光学导航系统辅助磁共振成像引导、磁共振透视引导、常规磁共振引导。

六、脑肿瘤消融治疗现状

MRI 引导脑肿瘤靶向原位灭活包括各种消融治疗,如激光消融、射频消融、冷冻消融。主要应用于患者身体条件较差,不能耐受外科手术,脑内多发脑转移瘤无法手术,位于脑重要功能区或脑深部手术无法到达部位的肿瘤和手术中肿瘤可能与周围邻近正常脑组织无法用肉眼分辨的脑肿瘤。尤其是对于既不能耐受手术又具有放化疗抵抗的脑肿瘤患者来说,MRI 引导的原位消融成为首要的选择。

MRI 引导冷、热消融治疗的独特优势是其温度敏感性,可以进行实时温度监测,软件通过独立的工作站可以实时地与 MRI 机器进行通信和传输。温度值的定量和显示,可通过彩色编码图像或解剖图像叠加等温线来获得,等温线可用于估计所灭活病灶的大小,确保温度保持在组织灭活的临界温度,既能够使病变组织发生凝固坏死,又能够减少对周围的重要组织结构的损伤。术中 MRI 的冷、热消融区在 T_1WI 和 T_2WI 上皆呈边界清楚的信号缺失区,容易与未经治疗的肿瘤组织及周围正常脑组织分辨清楚。

MRI 微创技术在中枢神经系统疾病诊断与治疗的应用取得了较好的效果,开拓了中枢神经系统病变诊疗的新途径,是一种安全、准确、效果显著的新技术,具有广阔的临床应用前景[6]。

(刘 冰 李成利)

参考文献

1. 李成利,武乐斌,吕玉波.磁共振引导微创诊疗学.北京:人民卫生出版社,2010.
2. 肖越勇,田锦林.氩氦刀肿瘤消融治疗技术.北京:人民军医出版社,2010.
3. 王忠诚.王忠诚神经外科学.武汉:湖北科学技术出版社,2005.
4. 王忠诚.神经外科学.北京:人民卫生出版社,2008.
5. Kim JE,Kim DG,Paek SH,et al. Stereotactic biopsy for intracranial lesions:reliability and its impact on the planning of treatment. Acta Neurochir(Wien),2003,145(7):547-554.
6. 中国医药教育协会介入微创治疗专业委员会,国家肿瘤微创治疗产业技术创新战略联盟磁共振介入专业委员会.磁共振引导颅脑病变穿刺活检专家共识.中华医学杂志,2018,98(47):3820-3824.

第二节　脑肿瘤穿刺活检

颅内病变的定性诊断是选择治疗方式的先决条件,而定性诊断主要依靠病理学诊断,病理学诊断也是最直接、最终的诊断结果。尽管先进的影像学技术对颅内病变的诊断具有很重要的意义,但仍有部分病变因影像表现不典型而无法通过影像特点做出临床诊断,必须经过活检或手术,方能做出病理学诊断。

颅脑病变的活检意义在于明确病理学诊断,根据活检病理结果选择合理的治疗方案指导临床治疗。相关文献报道颅脑病变穿刺活检诊断率为 82.1%~99.3%,诊断准确率为 80%~96.7%[1-6]。CT 和 MRI 等大型影像成像设备实现了对病变范围、位置和周围组织关系的可视化,与立体定向设备进行融合,使影像引导下的脑内病变穿刺相对精准、安全。近些年,光学引导示踪及实时显示技术的出现及成熟,使立体定向术摆脱了只能利用术前资料和必须使用头部框架的束缚,实现了术中对器械的实时显示,更精确、安全地引导穿刺针抵达病灶,提高了准确性和检出率[7]。磁共振相比 CT 具有高清晰软组织对比度、血管流空效应、多参数多序列成像、功能成像、任意平面成像、灵活设计进针入路及无电离辐射等优点,已经成为颅脑病变穿刺活检良好的引导设备。低场磁共振引导下的介入操作相对较早地应用于临床,近年高场磁共振介入技术得以迅速的发展,开放式磁共振及闭合式磁共振均可用于颅脑病变穿刺活检术的引导[8-10]。磁共振引导下脑内病变穿刺活检术具有较高的诊断准确率和较低的并发症,该技术作为一种无电离辐射的引导手段,在脑部病变经皮经颅骨钻孔穿刺活检中发挥着重要的作用。本节重点介绍磁共振引导下的脑肿瘤穿刺活检术。

一、适应证

1. 病变位于脑主要功能区或危险区,预计开颅手术将导致严重神经功能缺失[11]。
2. 颅内病灶由于位置、组织学特点、数量等原因而无法做根治性切除[12]。
3. 脑内侵袭性病变无占位效应或无明显神经功能受累需明确病因。
4. 位于脑深部如脑干、中线区的小病变无其他方法可获取病理组织学诊断。
5. 脑内多发性病灶需明确诊断确定治疗方法。
6. 脑肿瘤复发与放射性坏死间,需做出鉴别诊断。
7. 准备接受立体定向放射外科(stereotactic radiosurgery,SRS)、间质内放疗或对放疗敏感的病变需得到病理学证实。
8. 不能完全切除的侵袭广泛的颅底病变。
9. 对诸如松果体生殖细胞瘤、原发性中枢神经系统淋巴瘤、AIDS 相关脑病、脑深部和功能区炎性肿块,需制定治疗方案。
10. 进行性多发性脑白质病、脉管炎、早老性痴呆(阿尔茨海默病)、儿童神经退行性疾病,需得到病理学证实。
11. 患者年龄大、体弱不能耐受全麻的开颅手术,需要确定用其他治疗方法。
12. 颅内炎性病变行细菌培养或药敏试验。

二、禁忌证

1. 安装心脏起搏器等磁共振检查禁忌和意识不清不能配合者。

2. 术前 1 周内血常规检查血红蛋白 <70g/L、有严重出血倾向、血小板 $<50 \times 10^9/L$ 和不能纠正的凝血功能障碍者(凝血酶原时间 >18 秒,凝血酶原活度 <50%),以及服用抗凝药物者。

3. 严重恶病质、严重高血压未控制者、心肺功能不全不能耐受本项穿刺操作术者。

4. 术中不能合作者(不能控制的咳嗽、幽闭恐惧症患者)。

5. 急性感染或慢性感染急性期。

6. 考虑颅内血管性病变者。

三、术前准备

(一) 常规准备

1. 术前行心电图及实验室检查(血常规、凝血、病毒血清学、血生化、肿瘤标志物等),对于有其他基础疾病患者,应补充相关检查。

2. 术前 1 周内禁止使用具有抗凝作用的药物(服用华法林抗凝药物患者需要术前停药,直至凝血指标正常)。

3. 术前 12 小时禁食,穿刺部位备皮,排空膀胱,去除所携带的金属异物。头颅穿刺备皮要彻底,体位选择要使患者采用尽可能舒服的姿势,并固定好头部,防止钻孔时头部滑动造成损伤。

4. 建立静脉通道。

5. 术前常规给予甘露醇静脉快速滴注降低颅内压[8]。

6. 患者和家属(受委托人)签署知情同意书,患者心理辅导。

(二) 影像学准备

1. 术前 1 周内行颅脑增强 CT 和 MRI 检查,详细了解病灶及其周围结构情况[13]。

2. 穿刺活检术前功能皮层的定位至关重要,必要时可行功能影像学检查(弥散成像、波谱、灌注成像等)或 PET-CT 检查。功能磁共振检查能够个体化确定皮质功能区与病变的关系,从而尽可能地避免穿刺路径通过脑功能活动区。

四、设备与器械

(一) 磁共振扫描仪

应用磁共振作为影像引导设备进行介入操作需要特定的设备。推荐使用具有开放式磁体或封闭式短磁体及可移动治疗床,高场磁共振设备是 1.0T 高场强水平开放式磁共振和 1.5T 高场强短轴宽口径磁共振。低场强磁共振推荐开放式 C 型磁体扫描仪,方便移动患者检查床进出 5 高斯磁场。

1. 介入用磁共振设备应符合 WS/T 263—2006 及 YY/T 0482—2004 的要求。

2. 介入用磁共振设备所在环境应符合 GB 15982—2012 的相关规定。

(二) 同轴穿刺活检系统

磁共振穿刺针必须是磁兼容性材料组成,是由钛、镍、铬、钼、锰、铝、铁和碳等按比例组成的合金器械(应符合 GB 15982—2012 和 GB/T 16886.5—2003 的相关规定),不同成分制成的穿刺针可影响穿刺针直径伪影的大小。磁共振兼容性穿刺针均为被动显示设计,即穿刺针是通过它本身的磁敏感性伪影来显示和定位的,它表现为一种线形信号缺失。根据磁共振引导介入手术要求,有各种规格型号。穿刺针、活检枪表面必须标有刻度,指示器械工作长度;直径为 12~22G,长度为 50~200mm,以适应不同的磁共振引导介入操作;通常选用 17G 磁共振兼容性钝头半球型穿刺针与 18G 软组织切割枪,针对小病变,可选用 18G 磁共振兼容性钝头半球型穿刺针与 20G 软组织切割枪。

(三) 柔性多功能表面线圈或专用颅脑磁共振介入线圈

(四) 心电监护系统

磁共振兼容性心电监护仪。

(五) 颅骨钻孔

电动或手动骨钻,颅骨钻头直径 2~4mm。

(六) 磁共振专用患者转运平床和轮椅

五、引导方式

(一) 光学导航系统辅助磁共振成像引导

将磁共振兼容的介入器械(穿刺针)固定在持针板上(安装有 2~4 个固定的发光二极管),介入器械的空间信息通过光学相机追踪其位置与方向并与磁共振图像实时融合,显示穿刺针针尖距离病变的信息;扫描平面可被自动化地定义为以实际针尖位置为中心的标准视图和以沿着或垂直于实际穿刺针方向来定向的斜视图(作为标准或斜侧视图称为在平面 0°、在平面 90° 和垂直平面),近乎实时地每 3~4 秒图像更新,延迟 3~5 秒。在颅骨钻孔后进针导航过程中,连续进行两个交互垂直层面磁共振快速扫描,确定并及时纠正穿刺针的方向与深度;虚拟针的显示使得穿刺在近乎实时导航下进行,不易偏离目标[8,14,15,16,17]。

(二) 磁共振透视引导

磁共振透视引导(MR fluoroscopy guidance)通常与自由手(free-hand)技术配合,采用单层快速序列扫描(1~3 秒),能够快速确定头皮进针位点并设计进针路径。颅骨钻孔后进针过程中,磁共振透视引导具有近实时引导与监控的优点,利于提高穿刺的准确性和显著缩短穿刺时间[29],在颅脑病变穿刺活检中应用更为广泛。

(三) 常规磁共振引导

常规磁共振引导(MR guidance)采用鱼肝油矩阵体表定位,应用多层快速序列进行扫描(15~30 秒),在两个交互垂直的平面进行引导,骨钻钻孔后进针过程中采用分步进针法直至穿刺到达颅脑内病变。与磁共振透视引导相比,常规磁共振引导具有高的图像信噪比、空间分辨率、软组织对比度和穿刺针伪影干扰小等优势[9,10,18]。

六、快速序列选择

与常规磁共振应用的诊断序列不同,磁共振介入通常都是应用快速成像序列,要求其在成像时间尽可能短的情况下,能够清晰、客观地显示病变及穿刺针,如稳态自由进动序列(steady-state free procession,SSFP)、真稳态进动梯度回波序列(true fast imaging with steady-state precession,true FISP)、场回波序列(filed echo,FE)、快速自旋回波序列(fast spin echo,

FSE)等序列进行扫描以确定并调整穿刺针到达理想位置;如需磁共振增强扫描,可在注射磁共振对比剂后使用 T_1 加权快速场回波序列(T_1-weighted fast field echo,T_1 FFE)或 T_1 FSE 序列进行成像,以更好地显示脑内病变范围及特点[19]。

七、操作步骤

(一)患者体位

根据术前影像学及术中预扫描所见,确定体位;进行一组 5~7 层的标准体位和方向扫描,如横断、矢状位或冠状位等,明确病变与周围组织的关系,可灵活选择仰卧位、俯卧位或侧卧位,侧卧位时可应用真空垫辅助固定体位。

(二)体表定位

将鱼肝油胶囊矩阵固定于颅脑相应位置,应用横轴位及矢状位或冠状位两个交互垂直的平面进行扫描,以确定进针点、进针角度并测量进针深度,标记笔在相应的鱼肝油胶囊处进行标记。

(三)穿刺活检

将扫描床退出磁体,常规消毒、铺巾,以 1% 利多卡因逐层麻醉至帽状腱膜(部分特殊患者可行全身麻醉)[8,20]。间隔 5~10 分钟,水肿样皮丘吸收后固定头颅,采用外科骨钻钻取适当直径的颅孔(通常直径为 2~4mm)。若所用外科骨钻是非磁共振兼容性器械,切记钻孔时需将扫描床移出至 5 高斯磁场范围外或使机器处于去磁状态(stand by)。根据磁共振扫描选定肿瘤活跃区,标定靶点、确定穿刺角度和深度,多采用分步进针法进行穿刺;初次进针深度至硬脑膜外,行磁共振两个交互垂直方位扫描,如进针方向有偏差,则通过调整使方向正确后进针至颅脑病灶,再次行磁共振两个交互垂直方位的扫描确定穿刺针针尖是否位于预定穿刺靶点(推荐采用快速自选回波 FSE 序列扫描)[8,16,17]。根据病变大小、病变位置和切割后是否出现脑出血和功能区损伤等情况,选择切割深度、方向和切割次数[21],尽可能使取材标本量达到病理诊断和分子生物学检测的要求。术毕撤针包扎。

(四)术后处理

穿刺后常规磁共振扫描,以观察颅内有无出血等并发症。组织标本用 10% 甲醛固定并送检。

八、术后处理

患者术后如无明显不适,返回病房后常规给予心电监护,禁食 6 小时,并给予脱水药物和止血药物治疗;如神经系统症状较重时可加用激素治疗,必要时进行抗生素治疗;术后 24 小时内复查颅脑 CT 或 MRI,观察有无迟发性脑内出血。

九、并发症的处理及预防

磁共振引导颅脑病变穿刺活检的主要并发症包括脑出血、神经功能损伤和癫痫等[1,5,22,23]。

(一)脑出血

活检过程中要尽量避免出血的发生:穿刺针道出血,要操作仔细、轻柔,避开穿刺中可能损伤的血管,进入脑内后使用钝头穿刺针,尽量不使用锐头针;当活检取得病理组织后要注意所取组织的色泽,对富血性瘤组织要仔细止血。若术中出血,保留穿刺针外套管尽量引流血液,避免形成颅内血肿,局部可采用止血剂或止血海绵充填活检区。大部分颅脑穿刺活检引起的少量脑出血(≤5ml)为无症状性脑出血[22],无须外科治疗,一般在 3~5 天可自行吸收[21,23]。为防止术后出血、水肿加重引起脑疝,活检后 24~48 小时内应进行监测,常规行 CT 或 MRI 检查,发现大量血肿形成应进行开颅或立体定向清除血肿。

（二）神经功能损伤

多继发于颅脑内病变穿刺活检引起的脑出血及进行性加重的脑水肿[20],位于重要神经功能区的病变穿刺后出现的病灶周围水肿可引起神经功能损伤[21]。暂时性神经功能损伤较为多见,少数可有持续性神经功能损伤[2],持续加重的脑水肿引起的神经功能损伤需外科开颅手术处理。为减少神经功能损伤的发生率,术中应尽量减少穿刺次数。对于术前存在严重脑水肿的患者,术前给予激素治疗有助于减少术后脑水肿加重的可能性[22]。

（三）癫痫

脑穿刺活检引起的癫痫发生率非常低,对于术前就有癫痫病史的患者,给予抗癫痫药物并达到足够血药浓度;存在持续大发作情况时,不宜行颅脑穿刺活检[22]。术后出现癫痫大发作时需及时给予抗癫痫药物对症处理,如静脉应用丙戊酸钠等药物治疗[23]。

十、典型病例

病例 1

男性,66 岁,左肾乳头状尿路上皮癌术后 3 年,头痛、头晕伴左侧肢体无力 3 个月余,尿路上皮癌脑转移瘤(图 3-2-1)。

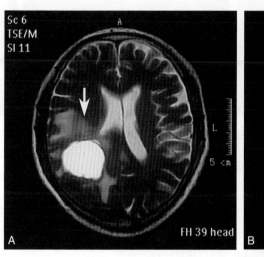
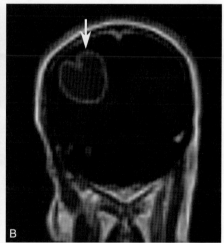

图 3-2-1　肾乳头状上皮癌脑转移穿刺活检

A、B. 术前 MRI 扫描,显示右侧额顶叶类圆形占位,病灶边界清晰,周围脑组织水肿明显(粗白箭)

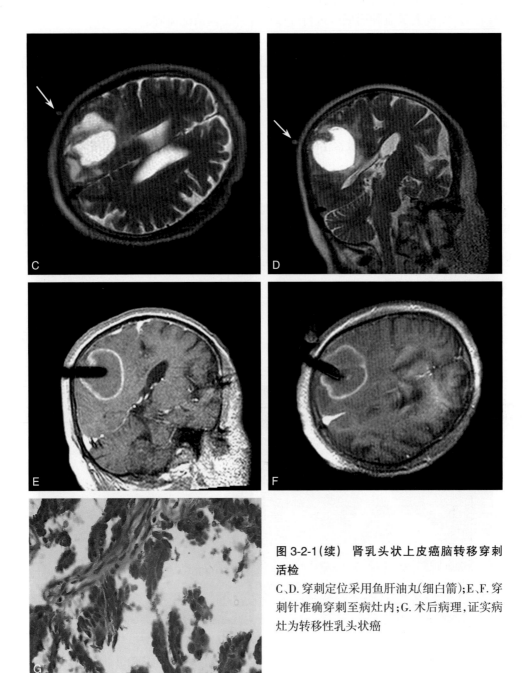

图 3-2-1(续) 肾乳头状上皮癌脑转移穿刺活检

C、D. 穿刺定位采用鱼肝油丸(细白箭);E、F. 穿刺针准确穿刺至病灶内;G. 术后病理,证实病灶为转移性乳头状癌

病例2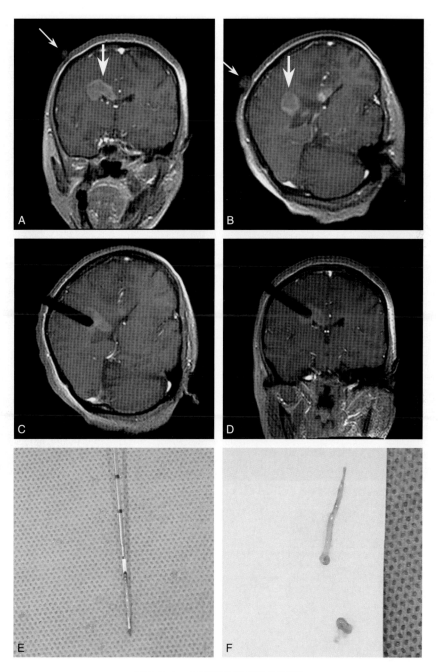

女性,62 岁,Ⅲ级胶质瘤(图 3-2-2)。

图 3-2-2　右侧脑胶质瘤穿刺活检

A、B. 术前 MRI 扫描,显示右侧脑室旁不规则病灶,边界清晰(粗白箭),穿刺点鱼肝油丸定位(细白箭);C、D. 穿刺针准确穿刺至病灶内;E、F. 活检枪穿刺取出病变标本完整,呈鱼肉状

病例 3

男性,49岁,弥漫大B细胞淋巴瘤并穿刺针道少量出血(图3-2-3)。

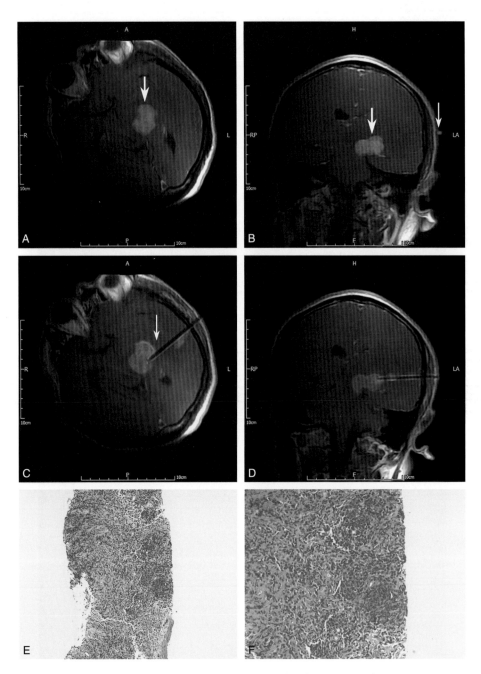

图 3-2-3　左侧基底结淋巴瘤穿刺活检

A、B. 术前MRI扫描,显示左侧基底结区异常强化病灶,形态不规则,边界清晰(粗白箭),穿刺点鱼肝油丸定位(细白箭);C、D. 穿刺针准确穿刺至病灶内,针道周围可见少量渗血(细白箭);E、F. 病理学诊断为弥漫大B细胞淋巴瘤

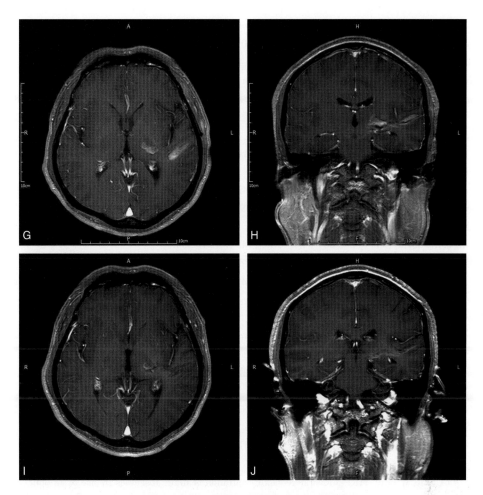

图 3-2-3（续）　左侧基底结淋巴瘤穿刺活检
G、H. 化疗 2 个月后复查，显示病灶明显缩小；I、J. 化疗 4 个月后复查，显示病灶进一步缩小

十一、小结

磁共振引导下颅脑穿刺活检是一种微创手术。MRI 引导具有组织对比度高、平扫血管显示清晰、多平面、多参数成像、进针入路设计灵活、无电离辐射等优点，可最大程度实现创伤小、并发症少，获得足量、优质的组织病理学标本的目的，因此 MRI 引导穿刺活检在颅脑病变穿刺活检中具有巨大的价值和应用前景。

（李成利　肖越勇　黄学全　董军强　潘元威　周志刚）

参考文献

1. McGirt MJ, Woodworth GF, Coon AL, et al. Independent predictors of morbidity after image-guided stereotactic brain biopsy：a risk assessment of 270 cases. J Neurosurg, 2005, 102 (5)：897-901.

2. Lu Y, Yeung C, Radmanesh A, et al. Comparative effectiveness of frame-based, frameless, and intraoperative magnetic resonance imaging-guided brain biopsy techniques. World Neurosurg, 2015, 83 (3)：261-268.

3. Ersahin M，Karaaslan N，Gurbuz MS，et al. The safety and diagnostic value of frame-based and CT-guided stereotactic brain biopsy technique. Turk Neurosurg，2011，21（4）：582-590.

4. Owen CM，Linskey ME. Frame-based stereotaxy in a frameless era：current capabilities，relative role，and the positive and negative predictive values of blood through the needle. J Neurooncol，2009，93（1）：139-149.

5. 梁风范，李成利. 影像导引下脑内病变穿刺活检的现状与进展. 医学影像学杂志，2015，25（1）：148-151.

6. 李成利，武乐斌，宋吉清，等. 开放性 MRI 引导下脑内病变穿刺病理学活检的应用价值. 中华放射学，2006，40（12）：1319-1321.

7. Hall WA，Martin AJ，Liu H，et al. Brain biopsy using high-field strength interventional magnetic resonance imaging. Neurosurgery，1999，44（4）：807-814.

8. Mohyeldin A，Lonser RR，Elder JB. Real-time magnetic resonance imaging-guided frameless stereotactic brain biopsy：technical note. J Neurosurg，2016，124（4）：1039-1046.

9. Kim JE，Kim DG，Paek SH，et al. Stereotactic biopsy for intracranial lesions：reliability and its impact on the planning of treatment. Acta Neurochir（Wien），2003，145（7）：547-554.

10. 王忠诚. 神经外科学. 北京：人民卫生出版社，2008.

11. Krieger MD，Chandrasoma PT，Zee CS，et al. Role of stereotactic biopsy in the diagnosis and management of brain tumors. Semin Surg Oncol，1998，14（1）：13-25.

12. 李成利. 磁共振导引微创诊疗学. 北京：人民卫生出版社，2010.

13. Song J，Li C，Wu L，et al. MRI-guided brain tumor cryoablation in a rabbit model. J Magn Reson Imaging，2009，29（3）：545-551.

14. 丁锋，曲元明，李成利，等. 开放式 MR 导引下颅脑穿刺对脑疾病的诊治价值. 山东医药，2006，46（27）：71-72.

15. 王清河，戴建平，王守江，等. 磁共振导航引导下的无框架立体定向神经外科. 中华神经外科杂志，2003，19（5）：384-387.

16. 苗兴路，杨卫东，王增光，等. 高场强术中磁共振在多影像融合立体定向脑活检中的初步应用. 中华神经医学杂志，2013，12（11）：1146-1149.

17. Lü Y，Li C，Liu M，et al. MRI-guided stereotactic aspiration of brain abscesses by use of an optical tracking navigation system. Acta Radiol，2014，55（1）：121-128.

18. 刘宗惠，于新，李士月，等. 脑深部病变立体定向活检方法的研究. 中华医学杂志，2002，82（4）：225-228.

19. Khatab S，Spliet W，Woerdeman PA. Frameless image-guided stereotactic brain biopsies：emphasis on diagnostic yield. Acta Neurochir（Wien），2014，156（8）：1441-1450.

20. Mark D，Krieger MD，Parakrama T，et al. Role of stereotactic biopsy in the diagnosis and management of brain tumors. Semin Surg Oncol，1998，14（1）：13-25.

21. 卢旺盛，郑奎红，邱峰，等. 磁共振波谱成像引导立体定向脑内病变活检术的临床研究. 中华外科杂志，2012，50（10）：898-901.

22. He X，Liu M，Liu C，et al. Real-time MR-guided brain biopsy using 1.0-T open MRI scanner. Eur Radiol，2019，29（1）：85-92.

23. Nour SG，Lewin JS. Percutaneous biopsy from blinded to MR guided：an update on current techniques and applications. Magn Reson Imaging Clin N Am，2005，13（3）：441-464.

第三节　磁共振引导脑肿瘤冷冻消融

一、适应证

1. 原发灶已控制或没有很好控制。

2. 肿瘤数目≤2个,直径≤5cm,且与周围组织界限清楚。

3. 预计生存期3个月以上。

4. 没有严重高颅内压症状。

5. KPS评分≥70分。

二、禁忌证

1. 病变性质不明。

2. 严重心、肺、肝、肾功能不全。

3. 无法纠正的凝血功能障碍。

4. 肿瘤数目>2个或单发肿瘤最大直径>6.0cm。

5. 有室管膜下或脑膜转移或肿瘤累及基底神经节核团或肿瘤紧靠矢状窦。

6. 肿瘤生长迅速。

7. 装置心脏起搏器。

8. 眼球内有金属异物。

9. 动脉瘤术后存留金属银夹。

三、术前准备与治疗计划

(一) 术前准备

1. 术前2周内的增强CT/MRI检查 明确病灶与血管、周围脑功能区的关系以及远处转移,排除MRI禁忌证。

2. 完善各项检查 包括心电图、胸片、血常规、血生化、凝血功能、血型、相关肿瘤指标等。及时纠正凝血机制障碍,必要时术前输血浆及血小板。

3. 口服抗凝药物患者 口服阿司匹林、氯吡格雷需停药7天后再行手术;口服硫酸氢氯吡格雷、华法林停药后,改为低分子量肝素,7天后停用低分子量肝素再行手术。

4. 应用抗血管生成靶向药物患者 如贝伐单抗等,需停药6周后再行手术。

5. 术前与患者家属谈话 说明患者的病情状况、治疗的必要性及术中、术后可能出现的危险性和并发症并签订手术知情同意书。

6. 根据患者术前评估,给予必要的止血、抗感染及镇痛治疗。

7. 操作室紫外线空气消毒至少2小时。

8. 材料器械准备 MRI扫描仪消毒外罩;一次性无菌磁共振兼容多用途塑料罩;柔性多功能线圈;穿刺包;消毒持针器与光学示踪球(采用光学导航系统时专用),磁共振兼容性氩氦靶向冷冻探针(直径1.47mm、2mm、3mm);颅骨钻及直径2mm钻头;MRI兼容生命体征监护系统。

(二) 治疗计划

1. 根据病变的位置和大小,确定手术的实施方案,包括进针路径,选用冷冻探针的型号和数目。对于直径3cm以内的病灶多选用1根直径3mm的冷冻探针或2~3根直径1.47mm的冷冻探针,而对于直径3cm以上的病灶建议采用多针组合技术。

2. 根据患者的头围选择不同型号的柔性表面线圈或磁共振介入专用线圈。

3. 选择适当的磁共振兼容设备及术中光学追踪系统(如果有配备专用光学导航设备)。

4. 选择合适的扫描序列、扫描时。

5. 选择适当的病变所在层面进行个体化平面扫描,如冠状位、矢状位、横断位或斜位;依据目的不同选择最佳的快速成像序列(磁共振透视成像使穿刺过程近乎实时显示);必要时静脉注射磁共振对比剂增强扫描。

四、操作方法和注意事项

(一)患者体位

根据病灶的部位,患者采取侧卧位、仰卧位,柔性多功能线圈安置于邻近治疗病灶的头皮周围。

(二)引导方式

1. 光学导航系统辅助磁共振成像引导　同脑肿瘤穿刺活检部分[1,2,3,5,7]。

2. 磁共振透视引导　同脑肿瘤穿刺活检部分[4,6]。

3. 常规磁共振引导　同脑肿瘤穿刺活检部分[2,7,8,10]。

4. 配备空间定位导航系统的磁共振介入系统　开启光学追踪引导系统,调整红外线立体相机方向,使其接受来自扫描机架及示踪器上反光球的信号进行自动校正。将穿刺针固定在光学引导持针板上,针尖置于示踪器上方的测针点上,将红外线立体相机对准示踪器及光学引导持针板上的反光球,启动软件测针,并将测得的针长数值与消毒钢尺人工测量值核对,误差不超过 3mm 即可使用。

5. 冷冻系统准备　保证充分的冷冻和解冻气体(氩气 >3 500kPa,氦气 >2 500kPa)、开启 Cryo-HIT™ 操作系统的冷冻和解冻模式,探针进入靶定病变组织前,预先测试冷冻解冻系统功能及探针的可用性和安全性,需预先设定探针刺入过程应维持的温度(–20℃)。根据治疗计划选择导入的冷冻探针数量和型号。

(三)操作步骤

同脑肿瘤穿刺活检部分[1,2,8,9]。

(四)治疗方法

1. 根据病变大小、形状,选用直径 1.47mm 的冷冻探针,将探针植入靶点后回撤保护性套管 2cm 暴露功能性冷冻探针进行治疗。

2. 开启氩气进行冷冻治疗,冰球迅速形成,每隔 1.5 分钟获得横断位和冠状位 T_2 加权扫描图像,以监测形成的冰球,以及冰球与目标肿瘤及邻近重要器官之间的关系。当冰球达到足够体积覆盖肿瘤全部并超出边缘大于或等于 1cm,并完全执行两个周期时,移除冷冻探针。

3. 术后采用脂肪抑制 T_2W-turbo 自旋回波(TSE)序列轴位和冠状位扫描确认冷冻消融区域的大小和是否有消融后脑出血。

4. 所有患者均住院观察。冷冻消融手术后,对患者进行 48~72 小时的观察,严密观察生命体征,观察是否出现冷冻消融术后并发症。

五、术后处理

1. 术后绝对卧床 24~72 小时。

2. 20% 的甘露醇 250ml,每天 2 次,快速静脉滴注间断呋塞米 20mg 静推,每天 2 次。

3. 地塞米松 10mg，每天 1 次，静脉滴注。

4. 术后连续应用抗生素静滴 5 天，以防止感染等并发症。

5. 术后定期行增强 MRI/CT 扫描，评估治疗效果。

六、常见并发症及处理

1. 出血　冷冻消融过程中肿瘤区形成"冰球"，直径小于 1mm 的血管可闭塞，较大血管的血流也减慢，因此一般冷冻过程中不会造成较多的出血。

2. 感染　脑转移瘤术前和术后常规应用抗生素可预防感染的发生。

3. 脑疝　对于较大的转移瘤，单次完成冷冻消融可因冰球融化，渗出增加，以及脑水肿的发展而导致脑疝的危险。对于较大肿瘤可采取分次消融的方法，术后严密监测患者各项生命体征，以减少并发症的发生。

七、疗效评价

（一）影像学评估

1. 近期疗效评估　在脑肿瘤冷冻消融术后 2~3 天，常规进行 MRI 常规检查和增强扫描、弥散加权成像等，多模态成像评估有无残存肿瘤，对残存肿瘤给予再程冷冻术或其他干预方式。

2. 远期疗效评估　冷冻手术后 1 个月、3 个月时行脑部增强 CT 或增强 MRI 检查，如果病情稳定，以后每隔 3~6 个月进行影像学评估，直至病情进展。

（二）检验学评估

1. 近期疗效评估　在脑肿瘤冷冻消融术后 2~3 天，行相关肿瘤指标检验，如果肿瘤指标较冷冻前呈倍数上升，需结合影像学排除残留，轻度上升不排除肿瘤细胞坏死释放肿瘤抗原所致。

2. 远期疗效评估　冷冻手术后 1 个月、3 个月时行相关肿瘤指标检验，根据结果并结合影像学判断疗效，如果影像学稳定，相关肿瘤指标明显升高，存在生化进展可能，必要时给予干预措施。如果相关肿瘤指标在正常范围，以后每隔 3~6 个月进行检验，直至病情进展。

八、小结

脑肿瘤氩氦冷冻消融疗法较传统的外科手术、放疗、化疗有术中出血少、无明显脑水肿反应、诱导低温免疫反应等诸多优点。对于体积小、占位效应不明显的颅内肿瘤，可以应用 MRI 引导，经皮经颅骨钻孔，将冷冻探针插入瘤体实施冷冻消融。这种方法损伤小，但对于肿瘤较大、占位效应明显及不规则形肿瘤，有学者主张采用开颅、直视下冷冻消融并予以切除的方法。冷冻消融是治疗颅脑恶性肿瘤的一种新型有效工具。但因各种因素限制，目前还只是在较少的医院开展，尚没有大宗病例报道，对颅内肿瘤的治疗也必须选择远离脑干及中线结构等重要功能区的肿瘤进行，其远期效果以及对人体的潜在影响尚不清楚。

九、典型病例

病例 1

女性,52 岁,肺癌颞叶脑转移(图 3-3-1)。

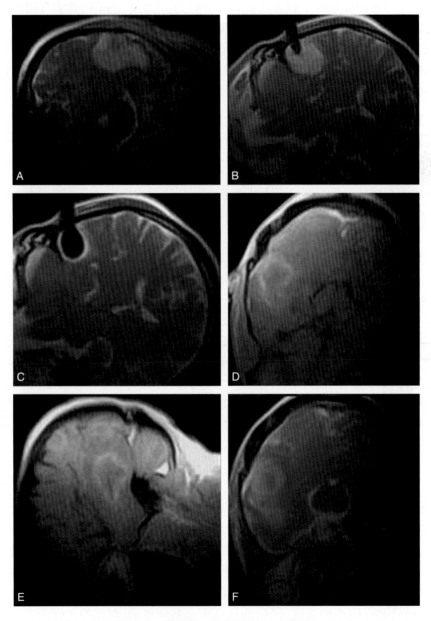

图 3-3-1　肺癌颞叶脑转移瘤 Cyro-A 治疗

A~C. 术中 MRI 显示穿刺针到达靶点,冠状位 CBASS 序列显示冰球完全覆盖肿瘤区域;D~F. 术后 7 天复查 MRI,增强 FSE 序列 T_1WI 轴位及冠状位图像显示消融区域呈等信号凝固性坏死,周围绕以连续的环状增强带(D、E);CBASS 序列显示坏死区周围高信号的水肿环(F)

病例2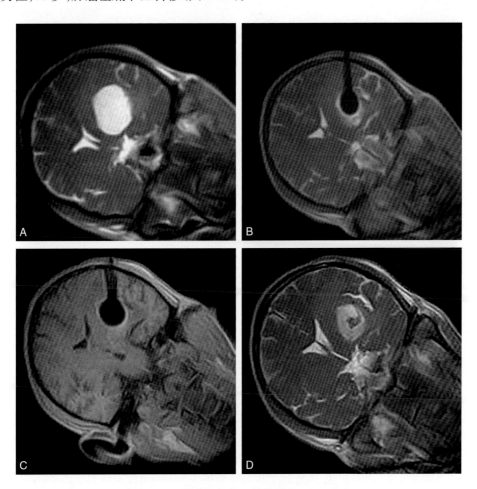

男性,51 岁,肺癌基底节区转移(图 3-3-2)。

图 3-3-2 肺癌基底节区转移瘤 Cryo-A 治疗
A.肺癌基底节区转移灶;B.局麻下利用MRI引导,骨钻钻取直径2mm孔径,引入冷冻探针;
C.利用回撤技术将肿瘤灶分次消融;D.术后病灶呈凝固性坏死改变

男性,35 岁,肺癌脑转移(图 3-3-3)。

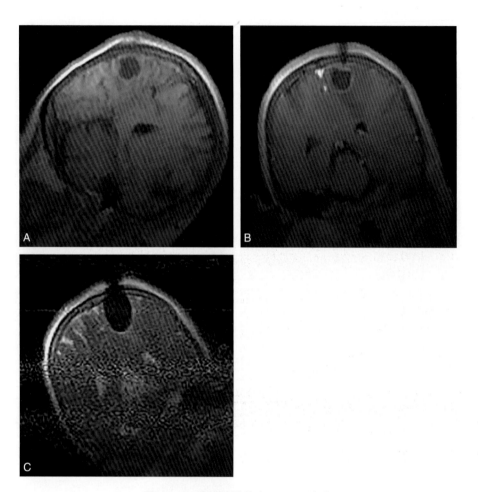

图 3-3-3　肺癌脑转移瘤 Cryo-A 治疗

A. 左侧额叶囊性转移瘤;B. 局麻下,利用 MRI 引导,骨钻钻取直径 2mm 孔径;C. 引入冷冻探针消融转移灶

病例4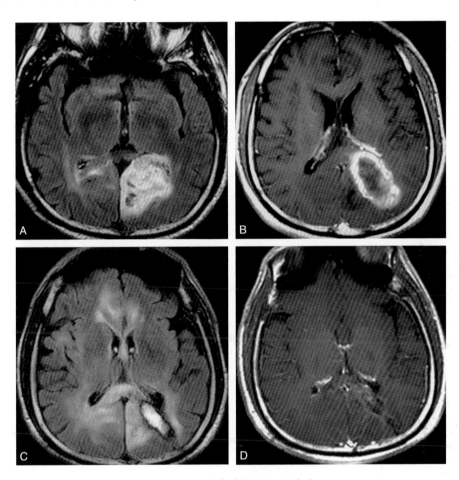

男性,56岁,脑胶质瘤 Cryo-A 治疗(图3-3-4)。

图 3-3-4　脑胶质瘤 Cryo-A 治疗

A. 术前磁共振 Flair 图像,显示左侧枕叶占位性病变,符合脑胶质瘤;B. 磁共振引导下氩氦靶向治疗术后10天,SE T_1WI复查显示病灶中心呈凝固性坏死低信号改变,周围宽带样高信号出血改变;C. 术后2.5个月 Flair 图像复查,消融区体积减少,中心呈高信号坏死区,周围绕以低信号含铁血黄素带;D. 术后1.5年 SE CE-T_1WI复查,瘤灶消失,疗效确切,未见复发征象

(李成利　许玉军　柳明　何祥蒙　肖越勇　刘冰)

(本章组长　李成利　秘书　许玉军)

参考文献

1. Nimsky C,Ganslandt O,Tomandl B,et al. Low-field magnetic resonance imaging for intraoperative use in neurosurgery:a 5-year experience. Eur Radiol,2002,12(11):2690-2703.

2. 朱杰敏 .85 届北美放射学回顾:MR 导引穿刺的得力助手——iPath200 光学导引系统印象 . 引进国外引药技术与设备,2000,3:18-19.

3. Harms SE. MR-guided minimally invasive procedures. Magn Reson Imaging Clin N Am,2001,9(2):381-392.

4. 李成利,张传臣,谢国华,等 .MRI 导引与实时监控冷冻消融治疗兔 VX2 脑肿瘤 . 中华放射学杂志,2008,42(6):650-654.

5. Nimsky C,Ganslandt O,Tomandl B,et al. Low-field magnetic resonance imaging for intraoperative use in neurosurgery:a 5-year experience. Eur Radiol,2002,12(11):2690-2703.

6. 李成利,武乐斌,宋吉清,等 . 介入磁共振技术对神经系统病变的诊疗价值 . 中华神经外科杂志,2007,23:462-465.

7. Jolesz FA. MR-Guided thermal ablation of brain tumors. Am J Neuroradiol,1995,16:49-52.

8. Mack MG,Vogl TJ. MR-guided ablation of head and neck tumors. Neuroimaging Clin N Am,2004,14(4):853-859.

9. Tacke J,Speetzen R,Adam G. Experimental MR imaging-guided interstitial cryotherapy of the brain. Am J Neuroradiol Suppl,2001,22(3):431-440.

10. 中国医药教育协会介入微创治疗专业委员会,国家肿瘤微创治疗产业技术创新战略联盟磁共振介入专业委员会 . 磁共振引导颅脑病变穿刺活检专家共识 . 中华医学杂志,2018,98(47):3820-3824.

第四章
甲状腺肿瘤消融治疗

第一节　甲状腺肿瘤概述

甲状腺肿瘤是目前最常见的疾病之一,发病率呈逐年上升的趋势,可能与环境污染、高碘和低碘饮食、生活和工作压力增加、检查手段的进步和人们健康意识的提高等因素有关。高分辨率超声对甲状腺肿瘤的检出率高达 19%~68%[1],其中大多数是良性的,主要包括结节性甲状腺肿(nodular goiter)和滤泡性腺瘤(follicular adenoma)、囊腺瘤(cystadenoma)、囊肿(cyst)等;恶性占 7%~15%[2,3],主要包括甲状腺乳头状癌(papillary thyroid carcinoma,PTC)、甲状腺滤泡癌(follicular thyroid carcinoma,FTC)、来源于甲状腺滤泡旁细胞的髓样癌(medullary thyroid carcinoma,MTC)和未分化癌(anaplastic thyroid carcinoma,ATC)。甲状腺肿瘤患者中,女性比例明显高于男性,且多发性病灶也明显增加。近几年,甲状腺微小乳头状癌(papillary thyroid microcarcinoma,PTMC)所占比重逐渐上升,最大直径≤10mm,是甲状腺癌的一种特殊类型,占 65%~99%,通常表现为惰性或非侵袭性生物学行为[4,5]。

颈部淋巴结转移在甲状腺癌较常见,文献报道,30%~80%PTC 患者发现淋巴结转移,多数患者表现为中央区淋巴结转移[6]。

甲状腺及颈部淋巴结影像学诊断方法主要包括超声检查、核素扫描、CT、MRI 和 PET-CT。国内外指南均推荐超声检查作为甲状腺结节及颈部淋巴结检测和随访的首选影像学方法。常规超声检查可以对甲状腺结节进行良、恶性风险评估,根据不同的风险等级和结节最大径推荐超声引导下细针穿刺抽吸活检(fine-needle aspiration,FNA)或超声随访建议[7],还可评估恶性结节术前和术后淋巴结转移情况。除了高频灰阶超声和彩色多普勒超声的应用,目前广泛应用的新技术还有弹性成像和超声造影成像(contrast-enhanced ultrasound,CEUS),在一定程度上可辅助鉴别诊断甲状腺结节及颈部淋巴结的良、恶性。CEUS 可弥补常规超声诊断的不足,提供肿瘤内微血管信息,应用造影定量分析软件还可以绘制出感兴趣区微泡灌注的时间 - 强度曲线,评估病灶的微血管血流灌注特征。

甲状腺介入性诊断及介入性治疗的新技术也在不断更新,超声引导下甲状腺结节穿刺活检病理学检查是目前诊断结节良、恶性的可靠方法,安全、微创、性价比高,主要包括超声引导下细针穿刺抽吸细胞学检查(US-FNAB)和超声引导下粗针穿刺组织学检查(US-CNB)。

研究表明,随着分子生物学技术的发展,多种原癌基因及抑癌基因参与了甲状腺癌的发生和发展,并影响甲状腺癌的预后[8,9]。越来越多的甲状腺癌分子标记物如 *BRAF*、*RAS*、*RET* 癌基因和 TERT 启动子检测应用于临床,联合细针穿刺抽吸细胞学检查,大大提高了甲状腺癌的检出率及术前诊断的准确性。

甲状腺良性结节、甲状腺微小癌及颈部转移性淋巴结的高发病率使其治疗广受关注,目前临床上治疗方式主要有:①开放式手术,甲状腺全切除或腺叶加峡部切除,以及颈淋巴结清扫;②放射性碘(^{131}I)治疗,针对乳头状癌、滤泡状癌,术后应用 ^{131}I 放射治疗,适合于多发性癌灶、局部侵袭及存在远处转移者;③经胸前入路腔镜手术,良性肿瘤最大径≤4cm;分化型甲状腺癌直径≤2cm,且未侵犯邻近器官;④内分泌治疗,甲状腺癌次全或全切除患者应终身服用甲状腺素片,以预防甲状腺功能减退并抑制促甲状腺素(TSH);⑤随访,无症状的良性结节等;⑥消融治疗,主要适用于不能耐受手术或拒绝外科手术的患者。

甲状腺疾病局部消融具有操作简便、定位精确、损伤小、时间短、安全有效、恢复快、并发症少、不影响美观等特点,可作为部分甲状腺良性结节、甲状腺微小癌及颈部转移性淋巴结非外科手术治疗的一种选择方法,具有良好的应用前景。

(罗渝昆　唐　杰　何　文)

参考文献

1. Guth S,Theune U,Aberle J,et al. Very high prevalence of thyroid nodules detected by high frequency (13MHz) ultrasound examination. Eur J Clin Invest,2009,39(8):699-706.

2. Hegedüs L. Clinical practice. The thyroid nodule. N Engl J Med,2004,351(17):1764-1771.

3. Mandel SJ. A 64-year-old woman with a thyroid nodule. JAMA,2004,292(21):2632-2642.

4. Smith-Bindman R,Lebda P,Feldstein VA,et al. Risk of thyroid cancer based on thyroid ultrasound imaging characteristics:results of a population-based study. JAMA Intern Med,2013,173(19):1788-1796.

5. Davies L,Welch HG. Current thyroid cancer trends in the United States. JAMA Otolaryngol Head Neck Surg,2014,140(4):317-322.

6. Kim E,Park JS,Son KR,et al. Preoperative diagnosis of cervical metastatic lymph nodes in papillary thyroid carcinoma:comparison of ultrasound,computed tomography,and combined ultrasound with computed tomography. Thyroid,2008,18(4):411-418.

7. Tessler FN,Middleton WD,Grant EG,et al. ACR Thyroid Imaging,Reporting and Data System (TI-RADS):White Paper of the ACR TI-RADS Committee. J Am Coll Radiol,2017,14(5):587-595.

8. Nikiforov YE. Thyroid carcinoma:molecular pathways and therapeutic targets. Mod Pahtol,2008,21(Supp 2):S37-S43.

9. Elisei R,Viola D,Torregrossa L,et al. The BRAFV600E mutation is an independent,poor prognostic factor for the outcome of patients with low-risk intrathyroid papillary thyroid carcinoma:single-institution results from a large cohort study. J Clin Endocrinol Metab,2012,97(12):4390-4398.

第二节　甲状腺良性肿瘤消融治疗

一、适应证

穿刺病理证实甲状腺良性结节,包括实性及囊实混合性(实性占 10% 以上),满足如下之一者[1]：

1. 症状　由结节压迫引发的颈部疼痛、语言障碍、异物感、烦闷不适、咳嗽等症状[2-4]，热消融可通过缩小结节体积改善症状[5,6]。

2. 外观　结节导致颈部美观问题[1]。

3. 结节最大径≥2cm[6]或结节体积大于20ml[1,7]且仍有生长趋势[1]。

4. 致甲状腺毒症的自主功能性甲状腺结节（AFTN）[1,4,7-9]或前毒性甲状腺自主功能性结节[6]。

5. 存在手术禁忌证或患者因恐惧而影响正常生活且拒绝开放手术[10]。

二、禁忌证

1. 严重凝血功能障碍[6,10]。

2. 严重心、脑、肺疾病[1,10]。

3. 服用抗凝血药物，如阿司匹林、华法林、氯吡格雷等（根据实际情况，需停药1~2周）。

4. 结节内伴有粗大钙化无法行移动消融[1,7]。

5. 其他不能配合消融的各种情况，如意识障碍、颈部操作空间受限、不能控制地频繁吞咽或说话等。

6. 巨大胸骨后甲状腺肿或大部分甲状腺结节位于胸骨后方为相对禁忌证，可考虑分次消融[10]。

7. 病灶对侧声带功能不正常[1,10]和妊娠[1]为相对禁忌证。

三、术前评估与医患沟通

主要内容包括：甲状腺结节需穿刺活检明确为良性病变；临床症状、美观状况、实验室检查、影像学检查评估；向患者及家属交代病情、治疗目的和手术风险并签署知情同意书。

（一）穿刺活检

甲状腺良性结节热消融术前需经穿刺活检病理证实为良性，通常结节需至少2次超声引导下的FNA或1次CNB病理结果证实为良性[6,11,12]。而那些具有明显良性超声特征的结节，如等回声海绵状结节或囊性部分伴彗星尾征的混合性结节以及自主功能性结节，则只需1次FNA或CNB证实结节为良性即可[6]。具有超声高度可疑恶性征象的结节，尽管FNA或CNB结果证实结节为良性，仍需对结节进行谨慎评估再判断[6,12]。

（二）症状评估及美观评分

术前评估临床症状及美观状况，以便术后进行随访对比。症状评估包括异物感、呼吸困难、吞咽困难及声音改变等。美观评分：1分，无可触及的肿块；2分，肿块可触及但不可视；3分，吞咽时肿块可视；4分，颈前明显可见肿物[11-14]。

（三）超声检查

对每个结节的大小、回声、固体成分的比例和内部血管分布情况进行评估，测量包括结节最大径在内的结节的3个正交径线，利用公式 $V=\pi abc/6$（V代表体积，a代表结节最大径线，b、c代表结节另外两个相互垂直的径线）计算结节体积[1,6]。

（四）其他影像学检查[1,6]

术前进行颈部增强CT检查（必要时增强MRI）评估因结节所致气管受压情况、了解病变毗邻结构;常规胸片了解肺部情况等。

(五) 实验室检查

1. 必查项 血尿常规、凝血功能、血清学(乙肝六项、梅毒、丙肝、艾滋病等)、肝肾功能;甲状腺功能七项[TSH、FT$_3$(游离三碘甲腺原氨酸)、FT$_4$(游离甲状腺素)、TRAb(促甲状腺激素受体抗体)、TPO(甲状腺过氧化物酶)、TG(甲状腺球蛋白)、TGAb(甲状腺球蛋白抗体)]和血清降钙素[1,6]。

如血尿常规、凝血功能、血清学(乙肝六项、梅毒、丙肝、艾滋病等)、肝肾功能出现异常,应参照甲状腺外科手术要求进行评估及调整;如患者正在服用甲状腺激素控制甲状腺结节生长,建议消融术前停用该药物。

如患者的血清降钙素浓度升高时,应对甲状腺结节再行全面评估,因高血清降钙素提示存在甲状腺髓样癌可能。

2. 选查项 根据患者具体病情选查肿瘤标记物、电解质、心肌酶谱、血脂、甲状旁腺激素(parathyroid hormone,PTH)等[1,6]。

(六) 其他检查

心电图和纤维喉镜(必查),心肺疾病者选查超声心动图、24 小时动态心电图和肺功能等。

(七) 签署知情同意

术前向患者及家属告知治疗目的、手术风险及可能存在的问题,在充分沟通后签署知情同意书,同意书内容应包括以下内容:①简短介绍甲状腺良性肿瘤消融技术;②预期消融次数;③可能出现的热消融治疗风险,包括各种感染(细菌、真菌、病毒等);麻醉意外严重心律失常、冠状动脉供血不足、心搏骤停等;周围血管损伤、出血;皮肤烫伤;术后甲状腺功能异常;气管损伤、咯血等;周围神经损伤、声音嘶哑、呛咳等;疼痛、发热、寒战、恶心、呕吐等;消融不彻底、需进一步治疗;发生心脑血管意外及其他难以预料的、危机患者生命、可能致残的意外情况;④知情同意及患者 / 家属签字及联系方式等;⑤相关医方签字;⑥其他事项。

四、治疗选择与策略

甲状腺良性结节因内部组织结构不同分为囊性、囊实混合性和实性 3 种,每种结节遵循不同的治疗选择与策略[10,11]。

(一) 囊性结节

囊性及囊性为主(实性部分占 10% 以下)结节首选无水乙醇化学消融[1,7]。

(二) 囊实混合性结节

一般采取无水乙醇化学消融联合热消融,复杂囊实混合性结节分次热消融。

(三) 实性结节

单纯采取热消融治疗。

五、操作方法与技术要领

(一) 操作流程[1,7,10,11]

1. 体位 仰卧位,颈肩部垫高,充分暴露颈部。

2. 建立静脉通路。

3. 消毒、铺巾 皮肤消毒范围上至下颌骨下缘,下至锁骨,两侧达侧颈部;消毒后颈部铺洞巾或胸部、面部两侧分别铺巾。

4. 局部麻醉　1%利多卡因在穿刺点、皮肤、皮下至甲状腺前被膜充分进行局部麻醉(ER-4-2-1)。

ER-4-2-1
局麻(前被膜麻醉)

5. 消融治疗　依据病情个体化消融,消融条件根据结节大小、位置和消融设备而定。

6. 消融终点的判定　热消融时,当靶区被汽化高回声完全覆盖或回声改变时停止消融;当靶目标结节超声二维回声减低、彩色血流信号消失、超声造影显示无增强时结束消融[10,11]。

(二) 操作要领

甲状腺体积小、形状特殊且周围紧邻神经、气管等重要结构,为达到有效、安全、不破坏正常甲状腺组织的目的,良性结节根据结节大小、结构性质、数量、血流、部位等因素实行"适形消融"[10,15,16]。

1. 消融模式(特指射频消融或微波消融)

(1) 移动消融模式(moving shot ablation)[17]:将结节设想成多个小的消融单元,当消融针经皮穿刺进入结节至其远端,启动消融系统后边退针边消融,边缘移动快、中央移动慢,形成周边窄小中央宽大的消融单元,当消融针退至结节近端时停止消融;改变路径再次至结节远端,启动消融系统再次边退针边消融,如此反复,直至整个结节消融结束(ER-4-2-2)。

ER-4-2-2
"moving shot ablation"
移动消融模式

(2) 其他消融模式:一般直径1cm以下小结节采取固定消融、直径1~2cm结节多点叠加消融;多个大小不等结节则采取多种消融模式联合应用。

2. 穿刺路径　"经峡部"穿刺为主要穿刺路径[18,19],既有足够多的甲状腺组织可经过而利于避免吞咽或讲话时消融针尖离开结节致腺体外组织结构热损伤,又可避免热量外流至腺体外;还可实时显示穿刺引起的侧颈部肌肉血管丛出血,以及消融针和针尖的位置。

ER-4-2-3
后被膜打水隔离

3. 液体隔离　当结节位置贴近神经、食管、气管等重要结构时,消融前需要使用液体隔离技术将结节与重要结构分离出数毫米的距离。通常采取经皮穿刺将10~50ml生理盐水、灭菌注射用水(或加入0.5mg肾上腺素混合液[10])直接注射致隔离部位的方法(ER-4-2-3)。

4. 血管阻断　当穿刺路径上,尤其结节周边存在无法避开的粗大血管时,消融结节前可先消融此血管至闭塞,以避免结节消融过程中消融针穿刺和反复移动可能引起的较明显出血(ER-4-2-4)。

ER-4-2-4
血管阻断

5. 分次消融[10,11,20]　当存在如下情况而无法一次性将所有结节完全灭活时需分次进行消融:①贴近后内侧的较大结节;②多发结节;③部分胸骨后结节;④消融时出现难以控制的疼痛;⑤高龄、有心脏病史、肾功能差等。

6. 囊性结节化学消融　化学消融中,先抽吸结节内部液体,再注入50%抽出液体积的无水乙醇,冲洗10次左右后抽出乙醇,必要时可重复1次;或将乙醇滞留2~3分钟后再抽出[19]。

ER-4-2-5
囊性结节无水
乙醇化学消融

六、疗效评估及随访策略

(一)即刻疗效评估[1,7,10,11]

1. 二维超声　消融时结节因组织内的水分汽化而呈强回声,消融后消融区即刻在二维超声上呈低回声,用于初步评估消融范围。

2. 彩色多普勒超声　可以显示结节内外血流,消融后消融区内部显示无血流信号,用于进一步评估消融范围。

3. 超声造影　有条件者在消融前、消融后即刻、必要时消融中进行消融区超声造影。超声造影是通过对比剂(如六氟化硫微泡)来增强血液的背向散射,使血流清楚显示,已凝固性坏死的消融区没有血流供应,超声造影显示完全无强化。消融治疗中超声造影观察消融区毁损范围,发现残余病灶及时补充消融;若超声造影显示结节完全无增强则结束消融。

(二)长期疗效评价[1,7,10,11]

1. 影像学评价　热消融治疗后 1 个月、3 个月、6 个月、9 个月、12 个月和每年随访行影像学(推荐超声)检查直至消融区完全吸收消失,观察消融区坏死情况和消融区大小,计算体积和缩小率[10,11],超声影像学检查观察是否有新发肿瘤。术后初次随访需行超声影像学(推荐超声造影)检查评估病灶坏死情况,其后随访是否进行超声造影酌情考虑。消融区缩小率计算公式为[(治疗前体积 – 随访时体积)/ 治疗前体积]× 100%[10,11],治疗成功标准为体积减小 >50%[11]。

2. 并发症相关评价　记录其治疗、恢复情况。

3. 甲状腺功能评价　消融后 1 周检测甲状腺功能指标,异常者 1 个月后再次评价,再异常者每月评价直到正常为止,必要时内分泌科就诊。

4. 自主性高功能甲状腺结节评价　我们另外推荐使用发射型计算机体层摄影(emission computed tomography,ECT)、血清甲状腺激素和甲状腺激素浓度进行评估[1,11]。

5. 症状和美容效果评价。

七、并发症及其预防和处理

全面了解并发症及其防治对开展这项技术非常重要,甲状腺良性肿瘤热消融并发症包括神经损伤、出血、皮肤肌肉烧伤、感染、结节破裂、甲状腺功能异常等;不良反应有疼痛、迷走神经功能性亢进等[11,21]。

(一)疼痛[21,22]

为最常见的不良反应,一般患者颈部和 / 或头部、耳部、肩膀、胸部、背部或牙齿等有不同程度的疼痛感,呈放射性,通常可忍受,无须治疗,停止消融后可迅速自行缓解。可通过术前甲状腺前包膜局麻、术中降低输出功率或关闭消融系统、术前后服用止痛药物进行防治。

(二)颈部神经损伤

是甲状腺良性肿瘤热消融的主要并发症,一般发生率为 0.1%~0.7%。当结节紧贴喉返神经或迷走神经时,在消融结节时热辐射可导致神经热损伤。一旦发生喉返神经损伤,大多数情况下患者会立即出现声音改变(嘶哑),声音嘶哑通常是短暂的,大多数患者会在 3 个月内因对侧声带代偿而恢复。预防措施：①尽量"经峡部"穿刺和"移动消融"模式；②结节贴近"危险三角区"部分予以分次消融；③液体隔离；④消融前鉴别迷走神经解剖位置是否异常；⑤避免消融针穿透后被膜导致交感神经节损伤；⑥必须连续而谨慎地在超声引导下跟踪消融针活性端。

（三）出血和血肿[21,23]

发生率为 0.1%~0.56%，通常发生在甲状腺周围、甲状腺内、结节内和颈部肌肉内，属机械性损伤。预防措施：①术中监测血压、必要时予以纠正；②注意穿刺路径上是否存在不能避开的粗大血管、必要时预先消融；③尽量"经峡部"穿刺；④避开颈前静脉穿刺、避免穿刺针在腺体表面反复划动；⑤消融前肌内注射止血药物。治疗措施：①局部（出血部位或针道）压迫数分钟，大多数出血可停止，血肿一般在 1~2 周内消失；②结节内出血发现及时可立即抽出并注射止血药物；③血肿压迫气管必要时请外科处理。出血重在预防，术中仔细监测消融针活性端可预防大量出血，术后还应密切观察有可能出现的迟发性出血。

（四）皮肤、肌肉、食管热损伤

正常规范操作下一般不应发生。可采取消融前注意消融针型号选择、消融术中时刻保持针尖可见、必要时局部注射液体隔离、高回声覆盖结节边缘消融即停等措施有效预防皮肤、肌肉、食管等热损伤。负极板垫片与皮肤平整无缝隙紧密贴合以防局部皮肤烫伤。一旦发生皮肤、肌肉热损伤，可局部冰敷、涂抹烫伤药，必要时请专科会诊治疗；食管热损伤请外科会诊处理。

（五）甲状腺功能异常

热消融可能导致短暂的甲状腺功能亢进，但通常在 1~3 个月内恢复正常。非功能性甲状腺结节和自主功能性甲状腺结节消融后有可能出现甲状腺功能减退，因此建议对这些患者在随访期间进行甲状腺功能检查，必要时药物干预[21]。

（六）迷走神经功能亢进

较少见，迷走神经功能亢进也即迷走神经兴奋性增高，如患者术中或术后出现头晕、头痛、视物模糊、肢体发凉、怕冷、出汗、心动过缓等考虑为迷走神经功能亢进。主要原因与患者精神过度紧张、睡眠不佳等有关，故消融前可给予心理疏导、缓解患者紧张情绪、嘱患者保持良好睡眠加以预防，一般情况下采取平卧位、下肢抬高、保暖等即可恢复，无须特殊处理，严重者需请相关专科会诊治疗。

（七）感染

罕见，严格无菌操作、必要时治疗后采用抗菌药可有效预防感染发生，一旦发生则进行抗感染治疗。

（八）结节破裂[21]

罕见，见于结节贴近前被膜者，术后 20 天~5 个月不等突发疼痛及肿胀症状，一般不需要特殊处理，症状在 1~2 周内改善，必要时消炎治疗即可，严重化脓时需要外科处理。

（九）臂丛神经损伤[21]

非常罕见，由于臂丛神经位置较深，当消融针穿透甲状腺被膜外可发生。为了防止危及生命的严重并发症，操作者在操作过程中应严格实时跟踪消融针活性端位置，应熟悉颈部的解剖结构并掌握图像引导介入技术。

八、典型病例

病例 1

1. 简要病史　女性,65 岁,发现甲状腺结节 7 年,动态随访未予以治疗;近 1 个月来吞咽有异物感,行甲状腺二维彩色多普勒超声检查,示双叶多发混合性及实性结节,最大结节为 28.8mm × 25.0mm × 15.8mm(图 4-2-1),细针穿刺病理回报结节性甲状腺肿;术前检查:甲状腺功能、凝血功能、降钙素和癌胚抗原均正常,ECOG PS 评分 0 分,拟行射频消融治疗。

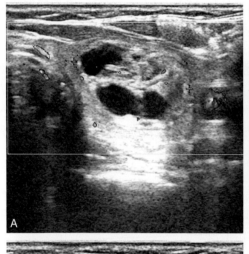 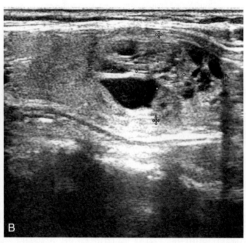

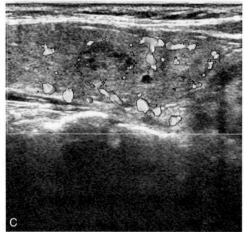

图 4-2-1　甲状腺双叶多发混合结节术前声像图

A. 甲状腺左叶混合性结节横切面,可见巨大囊实混合结节,血流信号不丰富;B. 甲状腺左叶混合性结节纵切面,可见囊实混合性结节,其中回声较低为囊性部分;C. 甲状腺右叶多发结节纵切图,可见多个不均质低回声结节,周边血流较丰富

2. 操作步骤　具体见前述操作方法与技术要领(图 4-2-2,图 4-2-3)。

3. 经验体会　采用移动消融模式,首先将电极针经皮穿刺至结节远端,启动消融系统后边退针边消融,边缘移动快、中央移动慢,当消融针退至结节近端时停止消融;改变路径再行消融,如此反复,直至整个结节消融结束。

4. 随访　术后 1 个月彩色多普勒超声示左叶最大结节体积减小 17%;右叶中部最大结

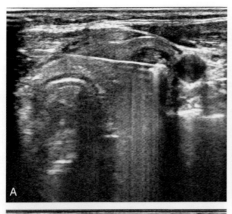
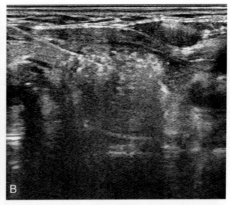
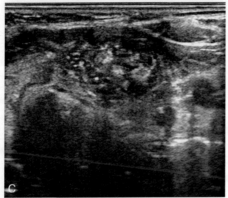

图 4-2-2 甲状腺双叶多发结节射频消融
A. 右叶结节热消融术中,射频电极针尖端位于甲状腺结节内部,高回声为消融后汽化表现;B. 甲状腺左叶结节消融后即刻表现为高回声为主的高低混合回声,高回声为尚未吸收的汽化影,低回声为汽化吸收后的坏死组织影;C. 甲状腺左叶结节消融后汽化吸收后表现为低回声

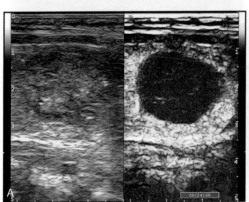
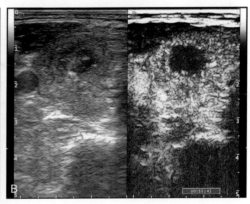
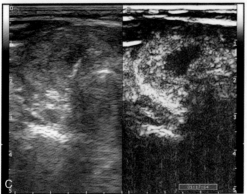

图 4-2-3 患者双叶多发结节射频消融术后即刻造影
A~C. 结节消融术后即刻造影声像图表现,见结节内部全程无对比剂充盈

节体积减小 18%，右叶余结节体积减小 12% 左右；术后 3 个月彩色多普勒超声示左叶最大结节体积减小 48%，右叶中部最大结节体积减小 67%，右叶余结节体积减小 47%（图 4-2-4）。

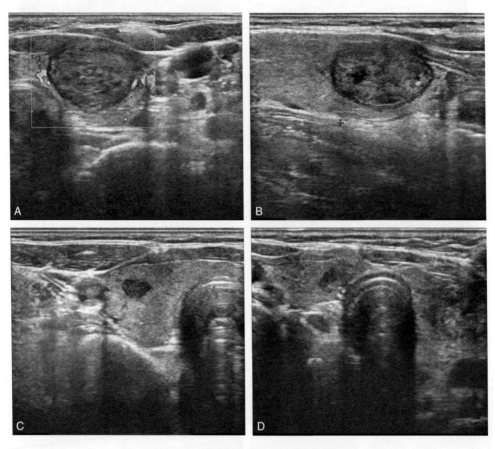

图 4-2-4　甲状腺双叶多发结节射频消融后 3 个月

A、B. 甲状腺左叶声像图，见结节呈低回声，内部未见血流信号，结节体积较术前减小；C. 甲状腺右叶声像图，见结节呈低回声，内部未见血流信号，结节体积较术前减小；D. 甲状腺右叶近峡部声像图，见结节呈低回声，内部未见血流信号，结节体积较术前减小

病例 2

1. 简要病史　女性，26 岁，既往因甲状腺结节行甲状腺右叶部分切除术，术后随访左叶多发混合性结节并进行性增大，局部突出，最大结节 43mm×30mm×21mm（图 4-2-5），细针穿刺活检回报结节性甲状腺肿伴囊性变。术前检查：甲状腺功能、凝血功能、降钙素和癌胚抗原均正常，ECOG PS 评分 0 分，拟行射频消融治疗。

2. 步骤　具体见前述操作方法与技术要领（图 4-2-6）。

3. 经验体会　甲状腺左叶多发混合性结节，采取化学消融及热消融治疗，先进行化学消融，后针对残余病灶行射频消融。

4. 随访　术后 3 个月彩色多普勒超声示左叶下极最大结节体积减小 95%，左叶中部结节体积减小 85%，其余 2 个结节体积分别减小 91% 和 89%（图 4-2-7）；术后 6 个月彩色多普勒超声示左叶下极最大结节体积减小97%,左叶中部结节体积减小95%,其余结节体积均减小93%(图4-2-8)。

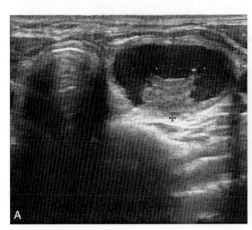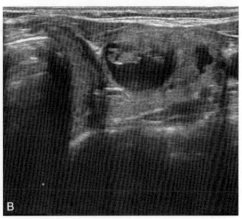

图 4-2-5　甲状腺多发混合性结节射频消融术前声像图

A.甲状腺左叶囊实混合性结节横切声像图,见大量无回声囊性部分;B.甲状腺左叶多发混合性结节横切声像图,见多个囊实混合性结节

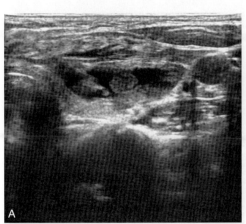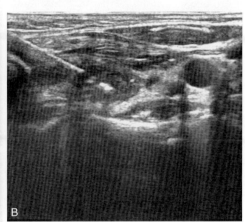

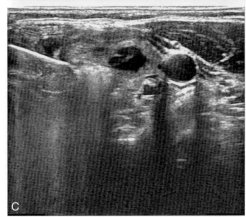

图 4-2-6　甲状腺左叶多发混合性结节射频消融术中声像图

A.示活检针穿刺至混合性结节的囊性部分中央进行抽液;B.示射频电极针穿刺至结节实性部分进行射频消融,局部汽化呈高回声;C.示射频电极针在结节内由远及近移动消融,产生串珠样汽化高回声

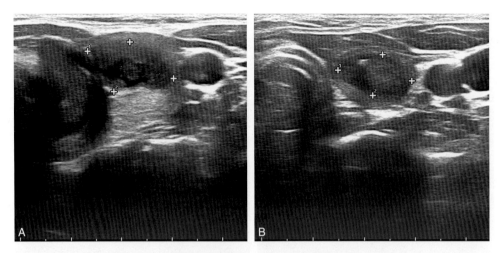

图 4-2-7　甲状腺左叶多发混合性结节消融术后 3 个月

A、B. 均为横切声像图,可见结节呈低回声,体积较术前减小

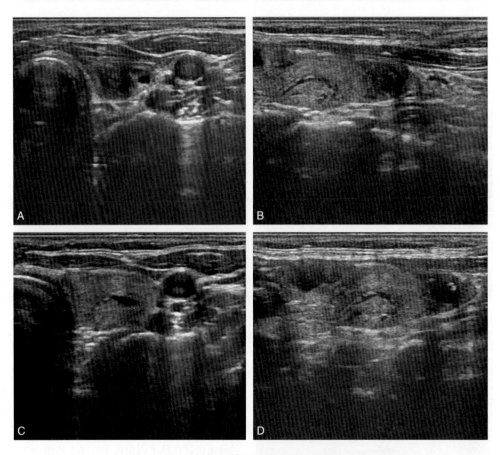

图 4-2-8　甲状腺左叶多发结节消融术后 6 个月

A~D. 均为横切声像图,可见结节呈低回声,体积较术前明显减小

(车　颖　钱林学　谢　芳)

参考文献

1. Na DG, Lee JH, Jung SL, et al. Radiofrequency ablation of benign thyroid nodules and recurrent thyroid cancers: consensus statement and recommendations. Korean J Radiol, 2012, 13 (2): 117-125.

2. Baek JH, Kim YS, Lee D, et al. Benign predominantly solid thyroid nodules: prospective study of efficacy of sonographically guided radiofrequency ablation versus control condition. AJR Am J Roentgenol, 2010, 194 (4): 1137-1142.

3. Lee JH, Kim YS, Lee D, et al. Radiofrequency ablation (RFA) of benign thyroid nodules in patients with incompletely resolved clinical problems after ethanol ablation (EA). World J Surg, 2010, 34 (7): 1488-1493.

4. Jang SW, Baek JH, Kim JK, et al. How to manage the patients with unsatisfactory results after ethanol ablation for thyroid nodules: role of radiofrequency ablation. Eur J Radiol, 2012, 81 (5): 905-910.

5. Jung SL, Baek JH, Lee JH, et al. Efficacy and Safety of Radiofrequency Ablation for Benign Thyroid Nodules: A Prospective Multicenter Study. Korean J Radiol, 2018, 19 (1): 167-174.

6. Kim JH, Baek JH, Lim HK, et al. 2017 Thyroid Radiofrequency Ablation Guideline: Korean Society of Thyroid Radiology. Korean J Radiol, 2018, 19 (4): 632-655.

7. Garberoglio R, Aliberti C, Appetecchia M, et al. Radiofrequency ablation for thyroid nodules: which indications? The first Italian opinion statement. J Ultrasound, 2015, 18 (4): 423-430.

8. Spiezia S, Garberoglio R, Milone F, et al. Thyroid nodules and related symptoms are stably controlled two years after radiofrequency thermal ablation. Thyroid, 2009, 19 (3): 219-225.

9. Ross DS, Burch HB, Cooper DS, et al. 2016 American Thyroid Association Guidelines for Diagnosis and Management of Hyperthyroidism and Other Causes of Thyrotoxicosis. Thyroid, 2016, 26 (10): 1343-1421.

10. 中国医师协会甲状腺肿瘤消融治疗技术专家组, 中国抗癌协会甲状腺癌专业委员会, 中国医师协会介入医师分会超声介入专业, 等. 甲状腺良性结节、微小癌及颈部转移性淋巴结热消融治疗专家共识(2018版). 中国肿瘤, 2018, 27 (10): 768-773.

11. Shin JH, Baek JH, Chung J, et al. Ultrasonography diagnosis and imaging-based management of thyroid nodules: revised Korean Society of Thyroid Radiology consensus statement and recommendations. Korean J Radiol, 2016, 17 (3): 370-395.

12. Yue W, Wang S, Yu S, et al. Ultrasound-guided percutaneous microwave ablation of solitary T1N0M0 papillary thyroid microcarcinoma: initial experience. Int J Hyperthermia, 2014, 30 (2): 150-157.

13. Haugen BR, Alexander EK, Bible KC, et al. 2015 American Thyroid Association Management Guidelines for adult patients with thyroid nodules and differentiated thyroid cancer: the American Thyroid Association Guidelines Task Force on thyroid nodules and differentiated thyroid cancer. Thyroid, 2016, 26 (1): 1-133.

14. Gharib H, Papini E, Garber JR, et al. American Association of Clinical Endocrinologists, American College of Endocrinology, and Associazione Medici Endocrinologi medical guidelines for clinical practice for the diagnosis and management of thyroid nodules-2016 update. Endocr Pract, 2016, 22 (5): 622-639.

15. Park HS, Baek JH, Park AW, et al. Thyroid Radiofrequency Ablation: Updates on Innovative Devices and Techniques: Korean Journal of Radiology, 2017, 18 (4): 615-623.

16. Valcavi R, Riganti F, Bertani A, et al. Percutaneous Laser Ablation of Cold Benign Thyroid Nodules: A 3-Year Follow-Up Study in 122 Patients. Thyroid Official Journal of the American Thyroid Association, 2010, 20 (11): 1253-1261.

17. 车颖, 王丽娜, 孟磊, 等. 连续模式移动射频消融治疗甲状腺良性结节的临床研究. 中华超声影像学杂志, 2014, 23 (12): 1085-1087.

18. Sung JY, Kim YS, Choi H, et al. Optimum first-line treatment technique for benign cystic thyroid nodules: ethanol ablation or radiofrequency ablation. AJR Am J Roentgenol, 2011, 196 (2): W210-W214.

19. Baek JH, Lee JH, Valcavi R, et al. Thermal ablation for benign thyroid nodules: radiofrequency and laser. Korean J Radiol, 2011, 12 (5): 525-540.

20. 钱林学. 超声引导下射频及微波消融在甲状腺结节治疗中的应用. 中华医学超声杂志 (电子版), 2013, 11: 870-873.

21. Baek JH, Lee JH, Sung JY, et al. Complications encountered in the treatment of benign thyroid nodules with US-guided radiofrequency ablation: A multicenter study. Radiology, 2012, 262 (1): 335-342.

22. 冯晶, 车颖, 王丽娜, 等. 超声引导下经皮射频消融甲状腺良性结节的初步临床研究. 中华超声影像学杂志, 2013, 22 (2): 178-180.

23. Turtulici G, Orlandi D, Corazza A, et al. Percutaneous radiofrequency ablation of benign thyroid nodules assisted by a virtual needle tracking system. Ultrasound Med Biol, 2014, 40 (7): 1447-1452.

第三节　甲状腺微小癌消融治疗

一、适应证

1. 直径小于 10mm 的单发肿瘤且结节距离内侧后包膜 >2mm[1,2]，细针穿刺抽吸活检 (FNA) 或粗针穿刺活检 (CNB) 证实为低危恶性肿瘤 (乳头状癌)[3]。

2. 两种或两种以上影像学方法均证实无颈部淋巴结转移或远处转移[3,4]。

3. 无甲状腺被膜及周围组织侵犯[5-8]。

4. 肿瘤距离气管、颈总动脉及神经 >2mm。

5. 手术切除后对侧复发且因其他原因无法手术[9,10]。

6. 拒绝外科手术、拒绝密切随访[9,11]。

7. 无严重心、肺、肝、肾功能障碍且无严重凝血功能障碍[3,4]。

8. 无颈部放射暴露史[3,11]。

二、禁忌证

1. 消融对侧声带功能异常。

2. 甲状腺癌多发、颈部或远处转移[12]。

3. 癌灶短期进行性增大 (6 个月内增大超过 3mm)[13]。

4. 严重凝血功能障碍或出血倾向[3,4,14]。

5. 严重的心、肺、肝、肾等脏器功能不全[3,4,9]。

6. 意识障碍或颈部伸展障碍[3]。

7. 甲亢未稳定控制[9]。

8. 病灶位于峡部或伴有粗大钙化。

三、术前评估与准备

1. 详细询问患者病史，如服药史 (阿司匹林或氯吡格雷术前停服 7~10 天；华法林停服 3~5 天；肝素停用 4~6 小时)，过敏史，有无心脑血管疾病、高血压及糖尿病等，术前积极治疗基础疾病。

2. 术前均需穿刺活检(FNA 或 CNB 均可)获得病理诊断[4,9]。

3. 术前检查　血常规、凝血功能、感染筛查(HIV、HBV、HCV、RPR)、甲状腺功能 8 项、PTH、降钙素、肿瘤标志物、生化全项、胸部 X 线检查、心电图、肺功能、喉镜、超声、颈部增强CT/MRI、超声造影(推荐,非常规)等。

4. 充分告知患者或其家属患者病情、手术目的、预期治疗结果和次数、治疗风险、术后并发症及预防措施,治疗后观察和随访情况并签署知情同意书[9,14]。尤其当病灶靠近峡部、甲状腺前后包膜、大血管、气管等重要结构时,消融风险高,须特别强调可能出现血肿、声音嘶哑、饮水呛咳、术中呛咳等情况。

5. 术前、术后均禁食 4 小时以上,手术通常采用局部麻醉;根据患者病情及疼痛耐受情况选择局部神经阻滞、全身麻醉、针刺复合麻醉等。

6. 建立静脉通路,心电监护。

四、消融治疗策略

1. 根据病灶大小选择消融方式和消融针粗细规格,一般以峡部进针为主要穿刺路径(图 4-3-1);孕妇或体内有心脏起搏器者如采取射频消融,须选择双极射频电极针消融[14]。

2. 较大结节可使用"多点消融技术",消融针首先穿刺至结节深部进行消融,再变换穿刺方向由深至浅逐步消融;与良性结节消融相比,需扩大消融范围以达到局部根治效果[9,14];还可采取先消融影响穿刺的动脉和边缘静脉策略;对于邻近重要结构(颈部血管、气管、食管、甲状旁腺、喉返神经等)的肿瘤需利用"液体隔离带"技术进行安全隔离(图 4-3-2)[15,16]。

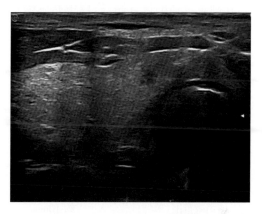

图 4-3-1　甲状腺病灶穿刺路径
位于甲状腺右叶近峡部结节,应从峡部进针以免伤及气管

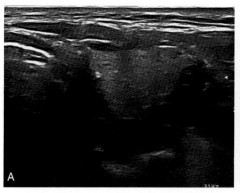 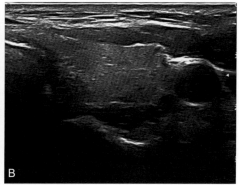

图 4-3-2　"液体隔离带"技术
A. 在甲状腺后被膜与颈总动脉之间注射隔离液,注射量可适当增大;B. 由于组织间隙较大,注射的隔离液消失较快,但仍能看到水肿带

3. 消融治疗一般从小功率开始,逐步增大功率,具体输出功率及消融时间需根据具体消融方式、设备、病灶大小和位置等情况而定;一般病灶周边区域采取单点较小体积消融,中心区域可进行单点较大体积消融,必要时行多点叠加消融[17-19]。

4. 消融完成后需超声造影评价灭活范围,对消融不完全者补充消融。

五、操作方法与技术要领

(一)操作方法

1. 体位选择 常规心电监护,患者取仰卧位,将枕头垫于患者肩下,使其向后伸展颈部,充分暴露颈前区;如采取激光消融,则患者和医生均应戴护目镜保护眼睛(图4-3-3)[20]。

2. 穿刺路径 二维超声及彩色多普勒超声扫查,并辅以超声造影,显示结节的滋养动脉并确定合适的进针路径;以甲状腺横切面划分4个象限来定位结节,内侧结节可选择由颈外侧向内侧穿刺,外侧结节一般选择由峡部向

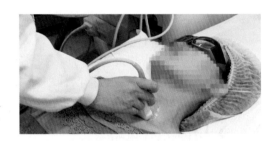

图 4-3-3 激光治疗时患者佩戴护目镜进行防护

外侧穿刺,中部结节一般选择峡部进针穿刺;穿刺路径选择的基本原则为穿刺针能够安全抵达结节内并避免损伤周围重要组织和结构。

3. 针具选择 激光、射频、微波治疗性能见表4-3-1。治疗的成功主要在于消融针活性端位置正确及准确地监控靶区温度[21]。

表 4-3-1 激光、射频、微波治疗性能比较

消融方式	激光	射频(单极)	微波
消融范围(单针)	约 10mm	>25mm(单极针)	>25mm
输出功率	小于 3~5W	30~50W	30~50W 以上
消融时间	小于 10 分钟	2~12 分钟以内	小于 10 分钟
出血可能	极小	小	小
患者疼痛感	较小,局麻	较大,局麻	较大,局麻

4. 操作步骤

(1)消毒铺巾

1)消毒范围:颌下至双侧锁骨下。

2)铺巾:使用 3~4 块较大手术巾,保障手术过程中的无菌条件,并形成一个小的平台放置针具。

(2)治疗步骤

1)局麻:超声引导 1% 利多卡因逐次麻醉皮肤穿刺点、穿刺路径、甲状腺包膜周围(图4-3-4)。必要时可追加利多卡因麻醉,但其总量一般控制在 20~25ml 为宜;可在甲状腺周围间隙预留一根非金属套管针方便随时给药。

2)隔离带:根据结节的位置将生理盐水或生理盐水与利多卡因的混合液注入甲状腺包

膜外,形成足够的"液体隔离带"以保护其周围重要结构(气管、食管、喉返、迷走神经和颈动脉等)。

3) 进针:消融针穿刺至皮下(勿进入甲状腺包膜以利于调整穿刺角度),超声引导避开粗大的血管到达结节。

4) 确定针尖位置:探头多角度扫查,确认消融针针尖在肿瘤内位置满意后启动消融;一般激光光纤头端可置于肿瘤表面(图4-3-5);微波天线或射频电极针头端须超过结节远端包膜至少2mm。

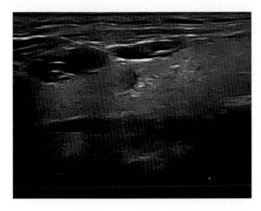

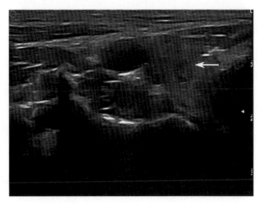

图 4-3-4　超声引导下穿刺点、进针路径及甲状腺包膜外局部麻醉

图 4-3-5　激光光纤头端从引导针尖端露出并与结节表面接触(箭头)

5) 消融策略:消融针到达病灶内预定位置后开始消融;如需多平面消融,依据先深部后浅部、先远端后近端的顺序进行;通过声像图变化,必要时可行超声造影判定调针时机(对比剂充盈缺损即为成功消融),多点消融时每一位点的消融区应部分重叠;对囊实混合性肿瘤先将液体抽吸干净再消融实性瘤体或囊壁。

6) 消融结束:消融时随着能量的释放会形成明显的汽化区(强回声)(图4-3-6,图4-3-7),通过汽化区可初步判断消融范围,超声造影显示充盈缺损区范围超过消融前结节增强区可结束消融(图4-3-8,图4-3-9),边退针边消融针道[22]。

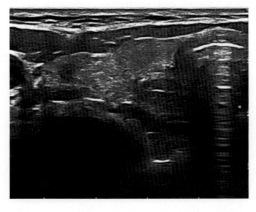

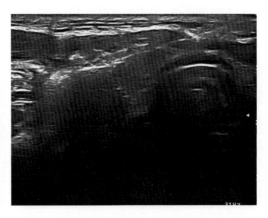

图 4-3-6　甲状腺右叶微小结节消融前(隔离液注射后)

图 4-3-7　甲状腺结节激光消融术中,可见高回声汽化影完全覆盖原结节

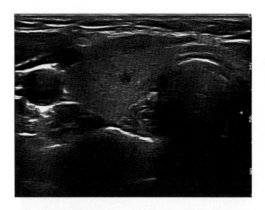

图 4-3-8 术前灰阶超声显示甲状腺右叶中部微小低回声结节

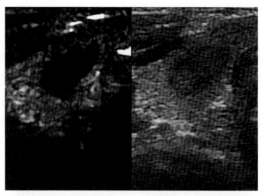

图 4-3-9 术后超声造影显示充盈缺损区完全覆盖原病灶

(二) 技术要领

1. 消融范围应包括肿瘤及其周围正常组织 2mm。

2. 如一次消融有残余可二次补充消融。

3. 注意封闭病灶周边及内部滋养血管。

4. 微波天线较粗,应注意预防出血,尽量减少穿刺进针次数;激光光纤因能量向前发射,布针时光纤头端应位于瘤体近端边缘并注意其向前消融距离。

5. 消融过程中可借助汽化强回声大致判断消融范围,但仍需超声造影准确评价;对靠近重要组织、结构的较小结节,汽化区完全覆盖结节后暂停消融,通过超声造影评估后再决定是否予以补充消融。

6. 消融过程中若患者出现疼痛应暂停消融。

7. 消融结束使用冰袋敷于甲状腺部位以减轻局部组织水肿。

六、疗效评估及随访

1. 疗效评估 主要依靠超声和临床生化检测评估,其他影像技术如 CT、MRI、PET-CT 等不作为常规评价手段。

(1) 超声评估:为主要评估手段,包括通过二维超声对结节大小的变化进行量化(图 4-3-10~ 图 4-3-12)[结节体积计算公式 $V=\pi abc/6$,a、b、c 分别为结节的前后径、横径、上下径;结

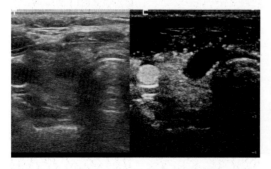

图 4-3-10 甲状腺右叶近峡部结节射频消融后 1 周
超声造影显示边缘光整的无灌注区,完全覆盖原结节

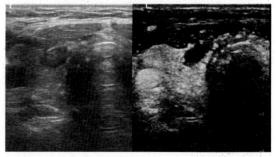

图 4-3-11 甲状腺右叶近峡部结节射频消融后 1 个月
超声造影显示无灌注区体积缩小

节缩小率 =(消融前体积 – 消融后体积)/ 消融前体积 ×100%]$^{[23]}$;利用彩色多普勒和能量多普勒对结节内血流进行评估,利用超声造影评价结节是否完全灭活。此外,还可通过超声引导穿刺活检(FNA 或 CNB)(图 4-3-13)进行评估,穿刺活检虽为"金标准"但并不作为常规手段;每次复查还应详细观察颈部有无可疑淋巴结转移。

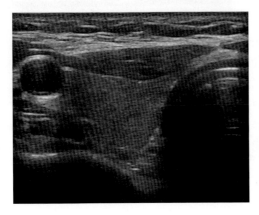 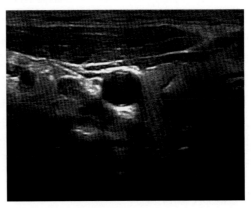

图 4-3-12　术后 6 个月瘢痕消失　　图 4-3-13　甲状腺结节微波消融后 1 个月行瘢痕区细针穿刺活检

(2) 生化检测评估:常规检查甲状腺功能、血 TSH 水平、TG 和 TGAb 等,并与术前进行对照$^{[24]}$。

2. 随访策略　建议消融术后 1 个月、3 个月、6 个月、12 个月,以后每 6 个月进行随访;随访内容包括二维超声、超声造影以及甲状腺功能和肿瘤标志物的生化检测,每年进行 1 次胸部 X 线检查或胸部 CT 检查。

七、并发症的预防及处理

由于微小癌消融体积小,其并发症发生率明显低于良性结节消融$^{[25]}$。主要表现为疼痛、发热、声音改变、出血和血肿形成等,而皮肤灼伤、食管损伤、气管损伤、肿瘤的针道种植、肿瘤灭活不全等罕见。

1. 疼痛　为最常见的并发症,大多手术结束即可缓解,个别持续数天缓解。可通过在穿刺点皮下、肌肉层、穿刺针道甲状腺包膜外注射 1% 利多卡因减少疼痛,若疼痛剧烈,可给予药物治疗。

2. 发热　比较常见,为肿瘤坏死产生的吸收热,多不超过 38.5℃,无须特殊处理。

3. 声音嘶哑　病灶邻近危险三角时可能导致喉返神经损伤,但大多是暂时性的,无须治疗,一般可在数天或 3 个月内恢复;也可口服甲钴胺帮助恢复;术中利用"隔离带"技术可有效预防喉返神经损伤。

4. 出血及血肿　表现为甲状腺内条带状低回声或甲状腺内或甲状腺外穿刺道周围血肿(图 4-3-14)。大多无须特殊处理,冰敷 30 分钟即可;对穿刺路径上的血管仔细观察并避免穿刺损伤是最有效的预防措施,对无法避开的较大血管可先对其进行消融;此外,退针时消融针道也是预防出血和血肿的方法;对进行性出血可在超声引导下予以消融止血。

5. 针道转移 理论上存在肿瘤沿针道转移可能,一般推断为未灭活的少量癌细胞在退针时沿针道转移,或消融时瘤内压力增加致少量癌细胞沿针道外溢而转移。因此建议较小肿瘤采用"固定消融技术",确保单点消融体积大于肿瘤体积而最大可能完全灭活肿瘤;同时边退针边消融以减少针道种植风险。对于体积接近单点消融体积的肿瘤,可对肿瘤两个边缘分别消融,通过消融区叠加最大可能实现肿瘤完全灭活,要求一侧边缘消融后针尖不退出肿瘤外,再穿刺至肿瘤另一边缘进行消融,调针及退针均应充分消融针道;通过以上办法最大可能实现肿瘤完全灭活和避免针道转移。

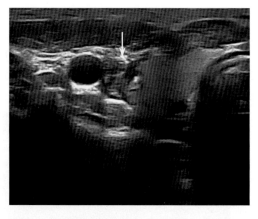

图 4-3-14 甲状腺结节消融过程中甲状腺被膜周围少量出血(箭头)

八、典型病例

病例

1. 简要病史 女性,46 岁,体检发现甲状腺左叶结节,甲状腺功能正常,灰阶超声示甲状腺左叶中部低回声结节,大小 3.2mm×3.9mm×3.0mm,体积 0.02ml,内部呈实性结构,形态欠规则,纵横比 >1,内部回声均匀(图 4-3-15A、B),彩色多普勒血流成像(CDFI)显示周边少许点状血流信号(图 4-3-15C、D);超声造影显示结节灌注均匀,灌注强度稍低于周边甲状腺实质(图 4-3-15E);细针穿刺活检结果为甲状腺乳头状癌;拟行激光消融。

2. 操作步骤 ①患者仰卧位,常规消毒铺巾;②1% 利多卡因局部麻醉,麻醉部位包括穿刺点、穿刺路径、颈前肌肉包膜(图 4-3-16A);③启动激光主机并设置功率为 4W,连接激光光纤准备就绪;④超声引导下将 21G 套管针穿刺至目标结节内(图 4-3-16B);⑤拔出套管针针芯,插入激光光纤,待光纤头端接近套管针尖端时回退套管针,将光纤顺势插入结节并使其头端与结节近端表面接触(图 4-3-6C);⑥启动治疗(图 4-3-6D),汽化区完全覆盖原结节提示消融完成(图 4-3-6E)。

3. 经验体会

(1) 疗效终点判断:①灰阶超声,消融区为不均质低回声,范围 13.1mm×6.4mm×9.6mm,形态欠规则,边界欠清(图 4-3-17A、B);②彩色多普勒超声,消融区域未见血流信号(图 4-3-17C、D);③超声弹性成像,消融区域硬度较周边甲状腺实质增加(图 4-3-17E、F);④超声造影,造影显示消融区域无对比剂灌注,灌注缺损范围约 11.9mm×7.7mm×10.5mm,体积 0.504ml,完全覆盖并超过原病灶大小,提示消融完全(图 4-3-17G、H)。

(2) 病例特点和经验体会:①激光消融单针消融范围小,能量集中,治疗甲状腺等小器官肿瘤时损伤小,恢复快;②结节位于甲状腺中部,选择右侧经峡部进针路径,结节距甲状腺包膜最短距离 4.5mm,无须建造"隔离带";③肿瘤体积 0.02ml,功率 4W,能量 600J 的单针单次消融范围为 0.3ml,理论上可以完全覆盖并灭活肿瘤;④术后即刻行超声造影评估消融范围,必要时补充消融。

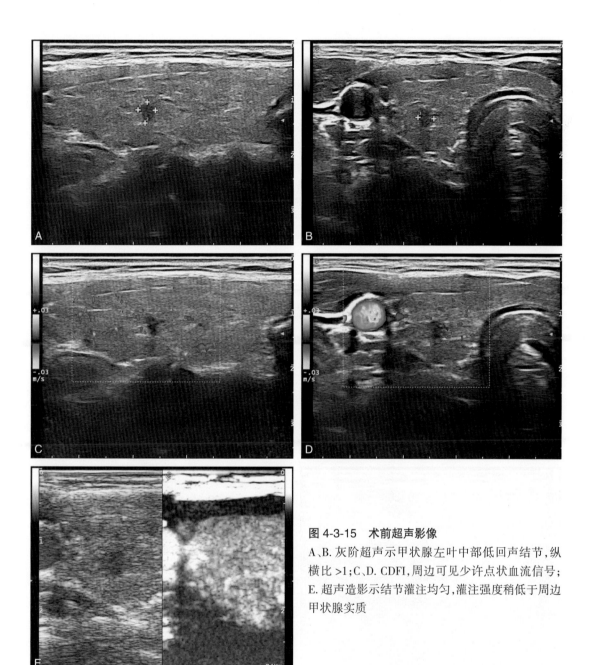

图 4-3-15　术前超声影像

A、B. 灰阶超声示甲状腺左叶中部低回声结节,纵横比 >1;C、D. CDFI,周边可见少许点状血流信号;E. 超声造影示结节灌注均匀,灌注强度稍低于周边甲状腺实质

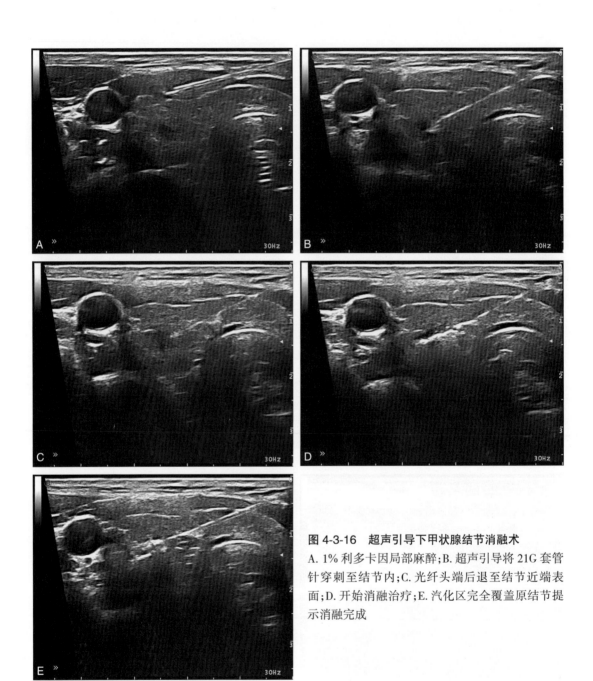

图 4-3-16　超声引导下甲状腺结节消融术

A. 1% 利多卡因局部麻醉；B. 超声引导将 21G 套管针穿刺至结节内；C. 光纤头端后退至结节近端表面；D. 开始消融治疗；E. 汽化区完全覆盖原结节提示消融完成

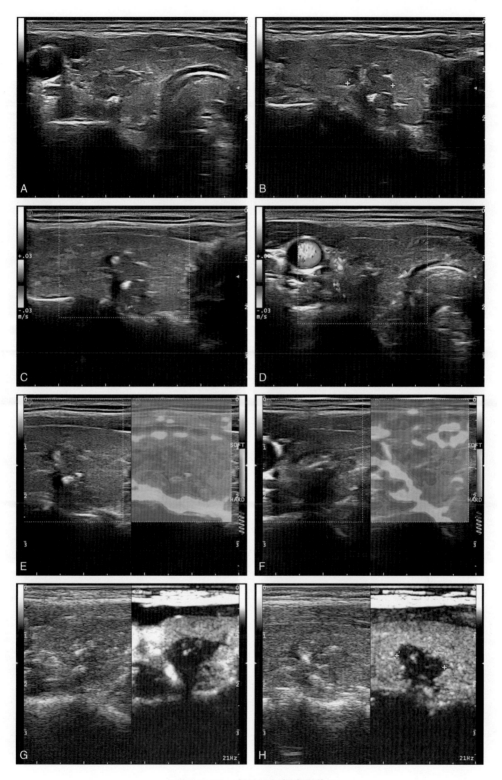

图 4-3-17　术后即刻超声影像

A、B. 灰阶超声,消融区为不均质低回声区,形态欠规则,边界欠清;C、D. CDFI,消融区未见血流信号;E、F. 超声弹性成像,消融区硬度较周边甲状腺实质增加;G、H. 超声造影,消融区无对比剂灌注

4. 术后随访　术后 2 天消融区为边界模糊的不规则低回声,CDFI 示其内未见血流信号,超声造影示消融区未见对比剂灌注(图 4-3-18);术后 1 个月消融区灰阶超声呈不均质回

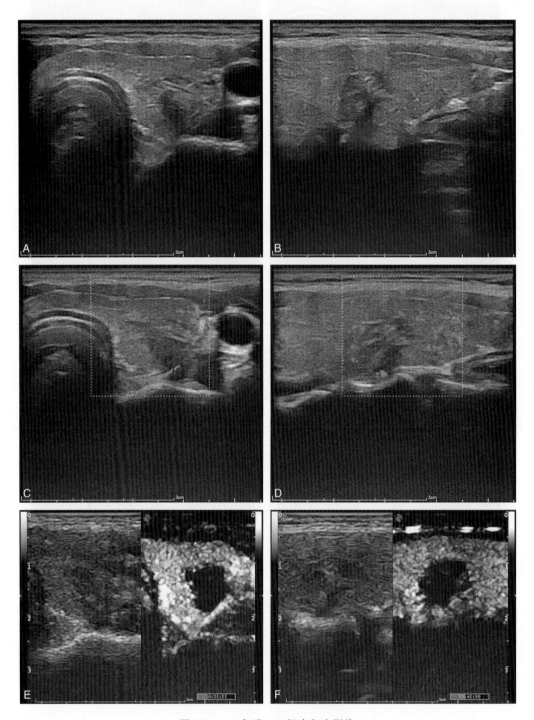

图 4-3-18　术后 2 天超声复查影像

A、B. 灰阶超声,消融区域表现为边界模糊的不规则低回声灶;C、D. CDFI,其内未见血流信号;E、F. 超声造影,消融区域未见对比剂灌注

声,范围较前增大,边缘有不规则低回声区,CDFI 示边缘见少许血流信号,超声造影提示灌注缺损范围较前明显缩小(图 4-3-19),此为坏死区炎症反应的结果;术后 3 个月灰阶超声示消融区较前明显缩小,CDFI 示边缘见少许血流信号,超声造影示灌注缺损范围较前进一步缩小,边缘见少许对比剂灌注,灌注强度明显低于周边甲状腺实质(图 4-3-20)。

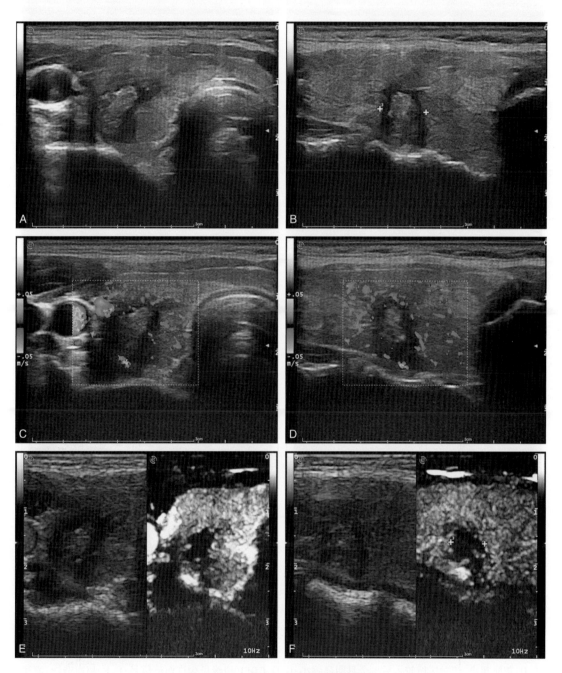

图 4-3-19　术后 1 个月超声复查影像

A、B. 灰阶超声,消融区回声不均,范围较 1 个月前有所增大,边缘有不规则低回声区;C、D. CDFI,消融区边缘见少许血流信号;E、F. 超声造影,消融区灌注缺损范围较 1 个月前明显缩小

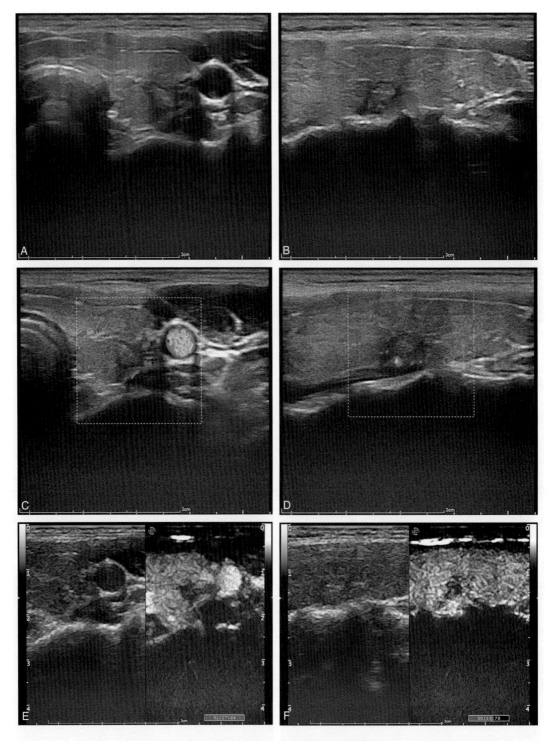

图 4-3-20　术后 3 个月超声复查影像

A、B. 灰阶超声,消融区域较术后 1 个月明显缩小;C、D. CDFI,边缘见少许血流信号;E、F. 超声造影,灌注缺损范围较前进一步缩小,边缘见少许对比剂灌注

（聂　芳　詹维伟　阮骊韬）

参考文献

1. Shin JH, Ha TK, Park HK, et al. Implication of minimal extrathyroidal extension as a prognostic factor in papillary thyroid carcinoma. Int J Surg, 2013, 11 (9): 944-947.

2. De Biase D, Gandolfi G, Ragazzi M, et al. TERT promoter mutations in papillary thyroid microcarcinomas. Thyroid, 2015, 25 (9): 1013-1019.

3. Zhang M, Luo Y, Zhang Y, et al. Efficacy and Safety of Ultrasound-Guided Radiofrequency Ablation for Treating Low-Risk Papillary Thyroid Microcarcinoma: A Prospective Study. Thyroid, 2016, 26 (11): 1581-1587.

4. 葛明华, 徐栋, 杨安奎, 等. 甲状腺良性结节、微小癌及颈部转移性淋巴结热消融治疗专家共识(2018版). 中国肿瘤, 2018, 27 (10): 768-773.

5. Mete O, Rotstein L, Asa SL. Controversies in thyroid pathology: thyroid capsule invasion and extrathyroidal extension. Ann Surg Oncol, 2010, 17 (2): 386-391.

6. Youngwirth LM, Adam MA, Scheri RP, et al. Extrathyroidal extension is associated with compromised survival in patients with thyroid cancer. Thyroid, 2017, 27 (5): 626-631.

7. Radowsky JS, Howard RS, Burch HB, et al. Impact of degree of extrathyroidal extension of disease on papillary thyroid cancer outcome. Thyroid, 2014, 24 (2): 241-244.

8. Li J, Liu Y, Liu J, et al. Ultrasound-guided percutaneous microwave ablation versus surgery for papillary thyroid microcarcinoma. Int J Hyperthermia, 2018, 34 (5): 653-659.

9. Kim JH, Baek JH, Lim HK, et al. 2017 Thyroid Radiofrequency Ablation Guideline: Korean Society of Thyroid Radiology. Korean J Radiol, 2018, 19 (4): 632-655.

10. De Bernardi IC, Floridi C, Muollo A, et al. Vascular and interventional radiology radiofrequency ablation of benign thyroid nodules and recurrent thyroid cancers: literature review. Radiol Med, 2014, 119 (7): 512-520.

11. Li J, Liu Y, Liu J, et al. Ultrasound-guided percutaneous microwave ablation versus surgery for papillary thyroid microcarcinoma. Int J Hyperthermia, 2018, 34 (5): 653-659.

12. Garberoglio R, Aliberti C, Appetecchia M, et al. Radiofrequency ablation for thyroid nodules: which indications? The first Italian opinion statement. J Ultrasound, 2015, 18 (4): 423-430.

13. Nixon IJ, Wang LY, Migliacci JC, et al. An international multi-institutional validation of age 55 years as a cutoff for risk stratification in the AJCC/UICC staging system for well-differentiated thyroid cancer. Thyroid, 2016, 26 (3): 373-380.

14. Kim JH, Baek JH, Lim HK, et al. Summary of the 2017 thyroid radiofrequency ablation guideline and comparison with the 2012 guideline. Ultrasonography, 2019, 38 (2): 125-134.

15. 孔月, 程志刚, 韩治宇, 等. 移动消融技术在微波消融治疗甲状腺良性结节中的应用价值. 解放军医学院学报, 2014, 35 (7): 660-662.

16. Yue W, Wang S, Yu S, et al. Ultrasound-guided percutaneous microwave ablation of solitary T1N0M0 papillary thyroid microcarcinoma: initial experience. Int J Hyperthermia, 2014, 30 (2): 150-157.

17. Papini E, Guglielmi R, Gharib H, et al. Ultrasound-guided laser ablation of incidental papillary thyroid microcarcinoma: a potential therapeutic approach in patients at surgical risk. Thyroid, 2011, 21 (8): 917-920.

18. Momesso DP, Tuttle RM. Update on differentiated thyroidcancer staging. Endocrinol MetabClin North Am, 2014, 43 (2): 401-421.

19. Teng D, Sui G, Liu C, et al. Long-term efficacy of ultrasound-guided low power microwave ablation for the treatment of primary papillary thyroid microcarcinoma: a 3-year follow-up study. J Cancer Res Clin Oncol, 2018, 144 (4): 771-779.

20. 周伟,詹维伟,叶廷军,等.超声引导下经皮激光消融治疗甲状腺微小乳头状癌(附3例报告).外科理论与实践,2014,19(2):131-135.

21. Zhou W,Jiang S,Zhan W,et al. Ultrasound-guided percutaneous laser ablation of unifocal T1N0M0 papillary thyroid microcarcinoma:Preliminary results. Eur Radiol,2017,27(7):2934-2940.

22. Zhang L,Zhou W,Zhan W,et al. Percutaneous Laser Ablation of Unifocal Papillary Thyroid Microcarcinoma:Utility of Conventional Ultrasound and Contrast-Enhanced Ultrasound in Assessing Local Therapeutic Response. World J Surg,2018,42(8):2476-2484.

23. 中国医师协会甲状腺肿瘤消融治疗技术专家组,中国抗癌协会甲状腺癌专业委员会,中国医师协会介入医师分会超声介入专业委员会,等.甲状腺良性结节、微小癌及颈部转移性淋巴结热消融治疗专家共识(2018版).中国肿瘤,2018,27(10):768-773.

24. 中国抗癌协会甲状腺癌专业委员会.甲状腺癌血清标志物临床应用专家共识(2017版).中国肿瘤临床,2018,45(1):7-13.

25. 章建全.经皮热消融治疗在甲状腺乳头状癌及其区域淋巴结转移中的应用前景.中华医学超声杂志(电子版),2014,11(8):1-4.

第四节　颈部转移性淋巴结消融治疗

一、适应证

颈部转移性淋巴结消融需同时满足以下条件:

1. 影像学提示转移可能,穿刺活检证实。
2. 甲状腺癌根治术后颈部转移性淋巴结,放射性碘治疗无效或拒绝放射性碘治疗。
3. 不能耐受或拒绝外科手术。
4. 颈部转移性淋巴结总数量不超过3枚且每个淋巴结分区不超过1枚。
5. 影像学上无其他部位转移。
6. 与大血管、神经等有足够的安全操作空间。

二、禁忌证

具有下列任意1条即排除:

1. 淋巴结内存在粗大钙化或液化坏死。
2. 位于危险三角区,病灶对侧声带功能不正常。
3. 数量超过3枚或有其他部位转移(相对禁忌证)。
4. 严重心、脑、肺疾病,凝血机制障碍。

三、术前评估与准备

(一) 术前评估

1. 超声评估　常规超声表现如下:①形态,短长径比>0.5;②边界,模糊不清,不规则;③回声改变,淋巴门消失,皮质回声增高,出现微钙化和/或囊性变;④血流分布,周边型、混合型(图4-4-1);但常规超声受制解剖结构影响,复杂位置的淋巴结通常较难辨识,加之超声仪器分辨率的限制,往往需要超声造影进行判别[1]。

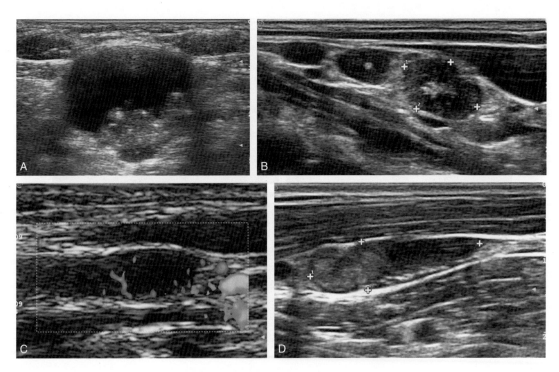

图 4-4-1　典型颈部转移性淋巴结声像图
A. 淋巴结内囊性变及微钙化；B. 淋巴结皮质增厚、髓质变薄；C. 皮质区部分转移呈极低回声；D. 皮质区部分转移局部增厚呈高回声

2. 超声造影检查　淋巴结主要由淋巴组织和淋巴窦组成，外面包以致密结缔组织被膜，被膜向淋巴结内伸入，形成许多间隔或小梁，构成淋巴结的网状支架，并把淋巴结实质分隔成许多部分。淋巴结靠近周围部分为皮质，内含由淋巴细胞聚集而成的一些团块，称为淋巴小结，小结的中央常有细胞分裂增殖现象，称为生发中心。淋巴结的中央部分为髓质，主要由淋巴组织构成条索状的髓索构成。淋巴结内淋巴所循行的通道称为淋巴窦，淋巴从输入管进入淋巴窦，再经输出管流出；当淋巴流经淋巴窦时，才能获得由淋巴组织所产生的淋巴细胞，因此肿瘤发生淋巴转移时往往遵循原发癌—输入淋巴管—淋巴小结—皮质—髓质—淋巴门—输出淋巴管的通路（图 4-4-2）。

超声造影表现如下：①增强模式，往往呈向心性或混合性；②增强强度，主要呈高或等强化表现；③强度分布，不均匀，坏死区无强化。一般向心性强化、周边环状强化是较特异性表现（图 4-4-3）[2-4]。

（二）病史及体格检查
仔细询问既往有无高血压病、心脏

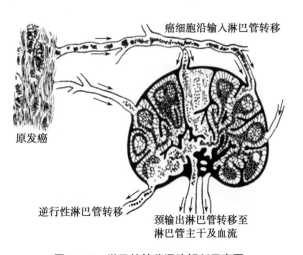

图 4-4-2　淋巴结转移通路解剖示意图

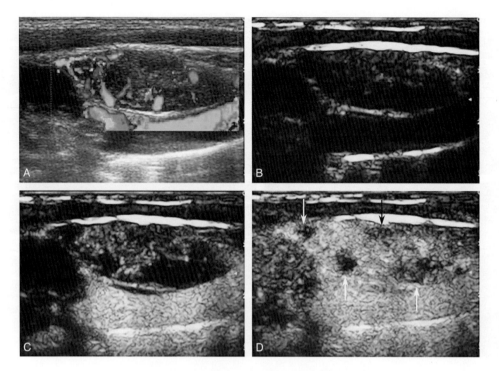

图 4-4-3　典型颈部转移性淋巴结造影声像图

A. 彩色多普勒超声示淋巴结周边及内部穿支血流；B. 超声造影见动脉早期外周先行增强；
C. 超声造影示向心性灌注；D. 超声造影示内部无灌注区（箭头）

病、糖尿病、呼吸系统疾病等合并症及过敏史、手术史及输血史等；术前进行规范的体格检查，评估患者一般状况，特别是心肺功能情况。

（三）实验室检查

1. 血常规检查　一般要求白细胞 $>2 \times 10^9/L$、血小板 $>50 \times 10^9/L$。

2. 血糖　糖尿病患者空腹血糖需控制在 8mmol/L 以下。

3. 凝血功能　原则上应要求凝血酶原时间 <30 秒，凝血酶原活动度 >50%。

4. 甲状腺功能检查　包括 T_3、T_4、FT_3、FT_4、TSH、TPOAb、TG、TGAb、TRAb（促甲状腺激素受体抗体）。

5. 感染筛查　常规包括 HIV、HBV、HCV、RPR（快速血浆反应素试验）。

（四）辅助检查

超声检查淋巴结的位置、大小、数目、内部回声和血供等；胸部 X 线检查或胸部平扫 CT 除外肺部疾病；心电图、心脏彩超除外心脏疾病；喉镜检查评估声带运动情况。

（五）治疗前器械准备

1. 心电监护系统。

2. 超声仪器　高频探头图像清晰的中高端彩色多普勒超声仪，配有超声造影软件，配备 7~14MHz 的高频探头，穿刺架可选配。

3. 消融治疗仪。

4. 消毒包　手术铺巾、巾钳、血管钳、药碗、纱布、棉球等。

5. 药品　75% 乙醇或聚维酮碘消毒,利多卡因、阿托品、肾上腺素、多巴胺、甲泼尼龙琥珀酸钠等局部麻醉和急救药品。

（六）患者准备

禁水 2 小时,禁食 8 小时,常规建立静脉通路,给予心电监护,充分安抚患者情绪,避免紧张,如有血压升高等给予降压处理。

四、治疗计划

颈部淋巴结多分布于颈部血管和神经走行区域,与颈部血管和神经关系密切,与气管和喉返神经多有粘连或浸润[5-8];甲状腺癌术后往往颈部解剖结构紊乱、粘连、组织结构层次不清,为了达到最好的治疗效果并将并发症风险降到最低,术前制订规范、合理、全面的治疗计划非常必要。

（一）术前准备

1. 术前讨论　组织由术者参加的讨论,结合患者病情,充分讨论消融治疗的安全性和有效性、可能发生的并发症和防范措施、预期疗效和术后转归,进而制订详细的治疗计划并记入病历;病情复杂、合并其他疾病者须邀请相关科室进行多学科会诊并报备医院医政主管部门备案。

2. 术前沟通　根据术前讨论与患者及其家属进行充分沟通,使其对治疗方法、可能的手术风险和并发症、疗效和替代方案、费用等情况充分知情并签署知情同意书。

3. 术者准备　颈部淋巴结转移癌消融难度高、风险大,需要更熟练的穿刺技巧和手法以及更精准的消融范围及程度把控;所以术者必须从技术层面及心理层面上都给予高度重视。此外,术者术前还应通过超声仔细观察病变位置和周围重要解剖结构的相互关系。

（二）术中操作要点

1. 液体隔离　充分利用该技术将靶病灶与周围毗邻的重要组织、结构分开足够的距离。

2. 穿刺手法　穿刺务求"稳、准、狠",因为穿刺路径需要经过多层组织结构(皮肤、浅筋膜、颈阔肌、封套筋膜、胸骨舌骨肌、胸骨甲状肌、胸锁乳突肌等),适时彩色多普勒超声探查,避免误伤血管并注意识别神经、气管等结构。

3. 消融技巧　合理利用单 / 多切面固定消融、移动消融、撬动 / 熨烫式消融等消融技巧,以期完全消融病灶又不伤及周围组织。

4. 消融参数设定　较大淋巴结可适当提升功率、增加消融时间,较小淋巴结则可适当降低功率、减少消融时间。

5. 消融范围确定　力争适形消融。

6. 术中密切观察患者的生命体征和反应,发现异常及时处理。

7. 仔细观察淋巴结内血流情况,勿将神经根横断面当作淋巴结。

8. 一旦发生明显出血并形成血肿,立刻停止消融并局部压迫 5~10 分钟,待出血停止后再行消融;如果血肿较大则应立即行超声造影判断有无活动性出血,必要时给予消融止血或外科干预;同时注意防止血肿过大造成气管受压窒息;病灶可在血肿吸收后择期消融。

（三）术后注意事项

1. 术后局部压迫及冰敷,心电监护 24 小时。

2. 术后应用类固醇减轻消融后局部组织水肿,缓解症状。

3. 如果发现有相应神经损伤表现,及时给予对症治疗及营养神经药物。

4. 及时发现并发症,必要时请相关科室会诊,协同诊治。

五、操作方法与技术要领

(一)操作方法

患者取仰卧、颈部过伸位,充分暴露颈部皮肤。超声检查仔细观察颈部转移淋巴结的位置、大小、数目、形态、内部回声和毗邻关系等,确定穿刺进针路径;超声造影观察淋巴结内部血流充盈情况及周围组织血流情况,确定病灶消融范围。开通静脉通道、连接心电监护、吸氧;常规消毒、铺巾,1% 利多卡因局部皮肤和进针路径组织麻醉;生理盐水或生理盐水与利多卡因混合液 10~20ml 建造"液体隔离带"(图 4-4-4,图 4-4-5)[5-7,9],以保护颈部重要结构免受损伤。超声引导将消融针从颈前位或颈侧位穿刺入淋巴结内合适位置,开始消融,通过热量所致强回声汽化区初步判断消融范围(图 4-4-6),再行超声造影确定消融终点[10,11],必要时补充消融。治疗结束穿刺部位局部压迫并冰敷 30~60 分钟。

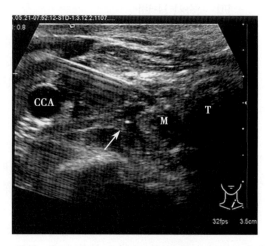

图 4-4-4　淋巴结周围注射"液体隔离带"(颈侧进针)

将转移淋巴结与颈总动脉及气管进行分离。箭头示"液体隔离带";CCA,颈动脉;T,气管;M,转移淋巴结

(二)技术要领

1. 进针路径的选择　一般在颈部短轴切面根据病灶位置选择进针路径,可以选择颈前

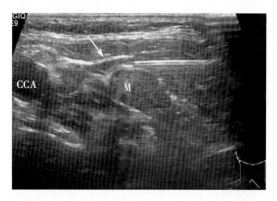

图 4-4-5　淋巴结周围注射"液体隔离带"(颈前进针)

"隔离带"包绕淋巴结,将颈总动脉与淋巴结分离,两个淋巴结分别隔离、消融。箭头所示为"隔离带"范围;CCA,颈动脉;T,气管;M,转移淋巴结

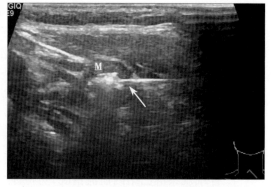

图 4-4-6　颈部转移淋巴结消融

消融后汽化强回声完全覆盖病灶。箭头示消融针;M,转移淋巴结

位或颈侧位进针;进针路径选择的原则:①进针路径避开神经、血管等重要结构;②就近原则选择穿刺点,尽量采取消融针的长轴与病灶长轴平行(图4-4-7)。

2. "液体隔离带"技术 隔离液一般选用生理盐水或生理盐水与利多卡因混合液10~20ml(必要时可增加注射量),借助20ml注射器或18G活检针注射到淋巴结与周围重要结构,使淋巴结完全被"隔离带"包绕,"隔离带"宽度最好达到3~5mm(图4-4-8)。

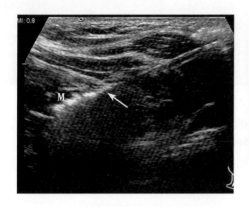

图4-4-7 消融针长轴与病灶长轴平行
消融后汽化强回声完全覆盖病灶。箭头示消融针;M,转移淋巴结

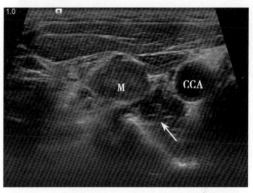

图4-4-8 隔离液注射到淋巴结与颈动脉鞘之间
使淋巴结与颈动脉鞘分离,防止迷走神经及血管热损伤。箭头示隔离液;CCA,颈动脉;M,转移淋巴结

3. 消融方法及技巧

(1) 转移淋巴结消融:①直径<10mm,采用单切面固定消融,直径≥10mm,采用多切面固定消融或移动消融[8,12-14],因淋巴结包膜的存在,强回声一般会在肿大淋巴结内聚集并覆盖整个淋巴结(图4-4-9);②采用适形消融[7,8],无须扩大消融及针道消融(原因一为转移淋巴结包膜较完整,无明显周围组织浸润;原因二为颈部神经分布丰富,扩大消融或针道消融易造成颈部神经热损伤);③较小淋巴结穿刺困难时可采取针尖抵住淋巴结包膜,以冲击力或加热刺入包膜内的方法;④应将所有能看到的转移淋巴结依次消融。

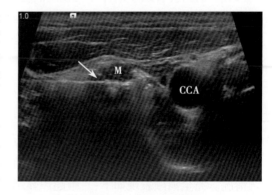

图4-4-9 淋巴结消融
较大转移淋巴结采用多切面固定消融联合移动消融,示消融后汽化强回声完全覆盖结节。箭头示隔离液;CCA,颈动脉;M,转移淋巴结

(2) 甲状腺床复发癌消融:①甲状腺床复发癌是甲状腺全切后在甲状腺床复发的癌灶,可位于气管的两侧或前方,与周围组织粘连明显(图4-4-10);②消融前其周围一定要建造"液体隔离带",特别是在甲状腺床复发癌与喉返神经毗邻处的后间隙及气管间隙(图4-4-11);③如果间隙无法分离,也要在周围组织中注射生理盐水,使其呈水肿状态,以尽可能保护喉返神经及气管免受热损伤;④消融时尽量从颈前进针,针尖背离气管,并利用"撬动式"消融

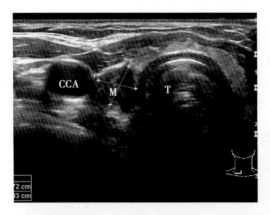

图 4-4-10　甲状腺床复发癌

甲状腺右叶切除术后 1 年,甲状腺床实性结节,细针穿刺活检证实为甲状腺乳头状癌。CCA,颈动脉;T,气管;M,甲状腺床复发灶

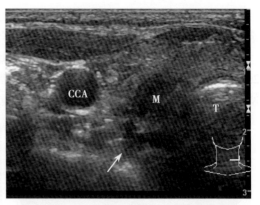

图 4-4-11　甲状腺床复发癌周边注射隔离液

甲状腺床复发癌与周围组织粘连,在癌灶与喉返神经间注射隔离液,防止喉返神经损伤。箭头示隔离液;CCA,颈动脉;M,甲状腺床复发癌;T,气管

法将复发癌灶撬动起来,远离气管,使气管免受热损伤(图 4-4-12);⑤甲状腺床复发癌多采用扩大消融,因其多有组织浸润和粘连,消融范围不足易造成复发与残留。具体根据癌灶的浸润程度合理选择消融方法、控制消融范围,如果气管、食管或喉返神经明显浸润受累,要进行姑息性消融治疗或联合其他治疗手段,如粒子植入、[131]I 放疗,避免造成气管、食管及喉返神经的严重损伤。

六、疗效评估及随访策略

(一) 疗效评估

1. 即刻疗效评估　①消融结束即刻应用二维超声、彩色多普勒超声和超声造影评估消融情况。完全消融表现如下:二维超声显示消融区形态皱缩,病灶内回声杂乱,可见针道样强回声;彩色多普勒超声显示消融区内无明显

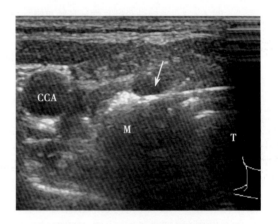

图 4-4-12　甲状腺床复发癌消融

杠杆撬动法上抬消融针针尖,使病灶远离气管及喉返神经后再对病灶进行消融,避免气管及喉返神经热损伤;消融后汽化强回声完全覆盖结节。箭头示消融针;CCA,颈动脉;M,甲状腺床复发癌;T,气管

血流信号;超声造影显示消融区内无对比剂填充,呈“黑洞征”;其中超声造影最为可靠,如超声造影显示病灶残留,可立刻予以补充消融(图 4-4-13)。②消融后第 2 天利用二维超声及彩色多普勒超声观察消融区是否有明显出血和水肿,必要时给予相应的处理,并可再次超声造影评价消融是否完全,如有残留可再次补充消融。

2. 长期疗效评估　①术后 1 个月、3 个月、6 个月、12 个月复查超声和超声造影,评价是否有残余及新发病灶,计算消融区体积及结节缩小率(体积计算公式同前);②检测甲状腺功能及血清甲状腺球蛋白水平[15,16],根据双风险评估的原则,进行 TSH 抑制治疗并控制促甲

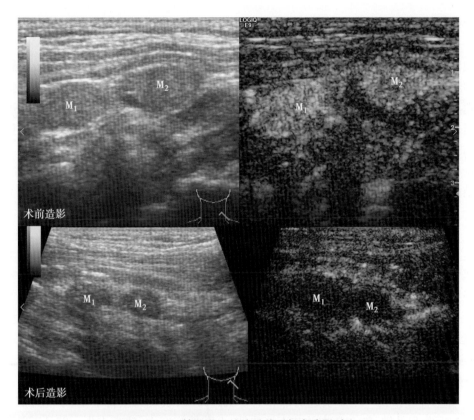

图 4-4-13　转移淋巴结消融前后超声造影对比

术前呈均匀高增强,术后即刻灌注消失,呈"黑洞征"。M_1、M_2,转移淋巴结

状腺激素水平在目标值。

（二）随访策略

1. 术后 1~6 小时密切观察患者,及时发现并处理并发症（如声音嘶哑、呛咳、皮肤灼伤、颈静脉血栓、气管或食管损伤,以及颈部神经损伤等）;对已发生并发症的程度及可能恢复的时间进行评估,做好患者的心理疏导和安抚,防止医疗纠纷。

2. 消融后第 2 天再行超声探查,必要时行超声造影。

3. 术后 1 个月、3 个月、6 个月、12 个月行超声及超声造影复查,必要时穿刺活检明确病灶性质。

4. 1 年后每 6 个月复查颈部超声和超声造影或颈部增强 CT 复查,探查是否有新发转移性淋巴结。

5. 检测甲状腺功能及血清促甲状腺球蛋白水平[15,17],根据双风险评估的原则,进行 TSH 抑制治疗并控制促甲状腺激素水平。

七、并发症的预防及处理

颈部转移性淋巴结消融整体而言具有较好的安全性,并发症发生率很低[18-20],包括主要并发症、次要并发症和副作用[21,22]。主要并发症包括神经损伤（喉返神经或喉上神经、颈交感神经节、臂丛、脊柱副神经）;次要并发症有血肿、疼痛、皮肤损伤等;副作用包括轻微、短暂的术后疼痛和热感觉,颈部的肿胀和不适[23]。

(一) 神经损伤

预防:①熟悉颈部神经解剖;②在消融邻近神经的淋巴结时建造良好的"液体隔离带"保护神经免受损伤(关于建造"隔离带"的液体,微波消融和激光消融可采用生理盐水,射频消融则只能采用不含离子的葡萄糖溶液,一般选择 5% 葡萄糖注射液);③术中一旦怀疑出现神经损伤,应即刻于损伤部位和周围注入冰盐水或葡萄糖注射液以降低周围组织温度,减轻热损伤程度,再用糖皮质激素和神经营养药物辅助受损神经恢复。

1. 喉返神经损伤　表现为临时性或永久性声音改变;喉返神经或喉上神经损伤主要与淋巴结的位置有关,淋巴结位于Ⅵ区时发生率最高,位于其他部位时发生率较低;喉返神经损伤后,通过发声训练有助于声音恢复。

2. 喉上神经损伤　表现为声音改变或饮水呛咳;喉上神经外支为运动神经,损伤时表现为发声力弱,音调粗、低沉、漏气,声时缩短、易疲劳,发高音和唱歌均感困难;喉上神经内支为感觉神经,损伤后则使喉部黏膜感觉丧失,进流食,尤其饮水时容易引起呛咳。一侧喉上神经损伤,数天后可由对侧代偿而使症状缓解;双侧喉上神经损伤,较长时间后症状会减轻,但一般仍有呛咳,且目前无法通过手术进行修复。喉上神经后内支损伤后避免饮水,可进半流食替代。

3. 颈交感神经节损伤　可出现霍纳综合征(Horner syndrome),表现为瞳孔缩小、眼睑下垂、眼球内陷、患侧额部无汗。

4. 臂丛神经损伤　主要引起肩部和上臂肌肉瘫痪,表现为上臂下垂,不能外展、外旋,前臂不能屈曲和外转,腕和掌指关节不能背伸,上肢外侧麻木,感觉丧失。臂丛下部损伤涉及 C_8 和 T_1 神经,主要引起手内在肌和屈指肌的瘫痪,萎缩表现为"爪形手",手和手指不能屈曲。

5. 迷走神经损伤　一侧损伤出现同侧声带瘫痪、声嘶、阵发性心动过速、心跳无节律。

6. 副神经损伤　出现头部稍偏向健侧,患侧肩下垂,肩胛骨位置偏斜。

(二) 血肿

主要见于颈前肌肉组织或小血管损伤;超声仔细探查穿刺路径血管,避免针尖穿刺副损伤;一旦发生,压迫止血是最常用的方法,其次还可在出血部位注射凝血酶或局部热消融进行止血;热消融止血一般用于直径 5mm 以下小血管出血;如果上述方法无法有效止血,须及时采取外科干预。

(三) 疼痛

疼痛程度不同,可发生在下颈部,有时辐射到头部、耳朵、肩膀、胸部、背部或牙齿;大多无须药物干预,少数需服用止痛药。

(四) 皮肤损伤

主要因病灶表浅、邻近皮肤或撤针时过度消融针道所致;消融邻近皮肤的病灶时,可在皮肤与病灶间注射液体建造"隔离带",同时还可在皮肤表面覆盖酒精纱布以减少热损伤;一旦发生皮肤损伤可局部使用烫伤膏。

(黄品同　王淑荣　王　辉)

(本章组长　罗渝昆　秘书　谢　芳)

参考文献

1. Leboulleux S, Girard E, Rose M, et al. Ultrasound criteria of malignancy for cervical lymph nodes in patients followed up for differentiated thyroid cancer. Clin Endocrinol Metab, 2007, 92(9): 3590-3594.

2. Xiang D, Hong Y, Zhang B, et al. Contrast-enhanced ultrasound (CEUS) facilitated US in detecting lateral neck lymph node metastasis of thyroid cancer patients: diagnosis value and enhancement patterns of malignant lymph nodes. Eur Radiol, 2014, 24(10): 2513-2519.

3. Tessler FN, Middleton WD, Grant EG, et al. Re: ACR thyroid imaging, reporting and data system (TI-RADS): white paper of the ACR TI-RADS committee. J Am Coll Radiol, 2018, 14(5): 587.

4. Radowsky JS, Howard RS, Burch HB, et al. Impact of degree of extrathyroidal extension of disease on papillary thyroid cancer outcome. Thyroid, 2014, 24(2): 241-244.

5. Baek JH, Kim YS, Sung JY, et al. Locoregional control of metastatic well-differentiated thyroid cancer by US-guided radiofrequency ablation. AJR Am J Roentgenol, 2011, 197(2): W331-W336.

6. Lim HK, Baek JH, Lee JH, et al. Efficacy and safety of radiofrequency ablation for treating locoregional recurrence from papillary thyroid cancer. Eur Radiol, 2015, 25(1): 163-170.

7. Yue W, Chen L, Wang S, et al. Locoregional control of recurrent papillary thyroid carcinoma by US-guided percutaneous microwave ablation: A prospective study. Int J Hyperthermia, 2015, 31(4): 403-408.

8. Papini E, Guglielmi R, Gharib H, et al. US-guided laser ablation of incidental papillary thyroid microcarcinoma: a potential therapeutic approach in patients at surgical risk. Thyroid, 2011, 21(8): 917-920.

9. Dupuy DE, Monchik JM, Decrea C, et al. Radiofrequency ablation of regional recurrence from well-differentiated thyroid malignancy. Surgery, 2001, 130(6): 971-977.

10. Zhou W, Zhang L, Zhan W, et al. Percutaneous laser ablation for treatment of locally recurrent papillary thyroid carcinoma <15mm. Clin Radiol, 2016, 71(12): 1233-1239.

11. Suh CH, Baek JH, Choi YJ, et al. Efficacy and safety of radiofrequency and ethanol ablation for treating locally recurrent thyroid cancer: a systematic review and meta-analysis. Thyroid, 2016, 26(3): 420-428.

12. Park HS, Baek JH, Park AW, et al. Thyroid radiofrequency ablation: updates on innovative devices and techniques. Korean J Radiol, 2017, 18(4): 615-623.

13. Shin JH, Baek JH, Ha EJ, et al. Radiofrequency ablation of thyroid nodules: basic principles and clinical application. Int J Endocrinol, 2012, 2012: 919650.

14. Papini E, Bizzarri G, Bianchini A, et al. Percutaneous US-guided laser ablation is effective for treating selected nodal metastases in papillary thyroid cancer. J Clin Endocrinol Metab, 2013, 98(1): E92-E97.

15. Lee SJ, Jung SL, Kim BS, et al. Radiofrequency ablation to treat loco-regional recurrence of well-differentiated thyroid carcinoma. Korean J Radiol, 2014, 15(6): 817-826.

16. Lee SJ, Jung SL, Kim BS, et al. Radiofrequency Ablation to Treat Loco-Regional Recurrence of Well-Differentiated Thyroid Carcinoma. Korean J Radiol, 2014, 15(6): 817-826.

17. Monchik JM, Donatini G, Iannuccilli J, et al. Radiofrequency ablation and percutaneous ethanol injection treatment for recurrent local and distant well-differentiated thyroid carcinoma. Ann Surg, 2006, 244(2): 296-304.

18. Mauri G, Cova L, Ierace T, et al. Treatment of Metastatic Lymph Nodes in the Neck from Papillary Thyroid Carcinoma with Percutaneous Laser Ablation. Cardiovasc Intervent Radiol, 2016, 39(7): 1023-1030.

19. Teng D, Ding L, Wang Y, et al. Safety and efficiency of ultrasound-guided low power microwave ablation in the treatment of cervical metastatic lymph node from papillary thyroid carcinoma: a mean of 32 months follow-up

study. Endocrine,2018,62(3):648-654.

20. Suh CH,Baek JH,Choi YJ,et al. Efficacy and Safety of Radiofrequency and Ethanol Ablation for Treating Locally Recurrent Thyroid Cancer:A Systematic Review and Meta-Analysis. Thyroid,2016,26(3):420-428.

21. Burke DR,Lewis CA,Cardella JF,et al. Quality improvement guidelines for percutaneous transhepatic cholangiography and biliary drainage. Society of Cardiovascular and Interventional Radiology. J Vasc Interv Radiol,1997,8(4):677-681.

22. Burke DR,Lewis CA,Cardella JF,et al. Quality improvement guidelines for percutaneous transhepatic cholangiography and biliary drainage. J Vasc Interv Radiol,2003,14(9 Pt 2):S243-S246.

23. Kim JH,Baek JH,Lim HK,et al. 2017 Thyroid Radiofrequency Ablation Guideline:Korean Society of Thyroid Radiology. Korean J Radiol,2018,19(4):632-655.

第五章
胸部肿瘤消融治疗

第一节　胸部肿瘤概述

一、肺癌

肺癌(lung cancer)系指起源于肺、气管及支气管黏膜上皮的恶性肿瘤,有时也称支气管肺癌(bronchopulmonary carcinoma)。肺癌大致可以分为非小细胞肺癌(non small cell lung cancer,NSCLC)和小细胞肺癌(small cell lung cancer,SCLC)两大类,其中非小细胞肺癌占80%~85%,主要包括鳞癌、腺癌、大细胞肺癌。

(一)流行病学

据世界卫生组织(World Health Organization,WHO)所属国际癌症研究机构(International Agency for Research on Cancer,IARC)报道,2018年全球肺癌新发病例209万例,死亡病例176万例;无论发病率还是死亡率均居恶性肿瘤之首[1,2]。在中国,肺癌同样居恶性肿瘤发病率及死亡率首位。具体来说,2015年估计新发肺癌73.3万人(男性50.9万人,女性22.4万人),居恶性肿瘤首位(男性首位,女性第2位),占恶性肿瘤新发病例的17.09%(男性20.27%,女性12.59%);同期死亡61万人(男性43.2万人,女性17.8万人),占恶性肿瘤死因的21.68%(男性23.89%,女性17.70%)。与30年前相比,我国肺癌病死率上升了465%,每年大约有60万人死于肺癌[3-6]。

肺癌的流行病学特点是发达国家高于发展中国家、男性高于女性、高龄人群高于低龄人群,并呈以下趋势:发病率升高、病死率升高、腺癌所占比例升高、非吸烟者所占比例升高、女性所占比例升高和青少年所占比例分别升高[7]。

(二)病因学

目前影响肺癌发生的主要危险因素包括吸烟、饮酒、油烟、家族肿瘤史、肺结核、慢性支气管炎和精神因素等;而多吃新鲜蔬菜是预防肺癌发生的保护性因素。

1. 吸烟和被动吸烟　吸烟是目前公认的肺癌最重要的危险因素。吸烟与30%的癌症有关,87%的肺癌与吸烟(包括被动吸烟)有关。吸烟与肺癌危险度的关系与烟草的种类、开始吸烟的年龄、吸烟的年限、吸烟量有关。欧美国家吸烟者肺癌死亡率约为不吸烟者的10

倍以上,亚洲则较低。不吸烟者每天被动吸烟 15 分钟以上者定义为被动吸烟。

2. 空气污染 空气污染包括室外污染和室内污染。①室内污染:室内污染包括室内环境烟草烟雾(environmental tobacco smoke,ETS)、厨房内污染(油烟和煤烟)和室内装修(尤其是氡)等。②室外污染:室外污染主要是大气污染。污染源来源于工业废气、采暖(煤炭)、汽车废气(汽油和柴油)、公路沥青和环境烟草烟雾(ETS)等。

3. 职业暴露 在目前已经确认对人类致癌的化学物质中,与职业有关的大约有 35 种,其中 9 种被列为肺癌的致癌物,包括石棉、无机砷化合物、铬和某些化合物如二氯甲醚、芥子体、煤烟、焦油和石油中的 PAHs(多环芳烃)、氯化乙烯等。职业暴露性肺癌的特点有:①从事某种特定职业;②潜伏期 20 年左右;③发病年龄较轻,提早 10~20 年;④男性多于女性;⑤吸烟与职业暴露因素协同;⑥多为中心型肺癌,鳞癌和小细胞未分化癌多见。

4. 肺癌家族史和遗传易感性 肺癌患者中存在家族聚集现象。这些发现说明遗传因素可能在对环境致癌物易感的人群和 / 或个体中起重要作用。

目前认为涉及机体对致癌物代谢、基因组不稳定、DNA 修复及细胞增殖和凋亡调控的基因多态性均可能是肺癌的遗传易感因素,其中代谢酶基因和 DNA 损伤修复基因多态性是其中研究较多的两个方面。

5. 与肺癌发生有关的其他因素 还包括营养及膳食、社会心理因素、免疫状态、雌激素水平、感染(HIV、HPV)、肺部慢性炎症、经济文化水平等,但其与肺癌的关联尚存在争议,需要进一步研究评价。

(三)肺癌的筛查

在高危人群中开展肺癌筛查有益于早期发现早期肺癌,提高治愈率。低剂量螺旋 CT(LDCT)对发现早期肺癌的敏感度是常规 X 线胸片的 4~10 倍,可以早期检出早期周围型肺癌[8-12]。按风险状态分为以下 3 组。

1. 高危组 年龄 55~74 岁,吸烟史 ≥30 包 /a,戒烟史 <15 年;或年龄 ≥50 岁,吸烟史 ≥20 包 /a,另外具有被动吸烟之外的危险因素。

2. 中危组 年龄 ≥50 岁,吸烟史或被动吸烟接触史 ≥20 包 /a,无其他危险因素。

3. 低危组 年龄 <50 岁和吸烟史 <20 包 /a。

NCCN 指南建议高危组进行肺癌筛查,不建议低危组和中危组进行筛查。

(四)肺癌的诊断

1. 主要症状 包括:①由原发肿瘤局部生长引起的症状;②由肿瘤引起的全身症状;③由肿瘤引起的副癌综合征;④由肿瘤外侵转移引起的症状;⑤由肿瘤引起的其他症状。由原发肿瘤局部生长引起的症状主要包括咳嗽、痰中带血或咯血、胸痛、胸闷或气急、发热等。有研究表明,肺癌的症状与预后相关。

2. 体格检查 ①多数早期肺癌患者无明显相关阳性体征;②患者出现原因不明、久治不愈的肺外征象,如杵状指(趾)、非游走性关节疼痛、男性乳腺增生、皮肤黝黑或皮肌炎、共济失调和静脉炎等;③临床表现高度可疑肺癌的患者,体检发现声带麻痹、上腔静脉阻塞综合征、霍纳综合征、潘科斯特(Pancoast)综合征等提示局部侵犯和转移的可能;④临床表现高度可疑肺癌的患者,体检发现肝大伴有结节、皮下结节、锁骨上窝淋巴结肿大等,提示远处转移的可能。

3. 影像学诊断[13]

(1)胸部 X 线检查:胸部 X 线检查通常可以发现大多数 0.6~1cm 的恶性结节,5%~15%

肺癌患者单凭 X 线检查就可发现肺部的病灶。胸部 X 线检查对隐蔽区肺癌的漏诊率为 8.1%~19.0%。

（2）胸部 CT：胸部 CT 是目前肺癌诊断、分期、疗效评价和治疗后随诊中最重要和最常用的影像检查方法。

1）中央型肺癌：中央型肺癌多数为鳞状细胞癌、小细胞癌，近年来腺癌表现为中央型肺癌者也有所增多。早期中央型肺癌表现为支气管壁局限性增厚、内壁不规则、管腔狭窄，肺动脉伴行的支气管内条状或点状（轴位观）密度增高影，通常无阻塞性改变。影像表现有时可以阻塞性肺炎为主，在抗炎治疗后炎症消散，但仍需注意近段支气管壁是否增厚。中晚期中央型肺癌以中央型肿物和阻塞性改变为主要表现，阻塞性改变最早为阻塞性肺气肿，再进一步发展为阻塞性肺炎和肺不张。阻塞肺的近端常因肿瘤而外突，形成反"S"征。支气管不完全阻塞时 CT 可见支气管通气征。增强 CT 常可以看到扩张、充满黏液的支气管。少部分中央型肺癌可以表现为沿段及亚段支气管铸型的分支状改变。

2）周围型肺癌：通常将肺内直径≤1cm 的局限病变称为小结节，1cm< 直径≤3cm 的局限病变称为结节，直径 >3cm 者称为肿物。分析影像表现时，结节或肿物的大小、形态、密度、内部结构、瘤 - 肺界面及体积倍增时间是最重要的诊断指征。观察结节 / 肿物的特征时，应常规应用薄层 CT（层厚 1~1.25mm），多平面重组（MPR）可在各方向观察结节的形态，有助于定性诊断。对于实性结节，鉴别诊断时可以根据情况选择增强扫描、双期增强扫描和动态增强扫描。肺内亚实性结节特别是纯磨玻璃结节，建议只使用薄层平扫。

（3）磁共振成像（magnetic resonance imaging，MRI）：判定胸壁或纵隔是否受侵；显示肺上沟瘤与臂丛神经及血管的关系；区分肺门肿块与肺不张、阻塞性肺炎的界限。MRI 特别适用于判定脑、脊髓有无转移，脑增强 MRI 应作为肺癌术前常规分期检查。MRI 对骨髓腔转移敏感度和特异度均很高，可根据临床需求选用。

（4）^{18}F- 氟代脱氧葡萄糖（^{18}F-FDG）PET 或 PET-CT：诊断肺癌的敏感性达 90% 以上，特异性大多在 80%~90%。

（5）超声检查：由于肺内气体及肋骨、胸骨的遮挡，超声通常并不能显示肺内病灶，肺癌患者的超声检查主要应用于锁骨上区淋巴结、肝脏、肾上腺、肾脏等部位及脏器转移瘤的观察，为肿瘤分期提供信息。超声还可用于胸腔、心包腔积液的检查及抽液体前的定位。

（6）骨核素扫描：用于判断肺癌骨转移的常规检查。当骨扫描检查提示骨可疑转移时，对可疑部位进行 MRI、CT 或 PET-CT 等检查验证；术前 PET-CT 检查可以替代骨扫描。

4. 病理学检查[14]

（1）脱落细胞学：传统痰脱落细胞学检查、痰液基细胞学、自动定量痰细胞学阅片系统（automated quantitative cytology，AQC）。

（2）支气管镜检查：白光气管镜（white light bronchoscopy，WLB）只能发现 29% 的原位癌和 69% 的微浸润癌。较新的支气管镜技术如自荧光支气管镜（autofluorescence bronchoscopy，AFB）、窄带成像（narrow band imaging，NBI）支气管镜和高倍率支气管镜（high magnification bronchoscopy，HMB）则能提高这些早期中央型肺癌的诊断率和准确性。虚拟断层光学显微镜技术包括共聚焦内镜（confocal laser endoscopy，CLE）、光学相干断层扫描（optical coherence tomography，OCT）、激光拉曼光谱（laser Raman spectroscopy，LRS）等。

（3）经支气管肺穿刺活检：包括透视下经支气管肺活检术（transbronchial lung biopsy，TBLB）、超细支气管镜（外径 2.8~3.5mm，ultrathin bronchoscope，UB）、径向探头支气管内超声（radial probe endobronchial ultrasonography，RP-EBUS）、支气管超声导向鞘（endobronchial ultrasonography with a guide sheath，EBUS-GS）和导航支气管镜。一般来说，位于内 2/3 区域、大于 2cm 的病灶经支气管镜活检相对容易成功。

（4）经皮肺穿刺活检：CT 引导下经皮肺穿刺活检诊断肺癌的敏感性为 0.90（95% 置信区间 0.88~0.91），特异性为 0.97（95% 置信区间 0.96~0.98），阳性预测值 0.01~0.02，阴性预测值 0.20~0.30[15]。

（5）纵隔分期：包括纵隔镜、经支气管针吸活检（transbronchial needle aspiration，TBNA）、超声引导下经支气管针吸活检（endobronchial ultrasound-guided transbronchial needle aspiration，EBUS-TBNA）和内镜超声针吸活检（endoscopic ultrasound needle aspiration，EUS-NA）[16-18]。

（6）快速现场病理评估（rapid on-site evaluation，ROSE）：是指将针吸活检所获得的细胞学标本经涂片、风干及快速固定染色后，即刻由现场的细胞病理学家进行观察诊断，同时根据标本取材的满意程度决定是否需要进一步活检。对于难以活检诊断的特殊病例，通过套管针或引导鞘对病灶行反复穿刺有助于提高诊断率。

5. 肿瘤标志物

（1）血清肿瘤标志物：现阶段临床上常用的血清肺癌标志物包括癌胚抗原（CEA）、鳞状细胞癌相关抗原（SCC-Ag）、细胞角质蛋白 19 片段抗原 21-1（CYFRA 21-1）、神经元特异性烯醇化酶（NSE）、胃泌素释放肽前体（ProGRP）等，这些标志物单独用于肺癌早期诊断的敏感度和特异度均不高，多种标志物联合检测可提高诊断效率。

（2）呼出气中有机化合物（VOC）：VOC 的组成及其浓度可以反映肺癌的疾病状况，建立和开发其数据库及预测模型对肺癌早期诊断具有重要的应用价值。

（3）液体活检：通过检测体液中来源于肿瘤的循环肿瘤抗体谱、循环微小 RNA（micro RNA，miRNA）、循环肿瘤 DNA（circulating tumor DNA，ctDNA）、循环游离 DNA（cell-free DNA，cfDNA）、循环肿瘤细胞（circulating tumor cell，CTC）和外泌体等生物标志物。

（4）蛋白质组学（proteomics）：蛋白质组学作为一门方法学，用于鉴定出某一研究对象的全部蛋白。其目的是从整体的角度分析其蛋白质组成成分、表达水平与修饰状态，了解蛋白质之间的相互作用与联系，揭示蛋白质功能与细胞生命活动的规律，已经成为研究肿瘤生物学不可或缺的工具。常用分析方法有二维凝胶电泳、液相色谱和质谱法［如基质辅助激光解吸电离飞行时间质谱（MALDI-TOF-MS）］等。

6. 病理学诊断　2015 年 WHO 发布的肺癌分类，根据主要组织学类型将腺癌亚型分为 3 类：贴壁生长型（低级）、腺泡和乳头型（中间等级）以及实性和微乳头型（高级）。一些病理组织学特征如有丝分裂计数、肺泡腔隙传播（STAS）影响复发。

（五）肺癌的分期

国际肺癌研究协会（International Association for the Study of Lung Cancer，IASLC）公布的第 8 版肺癌分期系统已被国际抗癌联盟（Union for International Cancer Control，UICC）和美国癌症联合委员会（American Joint Committee on Cancer，AJCC）采纳，于 2017 年 1 月 1 日在欧洲和亚洲被采纳，并于 2018 年 1 月 1 日正式在全球推广（表 5-1-1）[19]。

表 5-1-1　肺癌第 8 版 TNM 分期

T/M	亚组	N0	N1	N2	N3
T1	Tia(mis)	Ⅰa1			
	T1a≤1cm	Ⅰa1	Ⅱb	Ⅲa	Ⅲb
	1cm<T1b≤2cm	Ⅰa2	Ⅱb	Ⅲa	Ⅲb
	2cm<T1c≤3cm	Ⅰa3	Ⅱb	Ⅲa	Ⅲb
T2	3cm<T2a≤4cm	Ⅰb	Ⅱb	Ⅲa	Ⅲb
	4cm<T2b≤5cm	Ⅱa	Ⅱb	Ⅲa	Ⅲb
T3	5cm<T3≤7cm	Ⅱb	Ⅲa	Ⅲb	Ⅲc
	T3$_{Inv}$	Ⅱb	Ⅲa	Ⅲb	Ⅲc
	T3$_{Satell}$	Ⅱb	Ⅲa	Ⅲb	Ⅲc
T4	7cm<T4	Ⅲa	Ⅲa	Ⅲb	Ⅲc
	T4$_{Inv}$	Ⅲa	Ⅲa	Ⅲb	Ⅲc
	T4$_{Ipsi Nod}$	Ⅲa	Ⅲa	Ⅲb	Ⅲc
M1	M1a	Ⅳa	Ⅳa	Ⅳa	Ⅳa
	M1b	Ⅳa	Ⅳa	Ⅳa	Ⅳa
	M1c	Ⅳb	Ⅳb	Ⅳb	Ⅳb

注:Inv,invasion,侵犯;Satell,satellite,卫星;Ipsi,ipsilateral,同侧

（六）肺癌的治疗

1. 外科治疗　肺癌的外科治疗始于 19 世纪。1891 年,Tuffier 进行了首例部分肺切除手术。1895 年,Macewen 采用热凝固法分期完成世界第 1 例全肺切除术,开始了人类外科治疗肺癌的历史。进入 20 世纪以后,微创胸外科手术逐步得到推广。1992 年,Roviaro 报道了世界首例胸腔镜下肺叶切除。随着麻醉技术的发展、手术器械的完善、手术技巧的提高和围术期管理的进步,肺癌外科的发展趋势必然是向着安全性、可靠性和微创性的方向发展。

2. 化学治疗　20 世纪 90 年代前后,8 项多中心随机临床研究中的 6 项证明了铂类药物为主的化疗方案可延长Ⅳ期 NSCLC 的生存期。对化疗敏感的 SCLC 化疗缓解率可达 60%~90%,延长了生存期,并推迟了复发、转移时间。

化疗已广泛用于肺癌手术和 / 或放疗后的辅助治疗,而对病变范围大、估计不能手术切除或放疗者,化疗作为诱导治疗的作用也得到普遍认可。

3. 分子靶向药物治疗　在过去的几十年里,随着基因分析和分子诊断技术的不断发展,比如二代测序(next-generationsequencing,NGS)技术推广运用,从微小的肿瘤活检标本中检测患者的癌症基因组成为可能,基于基因特征的肺癌临床研究也相继开展[20]。

目前,已获批用于临床的表皮生长因子受体 - 酪氨酸激酶抑制剂(EGFR-TKI)包括吉非替尼(gefitinib;商品名易瑞沙,Iressa)、厄洛替尼(erlotinib;商品名特罗凯,Tarceva)和国产的埃克替尼(icotinib;商品名凯美纳,Conmana)[21-28]。间变性淋巴瘤激酶(ALK)融合基因抑制剂如克唑替尼(crizotinib;商品名赛可瑞,Xalkori)。

4. 肿瘤免疫治疗　程序性死亡蛋白 1(programmed death 1,PD-1)是 B7-CD28 家族中的

一员，是一个细胞表面受体，PD-1在活性 $CD4^+$ 和 $CD8^+$T 淋巴细胞、NK 淋巴细胞、B 淋巴细胞、激活的单核细胞和成熟的 DC 细胞表达。PD-1 有两个配体（ligand）：PD-L1（B7-H1）和 PD-L2（B7-DC）。PD-L1 表达于肿瘤细胞和肿瘤微环境的基质细胞，与 PD-1 结合后可诱发 T 淋巴细胞功能抑制而诱导免疫逃逸，而阻断 PD-1/PD-L1 信号通路可以逆转肿瘤免疫微环境，增强内源性抗肿瘤免疫效应。

（1）抗 PD-1 抗体：纳武单抗（nivolumab）和帕母单抗（pembrolizumab）均是全人源化 IgG4 单克隆抗 PD-1 抗体，它的出现改变了既往肺癌对于免疫治疗不敏感、疗效差的观念。FDA 在 2015 年批准其用于以铂类为基础的化疗后出现肿瘤残余的晚期肺鳞癌患者的二线治疗[29-32]。

（2）抗 PD-L1 抗体：抗 PD-L1 抗体治疗 NSCLC 临床试验大多数处于 I / II 期，旨在探索其最佳剂量和不良反应[7,33,34]。

5. 局部消融　肺癌局部消融技术主要包括 RFA、MWA、Cryo-A、LA 和 HIFU，HIFU 很少用于肺部肿瘤的消融治疗[35]。前 3 种消融技术是目前临床上常用的肺部肿瘤局部消融治疗技术，各有优势。对于直径≤3cm 的肿瘤，3 种消融方式均可获得良好的治疗效果。RFA 电极的适形性好，可以通过调节消融电极来保护邻近脏器，但是受血流和气流的影响较大；对于直径 >3cm，尤其是 >5cm 的肿瘤，MWA 因其消融时间短、消融范围大，明显优于其他 2 种消融方式，且 MWA 受到血流灌注的影响小，更加适合治疗邻近大血管的肿瘤。Cryo-A 形成的"冰球"边界清晰，易于监测，可用于邻近重要脏器的肺部肿瘤。Cryo-A 较少引起局部疼痛，对于肿瘤距离胸膜≤1cm 或有骨转移引起骨质破坏的肿瘤患者，Cryo-A 明显优于 MWA 和 RFA。局部消融作为疗效确切的微创技术已广泛用于早期肺癌的治疗，每年应用其治疗肺癌的患者例数迅速增加[36-38]。此外，借助电磁导航支气管镜（electromagnetic navigation bronchoscope，ENB），对肺肿瘤进行消融已成为可能，或将成为肺结节穿刺活检加消融的新的治疗模式[39,40]。

消融联合其他治疗的综合治疗模式疗效显著增加。消融与其他方法进行联合治疗是目前许多肿瘤研究的重要内容之一，包括消融与外科、化疗、放疗、分子靶向药物和免疫治疗等的联合。

（1）消融联合放疗：可以提高肿瘤的局部控制率，延长患者的生存期，而不良反应无明显增加。

（2）消融联合化疗：对于肿瘤残余期 NSCLC 消融与化疗结合的研究逐渐增多，消融联合化疗对于提高肿瘤的局部控制率、延长患者的生存期有一定益处，有可能成为治疗肿瘤残余期 NSCLC 的新模式。

（3）消融联合分子靶向药物治疗：酪氨酸激酶抑制剂（tyrosine kinase inhibitor，TKI）是目前治疗表皮生长因子受体（epidermal growth factor receptor，EGFR）突变的肿瘤残余 NSCLC 患者的主要方法之一，这类患者应用 TKI 可以获得约 70% 客观缓解率及约 10 个月的无肿瘤残余生存时间。然而在接受一段时间 TKI 治疗后，几乎所有患者都会出现耐药。对于局部肿瘤缓慢进展或残余的患者进行局部消融治疗后，继续服用 TKI 药物，可延长患者的中位无肿瘤残余生存时间和总生存时间。

（七）随访

国际、国内目前均没有统一的肺癌随访指南，通常的做法是治疗后定期（3~6 个月）复查胸部增强 CT、必要时复查肿瘤标志物；如果无肿瘤残余，3~5 年后改为每年复查；如果发现肿瘤残余，可根据情况缩短复查时间。

二、肺转移瘤

(一) 概述

肿瘤转移是恶性肿瘤的基本生物学特征，是临床大多数肿瘤患者治疗失败和致死的主要因素。肺是仅次于肝脏的常见转移部位，可以通过血行转移、淋巴道转移、直接浸润或蔓延、气道种植等多种途径发生，如不及时得到有效治疗，患者可因呼吸功能衰竭而死亡。

恶性肿瘤患者发生肺转移时，全身化疗是主要的治疗手段。近年来随着化疗药物的不断更新以及分子靶向药物的出现，肺转移瘤化疗疗效明显提高，但是部分患者在接受化疗后仍会出现肿瘤残余；而且由于化疗的毒副反应，并非所有的患者都耐受化疗。

外科手术是肺转移瘤的首选局部治疗手段，肺转移瘤的完全切除有助于延长患者的生存期。但由于外科手术创伤大、对患者的肺功能和身体其他状况要求高，且患者肺转移往往多发，致使很多患者不适合外科手术治疗。再者肺转移外科切除术后复发率高，患者面临需要再次或者多次手术治疗的问题。

对不能手术治疗的肺转移瘤患者，放射治疗和消融治疗是目前最常用的局部治疗手段。随着精准放疗技术的出现和应用，放射治疗肺转移瘤的疗效明显提高。但由于受到放射剂量的限制，无法对肺转移瘤行多次治疗；而且放射治疗会引起放射性肺炎、肺纤维化的出现，严重时影响患者的生活质量。

消融治疗以其有效率高、创伤小、可重复性强等特点，被越来越多地应用于肺转移瘤的治疗中。其最大的优势是能够高效灭活肺转移瘤的同时，最大程度地保护肺组织。肺转移的消融治疗应该建立在原发肿瘤控制良好的前提下，并应该尽早实施。目前消融无论是单独还是联合其他手段，在部分肺转移瘤的治疗中已近取得了良好的疗效。

(二) 肺转移瘤局部消融疗效

多项研究指出结直肠癌、骨与软组织肉瘤、肾癌、原发性肝癌等肺外恶性肿瘤均可发生肺转移，针对肺转移灶的消融治疗能够取得与外科手术相似的疗效，但是相比外科手术，RFA 具有对正常肺组织创伤小，消融治疗后不易引起患者肺功能改变，且能够对肺转移瘤行多次重复治疗的优点。消融治疗能微创、高效地灭活肿瘤，减轻肿瘤负荷；部分肿瘤联合全身化疗，能够显著激发化疗的效果，有助于延长患者生存期。

(三) 肺转移瘤热消融难点

与肝、肾等实质性脏器肿瘤消融不同，肺转移瘤消融术并发症种类繁多，主要分为穿刺相关并发症如肺内出血、血胸、气胸、心脏压塞、空气栓塞等；以及消融相关并发症如胸痛、胸膜反应、咳嗽、皮肤灼伤等。多项研究指出肺肿瘤消融治疗的严重并发症和轻微并发症发生率分别为 3%~24.5% 和 21.3%~64.9%，死亡率为 0~5.6%，其死亡原因有出血、肺炎、肺间质纤维化恶化、肺栓塞、急性心力衰竭、呼吸衰竭等。肺肿瘤消融术后并发症的防治是临床关注的重点和难点。值得注意的是，虽然并发症的发生率并不低，但是绝大多数的并发症都是可控可治的。应该依据患者的肿瘤大小、位置、种类等不同，以及患者的基本情况，实施个体化的消融治疗，最大程度降低并发症的发生；同时在消融治疗过程中以及术后应该密切关注患者病情的变化，早期发现及治疗并发症，最大程度减轻其为患者带来的危害。

肺肿瘤消融术后影像学变化多种多样,每种术后影像学表现又有各自不同的转归,如何早期判断消融疗效是肺转移瘤消融治疗的另外一个难点。消融术后 24~48 小时由于消融灶周边出现炎症反应,以及消融术后 1~3 个月消融灶周边充血、水肿、纤维增生,使得消融灶的范围增大,增加疗效评定的难度。消融术后应该动态随访,充分对比消融前后消融区域的变化,必要时结合 PET-CT 或者穿刺活检;但当消融区域出现异常的强化结节,常提示肿瘤残留或者复发,应该早期对残留或者复发灶进行治疗。

(刘宝东　李鲁)

参考文献

1. Bray F, Ferlay J, Soerjomataram I, et al. Global cancer statistics 2018: GLOBOCAN estimates of incidence and mortality worldwide for 36 cancers in 185 countries. CA Cancer J Clin, 2018, 68(6): 394-424.

2. Jemal A, Bray F, Center MM, et al. Global cancer statistics. CA Cancer J Clin, 2011, 61(2): 69-90.

3. Chen W, Zheng R, Baade PD, et al. Cancer statistics in China, 2015. CA Cancer J Clin, 2016, 66(2): 115-132.

4. 陈万青, 张思维, 邹小农, 等. 2004—2005 年中国肺癌死亡情况分析. 中国预防医学杂志, 2010, 44(5): 378-382.

5. She J, Yang P, Hong Q, et al. Lung cancer in China: challenge and interventions. Chest, 2013, 143(4): 1117-1126.

6. 赫捷, 陈万青. 2017 中国肿瘤登记年报. 北京: 人民卫生出版社, 2018.

7. Detterbeck FC, Lewis SZ, Diekemper R, et al. Executive Summary: Diagnosis and management of lung cancer, 3rd ed: American College of Chest Physicians evidence-based clinical practice guidelines. Chest, 2013, 143(5 Suppl): 7S-37S.

8. The National Lung Screening Trial Research Team, Aberle DR, Adams AM, et al. Reduced lung-cancer mortality with low-dose computed tomographic screening. N Engl J Med, 2011, 365(5): 395-409.

9. Pastorino U, Rossi M, Rosato V, et al. Annual or biennial CT screening versus observation in heavy smokers: 5-year results of the MILD trial. Eur J Cancer Prev, 2012, 21(3): 308-315.

10. Becker N, Motsch E, Gross ML, et al. Randomized study on early detection of lung cancer with MSCT in Germany: study design and results of the first screening round. J Cancer Res Clin Oncol, 2012, 138(9): 1475-1486.

11. Field JK, Duffy SW, Baldwin DR, et al. UK Lung Cancer RCT Pilot Screening Trial: baseline findings from the screening arm provide evidence for the potential implementation of lung cancer screening. Thorax, 2016, 71(2): 161-170.

12. Walter JE, Heuvelmans MA, de Bock GH, et al. Characteristics of new solid nodules detected in incidence screening rounds of low-dose CT lung cancer screening: the NELSON study. Thorax, 2018, 73(8): 741-747.

13. 中华医学会放射学分会心胸学组. 肺亚实性结节影像处理专家共识. 中华放射学杂志, 2015, 49(4): 254-258.

14. 中华医学会呼吸病学分会, 中国肺癌防治联盟. 肺癌小样本取材相关问题的中国专家共识. 中华内科杂志, 2016, 55(5): 406-413.

15. 中国抗癌协会肿瘤介入学专业委员会, 中国抗癌协会肿瘤介入学专业委员会青年委员会. 胸部肿瘤经皮穿刺活检中国专家共识. 中华医学杂志, 2018, 98(23): 1822-1831.

16. Han Y, Kim HJ, Kong KA, et al. Diagnosis of small pulmonary lesions by transbronchial lung biopsy with radial endobronchial ultrasound and virtual bronchoscopic navigation versus CT-guided transthoracic needle biopsy: A

systematic review and meta-analysis. PLoS One,2018,13(1):e0191590.

17. Bousema JE,Dijkgraaf MGW,Papen-Botterhuis NE,et al. MEDIASTinal staging of non-small cell lungcancer by endobronchial and endoscopic ultrasonography with or without additionalsurgical mediastinoscopy (MEDIASTrial):study protocol of a multicenter randomized controlled trial. BMC Surg,2018,18(1):27.

18. 姜格宁,陈昶,朱余明,等.上海市肺科医院磨玻璃结节早期肺腺癌的诊疗共识.中国肺癌杂志,2018,21(3):147-159.

19. Goldstraw P,Chansky K,Crowley J,et al. The IASLC lung cancer staging project:proposals for revision of the TNM stage groupings in the forthcoming(eighth)edition of the TNM classification for lung cancer. J Thorac Oncol,2016,11(1):39-51.

20. Kumarakulasinghe NB,van Zanwijk N,Soo RA. Molecular targeted therapy in the treatment of advanced stage non-small cell lung cancer(NSCLC). Respirology,2015,20(3):370-378.

21. Garassino MC,Martelli O,Broggini M,et al. Erlotinib versus docetaxel as second-line treatment of patients with advanced non-small-cell lung cancer and wild-type EGFR tumours(TAILOR):a randomised controlled trial. Lancet Oncol,2013,14(10):981-988.

22. Kawaguchi T,Ando M,Asami K,et al. Randomized phase Ⅲ trial of erlotinib versus docetaxel as second- or third-line therapy in patients with advanced non-small-cell lung cancer:Docetaxel and Erlotinib Lung Cancer Trial(DELTA). J Clin Oncol,2014,32(18):1902-1908.

23. Yang JJ,Cheng Y,Zhao MF,et al. A phase Ⅱ trial comparing pemetrexed with gefitinib as the second-line treatment of nonsquamous NSCLC patients with wild-type EGFR(CTONG0806). J Clin Oncol,2013,31(15_suppl):8042-8042.

24. Han JY,Park K,Kim SW,et al. First-SIGNAL:first-line single-agent iressa versus gemcitabine and cisplatin trial in never-smokers with adenocarcinoma of the lung. J Clin Oncol,2012,30(10):1122-1128.

25. Rosell R,Carcereny E,Gervais R,et al. Erlotinib versus standard chemotherapy as first-line treatment for European patients with advanced EGFR mutation-positive non-small-cell lung cancer(EURTAC):a multicenter, open-label,randomised phase Ⅲ trial. Lancet Oncol,2012,13(3):239-246.

26. Sequist LV,Yang JC,Yamamoto N,et al. Phase Ⅲ study of afatinib or cisplatin plus pemetrexed in patients with metastatic lung adenocarcinoma with EGFR mutations. J Clin Oncol,2013,31(27):3327-3334.

27. Wu YL,Zhou C,Hu CP,et al. Afatinib versus cisplatin plus gemcitabine for first-line treatment of Asian patients with advanced non-small-cell lung cancer harbouring EGFR mutations(LUX-Lung 6):an open-label, randomised phase Ⅲ trial. Lancet Oncol,2014,15(2):213-222.

28. Goss GD,O'Callaghan C,Lorimer I,et al. Gefitinib versus placebo in completely resected non-small-cell lung cancer:results of the NCIC CTG BR19 study. J Clin Oncol,2013,31(27):3320-3326.

29. Brahmer J,Reckamp KL,Baas P,et al. Nivolumab versus docetaxel in advanced squamous-cell non-small-cell lung cancer. N Engl J Med,2015,373(2):123-135.

30. Borghaei H,Paz-Ares L,Horn L,et al. Nivolumab versus docetaxel in advanced nonsquamous non-small-cell lung cancer. N Engl J Med,2015,373(17):1627-1639.

31. Herbst RS,Baas P,Kim DW,et al. Pembrolizumab versus docetaxel for previously treated,PD-L1-positive, advanced non-small-cell lung cancer(KEYNOTE-010):A randomized controlled trial. Lancet,2016,387(10027):1540-1550.

32. Reck M,Rodríguez-Abreu D,Robinson AG,et al. Pembrolizumab versus chemotherapy for PD-L1-positive non-small-cell lung cancer. N Engl J Med,2016,375(19):1823-1833.

33. Topalian SL,Hodi FS,Brahmer JR,et al. Safety,activity,and immune correlates of anti-PD-1 antibody in cancer. N Engl J Med,2012,366(26):2443-2454.

34. Brahmer JR, Tykodi SS, Chow LQ, et al. Safety and activity of anti-PD-L1 antibody in patients with advanced cancer. N Engl J Med, 2012, 366 (26): 2455-2465.

35. 叶欣, 范卫君, 王徽, 等. 热消融治疗原发性和转移性肺部肿瘤专家共识(2017年版). 中国肺癌杂志, 2017, 20 (7): 433-445.

36. Huang BY, Zhou JJ, Yu ZQ, et al. Long-term Observation of CT-guided Radiofrequency Ablation of Lung Neoplasm in 476 Consecutive Patients by a Thoracic Surgical Service: A Single-institutional Experience. Acad Radiol, 2017, 24 (12): 1517-1525.

37. Ridge CA, Solomon SB, Thornton RH. Thermal Ablation of Stage I Non-Small Cell Lung Carcinoma. Semin Intervent Radiol, 2014, 31 (2): 118-124.

38. Huang BY, Li XM, Song XY, et al. Long-term results of CT-guided percutaneous radiofrequency ablation of inoperable patients with stage Ia non-small cell lung cancer: A retrospective cohort study. Int J Surg, 2018, 53: 143-150.

39. Chen KC, Lee JM. Photodynamic therapeutic ablation for peripheral pulmonary malignancy via electromagnetic navigation bronchoscopy localization in a hybrid operating room (OR): a pioneering study. J Thorac Dis, 2018, 10 (Suppl 6): S725-S730.

40. Xie F, Zheng X, Xiao B, et al. Navigation Bronchoscopy-Guided Radiofrequency Ablation for Nonsurgical Peripheral Pulmonary Tumors. Respiration, 2017, 94 (3): 293-298.

第二节　胸部肿瘤消融治疗概述

一、适应证

(一) 治愈性消融

治愈性消融(curative ablation)是指通过消融治疗能够使肺部肿瘤病灶组织完全坏死, 并有可能达到治愈和延长寿命的目的。

1. 原发性 NSCLC　Ⅰ期周围型 NSCLC (肿瘤最大径≤5cm, 最好在 3cm 以下, 无淋巴结转移和远处转移), 因心肺功能差、高龄或拒绝手术的患者。

2. 肺转移瘤　原发灶得到有效控制者, 同时转移瘤单侧肺部≤3 个, 双侧肺转移瘤总数≤5 个, 肿瘤最大径≤5cm, 最好在 3cm 以下。

(二) 姑息性消融

姑息性消融(palliative ablation)是指通过消融治疗, 最大限度地诱导肿瘤凝固性坏死, 达到减轻肿瘤负荷、缓解症状的目的。

1. 原发性肺癌

(1) 早期周围型 NSCLC 肿瘤最大径 >5cm, 需要进行多针、多点或多次治疗, 或联合其他治疗方法。

(2) 中晚期周围型 NSCLC。

(3) 中心型 NSCLC。

(4) 原发性肺癌术后肺内孤立性转移或复发。

(5) 原发性肺癌放化疗或分子靶向药物治疗后肺部肿瘤复发。

(6) 周围型 SCLC 经过放化疗后肺部肿瘤复发。

（7）合并恶性胸腔积液的周围型肺癌在胸膜活检固定以后。

（8）减状手术是指对肺部肿瘤侵犯肋骨或胸椎椎体引起的难治性疼痛进行消融，可达到减轻疼痛的效果；甚至对咯血等也有疗效。

2. 肺转移瘤　数量和大小超过根治性消融限制者。

二、禁忌证

1. 绝对禁忌证

（1）有严重出血倾向、血小板 <50×10^9/L 和凝血功能严重紊乱者（凝血酶原时间 >18 秒，凝血酶原活动度 <50%）。抗凝治疗和 / 或抗血小板药物应在消融前至少停用 5~7 天。

（2）活动性感染或菌血症。

2. 相对禁忌证

（1）靶肿瘤邻近心脏大血管等重要结构（<1cm）。

（2）靶肿瘤没有安全的穿刺通路。

（3）有广泛肺外转移者，预期生存 <3 个月。

（4）有严重合并症、免疫功能低下、肾功能不全者。

（5）心脏起搏器植入、金属物植入者，此时可选择双极射频电极针或 MWA，Cryo-A 等消融。

（6）对碘对比剂过敏，无法通过增强 CT 扫描评价疗效，此时可考虑用 PET-CT 或增强 MRI 评估。

（7）美国东部肿瘤协作组（ECOG）体力状态评分大于 2 分。

（8）剧烈咳嗽或严重躁动不配合者。

三、术前准备

（一）术前检查

1. 患者的评估　患者在接受治疗前应进行详尽的检查，包括体格检查、影像学检查、实验室检查、心功能、肺功能等相关检查。在制订消融手术计划前，术者还需要认真了解患者现病史、相关治疗史、手术史和目前用药情况，全面评估患者病情，遵循消融治疗技术规范和诊疗指南，严格把握肿瘤消融治疗的适应证和禁忌证。最终治疗方案的选择建议通过多学科会诊（MDT）讨论后决定，并保存消融手术前讨论记录。

2. 常规检查　患者需在 2 周内接受血、尿、粪便常规检查，肝肾功能、凝血功能、肿瘤标志物、血型检查和感染筛查等化验检查。

3. 影像学检查　患者需在 2~4 周内行胸部增强 CT、腹部 B 超、骨扫描、头颅磁共振等，或者检查全身代谢成像，如 PET 或 PET-CT 检查。

4. 病理检查　在治疗前，应当对病灶进行病理学和细胞学检查，以明确病理类型，确定治疗方案。对于原发性肺癌，根据病灶部位和患者条件选择经皮病灶穿刺活检或纤维支气管镜进行活检；对于肺内不典型或不确定的转移病灶，在决定治疗计划前也应当对病灶进行活检。对拒绝进行病理学检查而直接要求消融的患者，应当告知其相关风险并签署相关协议书。对病灶较小或位置较为特殊而无法取样的患者，应当签署无病理治疗协议书。对于无治疗前病理检查的患者，在术中或消融后也可进行取样，以指导进一步治疗。

(二) 术前准备

1. 患者准备

(1) 患者和家属(被委托人)签署知情同意书。

(2) 术前 4~6 小时禁食,术前 2 小时禁水,需要全身麻醉者禁食水 12 小时,必要时静脉补液。

(3) 穿刺部位必要时备皮。

(4) 必要时建立静脉通道。

(5) 必要时术前口服镇咳剂。

(6) 术前教育:建议在操作中保持平静呼吸,不咳嗽、不说话、不乱动。

(7) 纠正合并症:由于肺部肿瘤消融对患者的心肺功能有一定影响,对患者的呼吸系统、循环系统及内分泌代谢系统应当给予特别的关注。

对于糖尿病、高血压患者应将患者血糖、血压控制在正常或稍高水平。对于使用药物控制血糖者,空腹血糖应保持在 7.25~8.34mmol/L,不宜超过 10mmol/L,24 小时尿糖定量低于 10g,无酮症和酸中毒症状。对于使用长效胰岛素者,在术前 3 天换用小剂量胰岛素或短效降糖药物。对于高血压患者,65 岁以下术前血压控制在 140/90mmHg,大于 65 岁的老年患者以不高于 150/90mmHg 为宜,伴有心血管疾病、肾病和糖尿病的患者血压则应控制在 130/80mmHg 以下。对高度高血压患者,在有效控制血压前谨慎手术。

对于有心肌梗死史的患者,必须在心肌梗死稳定 3 个月以后再考虑进行消融治疗。对于严重心律失常造成血流动力学影响者,应当行积极的内科治疗控制病程后再考虑进行消融治疗。对安装有心脏起搏器的患者,禁行 RFA(双极射频电极针除外)。对肝功能有损害的患者,在术前应给予护肝治疗改善肝功,使肝功能不低于 Child-Pugh B 级。由于对比剂可能会对患者的肾功能造成影响,在术前应停用肾毒性药物,并尽可能地减少对比剂的使用。对于使用抗凝和抗血小板药物的患者,术前建议暂停药物使用,并复查血常规、凝血功能,术前 1 周将华法林改为低分子量肝素,并停用阿司匹林和氯吡格雷,术前 1 天停用低分子量肝素,复查血小板计数 >50 × 10⁹/L、国际标准化比(INR)<1.5 方可行消融治疗。由于肺组织对放射线的高度敏感性,放疗后患者末梢血管闭塞,肺弥散功能降低,尤其是有慢性阻塞性肺疾病(COPD)病史在放疗后发生放射性肺炎的风险较高,不易控制消融面积,消融术后发生并发症的风险升高,因此对于肺部放疗后 1 个月内的患者需要提高警惕,可以使用适量激素进行预防;对使用抗肿瘤靶向药物如西妥昔单抗、索拉非尼、阿帕替尼等的患者进行消融时,术前应按照药物体内清除半衰期酌情停药。

(8) 进入手术室行消融治疗的患者,必须穿干净病号服并更换拖鞋。对于患者随身携带的急救药品应当在整个手术期间保持可用,可由家属交手术室护士带入手术室内备用。

2. 药品和监护设备准备　消融手术室除应有影像引导设备及高压注射器等介入设施外,还应当常备急救药品盒、急救用品箱、心脏除颤仪、气管插管、人工呼吸气囊、各种引流管、闭式引流瓶、心电监护仪、中心吸氧或氧气筒、吸痰装置、盐水架、观片灯、聚光灯,有条件的可以配置抢救车和无影灯,以便在出现意外情况时对患者进行及时救治。术前应准备和检查麻醉、镇痛、镇咳、止血、扩血管、升压、降压和抢救药品,检查氧气供应情况及相关吸氧设备是否完整,药品护士应及时更换和补充药物,确保药品无过期、失效、变质。精神和麻醉药需专人管理,定点放置,定期清点。消融治疗对患者的血压和肺功能会有一定的影响,所以要求治疗全程在心电监护下进行,有助于实时观察患者的生命体征变化,及时处理突发情况。

3. 术者准备　手术者在手术前应当对手术计划进行讨论,了解患者信息,明确手术目的、手术方法和手术过程,对可能发生的意外情况有所准备。

手术者必须更换拖鞋、手术衣或洗手服、戴口罩、戴手术帽后方能进入手术室。手术者在手术前严格按无菌操作要求进行手和手臂消毒,术者手部要按常规清洁、消毒:用肥皂擦洗双手和前臂,然后用清水清洗干净,并用消毒毛巾擦干双手,再用皮肤消毒剂消毒双手至肘关节,然后双手向上平肩,避免接触非清洁区。

4. 手术室准备　一般在 CT 室完成操作,常规消毒,保证无菌操作。

(1) 要求:清洁整齐,遵循无菌原则,严格区分清洁区、无菌区和污染区。

(2) 布局:包括家属等候区、RFA 操作区、影像扫描操作区、术后观察区、物品存放区等多个功能区。

手术室应当保持一定的温度和湿度,湿度要保持在 50%~60%,温度保持在 18~24℃,以保证影像设备和消融设备不受损害。能配备层流的手术室尽可能配备层流设备,并严格执行消毒隔离制度,定期对手术室进行消毒,防止院内感染。

影像引导医师和技师手术前应当对影像设备进行检查和维护,确认医学影像引导设备工作状态完好,并配有应急电源。对发现的问题及时处理,保证引导设备安全可用,对发现的问题及时上报,不可让机器"带病工作",以免发生意外。术前核对患者信息,根据患者病情,选择合适的扫描参数和序列。

手术室护士严格行"三查、七对、一注意",在手术前应当核对患者的姓名、性别、病案号、病情、手术部位、手术方式、皮试结果、碘过敏试验、手术签名和过敏药物,并遵循医嘱进行术前药物的注射和检查。对病房患者,应做好与病房护士的交接并填写交接单,并检查术前所需的文书是否齐全。对使用精神和麻醉等管制药物的患者,应当留存安瓿瓶并做好相关记录。在手术前对患者及家属做好宣教工作,缓解紧张情绪。嘱托患者进入手术室前排空膀胱,双侧大腿保持清洁干燥,以防射频电极连接板与皮肤接触不良。在消融前应准备好手术所需的介入包、消融针、消融机、循环水及术中所需的检测设备、药品与耗材等,保证手术顺利实施。

5. 消融设备的准备与管理　消融设备不仅关系到消融治疗的成败,更关乎患者和手术室安全,对消融设备的科学管理是成功开展胸部肿瘤消融治疗的关键。消融设备应有专门的地方进行存放,并有专人进行管理和维护。存放和使用消融设备时应注意合适的温度和湿度,注意防潮、防虫、防鼠、防油、防震。对于使用和存储气体时应张贴或设立警示标识,并经常定时检查气体罐压力,防止气体泄漏。对于消融设备的附属零件应存放在指定地点。在使用消融设备前应当对其进行检查,以确保安全。在消融针拆封前应当检查外观和密闭性,若出现外包装污损的状况,应当进行更换,以防止污染的消融针对患者造成不良影响。消融针识别码应存放于患者病历中并长期保存。

(三) 治疗计划

1. 适应证选择　术者在术前应结合患者具体情况、多学科会诊及相关检查结果制订详细的手术计划,明确患者病情、病理诊断和临床分期分型,严格把握手术适应证和禁忌证。侵犯肺门、纵隔的肺部肿瘤是肿瘤热消融的难点,因为治疗部位解剖结构复杂,病灶周围重要脏器较多,造成穿刺难度大、手术风险高、并发症多。肺门和纵隔内及周围存在的重要解剖结构包括:大血管如主动脉、上腔静脉、肺动脉及分支,气管、主支气管、叶支气管,心包、食管、膈肌、喉返神经、臂丛神经等。同时此类病例多已属于肿瘤晚期,治疗目的在于缓解肿瘤对周围脏器的压迫症状,提高患者生活质量,因此属于姑息性治疗。对于有大量胸腔积液而影响肺功能者,在控制症状好转前谨慎进行手术;对于影像学检查结果不明确或提示肿瘤结构特别复杂的患者,不应草率决定手术;对于有严重的肺纤维化、肝肾功能较差、活动性感染、病灶周围感染性及放射性炎症没有很好控制者,穿刺部位皮肤感染、破溃、血液系统病变或不可纠正的凝血障碍,以及不能配合手术等情况的患者,不可采用消融治疗。

2. 肿瘤靶区　指影像学能界定的病变区域,即确定病灶的位置、大小、形态、数目、与邻近器官的关系。

3. 消融计划　确定本次消融是治愈性消融还是姑息性消融,以及消融针的选择、消融范围划定,消融参数设定等。中心型肺癌不强求达到一次性完全消融肿瘤病灶,可分几个疗程进行消融,初次治疗以缓解患者主诉症状为目的。

4. 合适体位　常用的手术体位包括仰卧位、侧卧位和俯卧位,由于消融治疗时需要患者较长时间保持体位不动,因此选择一个让患者感觉稳固和舒适的体位,必要时辅助使用头托、支架、各种海绵垫或真空垫,以及专用人体定位垫等辅助固定患者体位。某些特殊部位的患者可能需要将手臂向头侧伸展,应当考虑对患者手臂进行固定。

5. 镇静和麻醉方式　应根据患者病史、正在使用的药物、过敏情况和重要器官系统的储备情况进行综合考量。

6. 穿刺路径选择　应优先选择穿刺距离最短的路径,避开骨骼、大血管、胸膜腔、大支气管、叶间裂、肺大疱和其他重要结构的通路,尽可能地选择经过部分正常肺组织的路径进针,尽可能避免经过不张的肺组织。

7. 穿刺呼吸状态　术前患者进行呼吸训练,建议采用平静呼吸状态下屏气。

8. 人工气胸、人工胸腔积液　对于肿瘤紧贴大血管、胸膜、心包和膈肌者应谨慎选择进针路线,必要时可以进行人工气胸或使用生理盐水隔离。

四、术中管理

(一) 生命体征监测与麻醉

1. 生命体征监测

(1) 心电监护仪:正确连接心电监护仪,在消融过程中密切监测心率、血压和血氧饱和度,同时要观察患者的呼吸、疼痛、咳嗽、咯血等情况,必要时应对症处理。

(2) 吸氧:鼻导管吸氧,保证患者在消融过程中呼吸平静。

2. 麻醉　根据患者的状况,可以采用局部麻醉或全身麻醉进行消融手术。穿刺点处用1% 利多卡因局部浸润麻醉,直至胸膜,避免胸膜反应的发生。对于儿童、术中不能配合、预计手术时间长、肿瘤贴近壁胸膜可能引起剧痛的患者,建议全身麻醉。

(二) 消融设备准备

微波或者射频治疗仪,消融前试机;备好相应规格的消融针和连接线。

(三) 操作流程

1. 体位　患者体位选择实际上是穿刺点的选择问题。穿刺点和穿刺通路的选择包括穿刺距离最短原则、穿刺安全原则、患者舒适原则和方便操作原则。所谓穿刺距离最短原则是指皮肤穿刺点到肺内病灶间的距离尽可能短,使射频电极针通过正常肺组织的距离尽可能小,减轻对肺的损伤。穿刺安全原则是避免射频电极针损伤一些重要结构,尤其是心脏、大血管、食管、气管及其主要分支;避免跨叶间裂穿刺,避开肺大疱等,保证治疗的安全性,减少和减轻并发症。患者舒适原则是指患者躺卧的姿势相对舒服,避免被动体位,使患者能保持长时间配合治疗。方便操作原则是指便于操作者顺利操作,减少因操作不顺手而发生的过失。

2. 定位　确定穿刺进针点,建议遵循以下原则:最安全的穿刺路径;最大肋间隙穿刺进针;适当增加经肺穿刺距离。

首先进行定位扫描,确定靶肿瘤后,将 CT 机移到穿刺平面,体表贴自制定位格栅,再次薄层扫描靶肿瘤区域,选择最佳穿刺通道,穿刺点与靶肿瘤的直线距离最短,穿过胸膜的面积最小,针道上应避开骨性胸廓、肺大疱、叶间裂、大血管等重要结构。穿刺点的选择还要注意:穿刺前胸壁应在上、下肋之间,而侧胸壁和背部穿刺则在肋间隙下 1/3,但不能紧贴肋骨上缘,否则肋骨可能起支点作用容易使针划破肺。建议垂直进针,必要时向头侧或足侧倾斜。穿刺通道上如果有重要结构,应该采取与之平行的方向穿刺。通过 CT 影像处理和测量确定穿刺点。分别测量穿刺点至胸膜和靶病灶的距离,以便穿刺操作时可以在上述距离停顿扫描,确认针尖位置后继续进针。必要时还需测量穿刺路径上可能损伤到的肺内血管与穿刺点的距离。

3. 步进式穿刺法　用 1% 利多卡因局部浸润麻醉,使局部壁胸膜充分麻醉;靶肿瘤区域扫描,判断注射器与靶肿瘤的位置关系。穿刺进针可以采取徒手操作,也可以借助体外固定引导模板、支架或导航等辅助穿刺手段。建议采取分步穿刺法将消融针逐渐穿刺入靶病灶,避免"一步到位":先穿刺至壁胸膜处,CT 扫描确认进针角度、深度和穿刺路径上的重要解剖结构;进入胸腔时嘱患者屏气,按照预设的穿刺深度快速突破脏胸膜穿刺入肺内。如穿刺路径上无重要血管结构,可直接穿刺至靶病灶外后再次 CT 扫描确认;确认针尖位置、进针角度及无穿刺相关并发症后,穿刺入靶病灶内,CT 扫描评估针尖位置合适后进行消融。必要时可采用人工气胸等穿刺辅助技术。一旦出现并发症,应立即停止操作,评估并发症的严重程度,视严重程度而决定继续操作(如少量出血/气胸)还是终止手术积极抢救(如大量出血)。消融初步完成撤针前行 CT 扫描,磨玻璃密度区完全覆盖预消融靶区并超出 5~10mm 视为技术成功,针道消融后再撤出消融针(冷冻消融除外),以减少肿瘤种植、出血风险。

4. 全肺 CT 扫描　观察肺内并发症情况。

五、术后管理

(一) 生命体征监测

患者卧床 6~24 小时,适当吸氧和监测生命体征。术后 24 小时复查胸部 CT,以观察有无气胸或胸腔积液等并发症。

(二) 对症治疗和出院

术后常规给予患者镇痛药物或口服非甾体抗炎药。根据患者的临床表现和影像复查结果,决定患者住院时间。一般患者术后 1~2 天即可出院。如果患者一般情况良好,也可在充分交代病情和严密随访的情况下,于手术当天出院。

（三）随访

患者出院后，如果出现胸闷憋气、呼吸困难、持续发热、咳痰甚至咯血等症状，需及时进行胸部CT扫描，以发现迟发性气胸、胸腔积液、肺部感染等情况并及时处理。如果一般情况良好，则常规于消融术后1个月时行胸部增强CT，评估肿瘤消融是否完全，并以此作为基线资料与后续影像检查进行对比。以后每3个月复查胸部增强CT和肿瘤标志物。由于消融后的炎性反应，3个月内行PET-CT检查发现局部肿瘤残留假阳性率较高，因此在这个阶段行PET-CT检查除能发现远处转移和新发病灶外，对于判断病灶是否有局部肿瘤残余意义有限，故一般建议消融术后6个月后行PET-CT检查。应对患者进行长期随访，发现肿瘤残存、复发或新发可以采取再次消融或者放疗、化疗等治疗措施。

六、并发症及处理

（一）并发症分级

并发症分级参照美国介入放射学学会（Society of Interventional Radiology，SIR）影像引导肿瘤消融国际工作组（International Working Group on Image-Guided Tumor Ablation）的标准[1]。

1. 不良反应　①疼痛；②消融后综合征；③无明显症状的胸腔积液；④仅影像学可见的无症状少量出血；⑤对邻近器官和组织无症状的附带热损伤。

2. 轻微并发症　①不需治疗且不会有不良后果；②仅需简单治疗且无不良后果，包括1天以内的住院观察。

3. 严重并发症：①需要对该并发症进行住院治疗；②需要进行重要的治疗措施（如输血或引流等）或需要提高护理级别，延长住院时间；③导致患者产生永久性后遗症。

4. 死亡。

（二）并发症处理

需要强调的是，一些并发症，如气胸或肿瘤种植，根据严重程度，既可以是严重的，也可能是轻微的并发症[2-7]。

1. 疼痛　胸痛发生率为2.3%~24%（平均9%）。推荐美国国家癌症研究所的通用不良反应事件术语标准（CTCAE v4.03）报告：0级，没有疼痛；1级，轻度疼痛，不影响功能；2级，中度疼痛，需要止痛药，干扰功能，但不干扰日常活动；3级，严重疼痛，需要止痛药，严重影响日常生活活动；4级，伤残性疼痛。

（1）术中疼痛

1）原因：在局部麻醉条件下手术，一般均有不同程度的疼痛，可能是热传导刺激胸膜神经所致。

2）治疗：疼痛剧烈需对胸膜彻底麻醉；追加镇痛剂或镇静麻醉；先降低靶温度或功率，几分钟后再逐渐升高；调整消融针位置等。

（2）术后疼痛：由穿刺或消融引起的周围组织损伤所致。一般为1~2级疼痛，可持续数天，也有人持续1~2周，一般无须特别处理，很少出现中度以上的疼痛，可对症应用非甾体类药物止痛。

2. 消融后综合征　发生率为6.6%~22.2%（平均18%），呈自限性，表现为低热及其他不适等。表现取决于消融范围以及患者的情况，小范围消融可能不明显，大范围消融可能会持续2~3周。

（1）原因：肿瘤坏死吸收，其严重程度及持续时间取决于产生坏死的体积以及患者的一般情况。

（2）治疗：一般对症支持即可。少数患者需要给予非甾体类药物，必要时可以适量短时应用小剂量糖皮质激素。

3. 气胸　发生率为 4.5%~61.1%。气胸时判断肺组织被压缩的程度对临床的治疗有着重要意义[8]。

（1）术中气胸

1）原因：气胸的发生与高龄、合并肺气肿、多次进针、粗针、病变深、穿刺经验有关。一般来说，在以下几种情况下穿刺时，气胸的发生率较高：①通过叶间裂，气胸的发生率增加 3 倍；②通过肺大疱；③穿刺针与胸膜成斜面。

2）治疗：少量气胸（少于 30%）可不予处置，中等至大量气胸可胸穿抽气或放置胸腔闭式引流装置。气胸发生后，是否继续还是终止射频电极针的定位操作，取决于抽气后气胸是否有改善、射频电极针能否准确定位以及患者的临床症状等。如果经过处理后气胸量减少、患者没有症状、射频电极针可以准确定位，建议继续操作；否则可能需要放置胸腔闭式引流，待气胸好转、患者症状改善后再操作。部分患者术中经过穿刺抽气后有好转，但可能出现复发性气胸，需要加以重视（图 5-2-1）。

3）预防：消融针尽量不经过叶间裂、肺大疱，进针速度快和避免多次穿刺胸膜可减少气

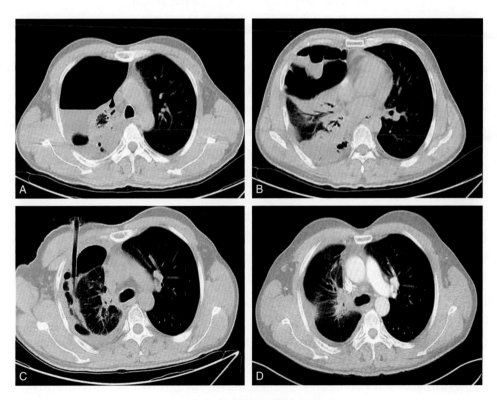

图 5-2-1　微波消融后液气胸

A、B. 肺内肿瘤 MWA 术后 4 天胸部 CT（未强化），显示患者出现液气胸；C. 患者行闭式胸腔引流；
D. 引流及对症处理 3 个月后患者症状消失

胸的发生。撤出消融针后患者取穿刺侧卧位及吸氧可降低气胸发生率。

（2）迟发性气胸：迟发性气胸发生率约 10%，高于经皮肺穿刺活检的 1.4%~4.5%。迟发性气胸尚无统一的诊断标准，多指消融 24 小时后发生的气胸。针道消融增加迟发性气胸的发生概率存在争议。

（3）皮下气肿：皮下气肿发生率约为 0.2%。如果气胸量不大或者经过处理，皮下气肿可逐渐吸收（图 5-2-2）。

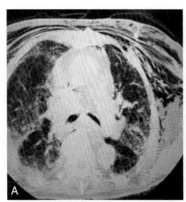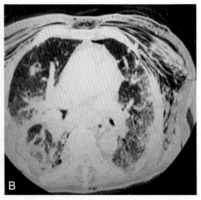

图 5-2-2　MWA 术后广泛皮下气肿伴左肺气胸

A、B. 患者出现广泛皮下气肿，左肺出现气胸

4. **支气管胸膜瘘**　发生率约为 0.4%。发生支气管胸膜瘘的高危因素有患者合并肺气肿、病变靠近胸膜、病理学类型以鳞癌多见、过度消融等[9]。

5. **胸腔积液**　消融后经常可以见到少量胸腔积液，发生率为 1.3%~60%（13.4%），Cryo-A后胸腔积液较 RFA/MWA 常见。

（1）原因：与消融过程中的高/低温刺激胸膜有关。

（2）治疗：一般观察或保守处理即可。如果出现中到大量胸腔积液，需要行穿刺抽吸或胸腔闭式引流，需要胸腔引流者低于 10%。

（3）预防：消融针尽量远离胸膜，但消融胸膜下肿瘤则无法避免。

6. **出血**　发生概率较高，主要由消融针损伤血管和肺组织所致，可分为皮肤穿刺点出血、胸膜下出血、胸腔出血、肺内出血及纵隔出血，主要表现为咯血、血胸、穿刺点渗血等，其中以咯血和血胸最为常见。术中咯血发生率为 3.3%~18.2%（11.1%），大咯血的发生率极低；肺内出血发生率为 0~11%（7.1%），血胸发生率为 1.9%~16.7%（4.3%）。术后血痰常见。

（1）原因：目前没有发现特殊的高危因素。

（2）治疗：术中消融部位少量出血常见，一般可自行停止或随消融治疗进行而停止，也可少量使用止血药物。术中在发生不可控制的持续性出血或大量出血时，若出血点在消融区域内，应提高消融功率并延长消融时间进行止血，同时静脉使用止血药物，治疗无效时应紧急行介入栓塞或开胸探查。若出血点在消融区域外，首先考虑利用消融针止血，若无法消融止血则应立即停止消融，静脉输注止血药物并进行介入、支气管内镜或外科止血。当消融结束、撤出消融针后穿刺点出血时，可使用纱布或使用胸带局部压迫止血。若无效需除外肋间动脉、锁骨下动脉、腋动脉、胸肌支、胸廓内动脉等损伤,可及时进行 CT 血管造影(CTA)查找出血点,以便有针对性地进行介入或外科干预。少量咯血采用止血药物治疗。部分患者在术后 1~4 天出现严重的迟发性出血,如出现休克症状,应及时抗休克治疗,若保守治疗无效或病情快速恶化,应立即行介入、支气管内镜或外科止血。

(3)预防:预防出血最重要的措施是避免穿刺大血管以及不张的肺组织,避免反复多次进针。术前停用抗凝药物或抗血管生成药物。为防止针道出血和种植性转移,可以在撤消融针的过程中行针道消融。

7. 咳嗽　发生率为 1.4%~33%(3.7%)。

(1)原因:术中剧烈咳嗽可能与病灶局部温度增高刺激肺泡、支气管内膜或胸膜所致。术后咳嗽是局部肿瘤组织坏死及周围肺组织的炎症反应所致。

(2)治疗:部分患者术中经过射频电极针主针注水孔注入利多卡因可缓解咳嗽,部分可能只有在消融结束后咳嗽停止;术后可适当给予止咳、化痰药。

(3)预防:术前半小时含服可待因。

8. 胸膜反应

(1)原因

1)消融过程中刺激了支配壁胸膜的迷走神经,兴奋的迷走神经可使心率减慢甚至心跳停止。

2)局部麻醉不充分,部分患者对治疗手段感到恐惧,甚至处于高度紧张状态。

3)病变距离胸膜在 1cm 以内。

(2)治疗:针对这类患者建议暂停消融,局部充分麻醉,并适当应用阿托品、镇静剂等药物。

(3)预防:术前充分沟通,使患者精神放松、彻底麻醉消融区附近胸膜。

9. 空气栓塞　因消融引发大量空气栓塞的案例极为罕见,相关文献和病理报道也较少,但临床上依然存在发生该并发症的可能性。

(1)原因:空气栓塞可分为静脉栓塞和动脉栓塞两种类型。动脉栓塞有多种病因,包括通过针道将空气直接引入动脉和肺泡,以及肺泡破裂,在压力的作用下空气进入血管内。有研究者认为可能的入气机制是空气以针周围的空隙为通道,从支气管进入血管,形成所谓的“支气管静脉瘘”。急性支气管静脉瘘可同时引起肺泡内出血和血管内空气栓塞,此外,以气道压力增加为特征的慢性阻塞性肺疾病、正压机械通气等可以显著增加进入血液循环的空气量,造成大面积栓塞。胸膜粘连患者、穿刺与消融期间的肺实质出血、位于下叶的病灶,以及较粗的消融针可能是全身性空气栓塞的重要危险因素。空气在超过肺静脉血管的压力下进入血液循环。空气栓塞影响最大的器官系统是心血管、呼吸系统和中枢神经系统,病情较为危急且可引起休克、心搏骤停、偏瘫甚至死亡等严重后果,术者应当对其有一定的认识并提高警惕。该并发症常出现在穿刺进行时或术后较短时间内,患者突然出现心电图 ST 段抬高、“millwheel”杂音(心音改变)、呼吸困难、由低氧血症引起的胃反射和肺部反射性水肿,患者血流动力学改变,进而发生心肌梗死,并发室颤、心搏骤停、意识不清和肢体活动功能丧失等症状[10]。

(2)治疗:在治疗过程中应对患者 CT 扫描窗的宽窗位进行调整,以便及时发现血管中栓塞的空气。对于怀疑发生空气栓塞者,应立即停止消融,进行面罩吸氧并使患者保持头低脚高位。一旦确认患者发生动脉空气栓塞,应迅速进行复苏治疗、高压氧治疗、高流量氧气通气及机械性干预措施,并邀请相关科室进行会诊。目前临床上对空气栓塞的治疗方法包括高流量吸氧,使用类固醇、抗惊厥药、甘露醇、抗凝血剂和高压氧治疗,后者被认为是主要的治疗方法。对患者的早期治疗是决定抢救是否成功及患者是否留有后遗症的关键,若处理得当,患者出现永久性后遗症的概率将大大降低。

(3) 预防:建议在穿刺过程中患者不说话、不咳嗽,不做深呼吸动作。

10. 感染

(1) 原因:肺炎发生率为 6%~12%(9.5%)、肺脓肿为 1.9%~6.6%(6.4%)。感染的高危因素有大于 70 岁、免疫力低下或放疗后的老年患者,合并慢性阻塞性肺疾病、间质性肺炎和糖尿病,肿瘤大于 4cm。

(2) 治疗:若怀疑肺部感染,应行胸部 CT 扫描确认,应尽早且足量使用抗生素治疗,并根据痰液、血液或脓液培养结果调整抗生素;如肺内 / 胸腔已形成脓肿应置管引流,以避免可能发生的急性呼吸窘迫综合征(ARDS)导致死亡[11]。对高危患者要引起格外注意,可在术前 30~60 分钟预防性应用抗生素,并在术后 24 小时内再用 1 次。

11. 神经损伤　周围神经(如臂丛、肋间、膈、喉返神经等)对热敏感,消融可能损伤靶肿瘤附近的周围神经。

12. 皮肤损伤

(1) 原因:皮肤损伤包括皮肤灼伤和冻伤。皮肤灼伤可见于负极板粘贴处(使用单极射频电极针),皮肤穿刺点在消融针道时也偶有出现。皮肤冻伤是 Cryo-A 较为常见并发症,多为Ⅰ度冻伤,少数可能到达Ⅱ度。

(2) 治疗:对出现轻微皮肤损伤的患者,注意保持伤处清洁干燥,无须特殊处理,多数可以自愈,必要时局部涂抹烫 / 冻伤膏。对于极少数严重皮肤损伤者,可抽出水疱内液体、换药甚至植皮。

13. 空洞形成

(1) 原因:肿瘤组织汽化、凝固区域坏死吸收等都可形成空洞。空洞形成是热消融后的常见现象,而 Cryo-A 后相对少见。大病灶在消融后出现空洞的概率较高。

(2) 治疗:空洞多在术后 1~2 个月出现,2~4 个月后吸收。大部分空洞没有临床症状,多为术后复查行影像学检查时发现,不需特殊处理。仅有极少数的患者可能在空洞部位发生感染或出血。如果空洞引起反复出血,保守治疗效果不佳时可介入栓塞止血。

14. 针道种植　发生率极低,为降低针道种植风险,建议热消融结束后行针道消融。孤立的针道种植、无远处转移,可以考虑整块切除或再次消融。

15. 其他少见并发症　包括肺动脉假性动脉瘤、膈疝、心脏压塞、穿刺针断裂等。

七、疗效评价

准确评价疗效和早期鉴别肿瘤残留或复发是肺癌消融的关键,而影像学随访是判断是否有存活肿瘤的最主要手段。目前一般采用改良的实体瘤临床疗效评价标准(modified respond evaluation criteria solid tumors,mRECIST)评价疗效,与 RECIST 的区别在于,前者通过增强 CT 动脉期观察原肿瘤在消融后是否有强化的活性肿瘤成分或活性肿瘤的大小进行疗效评价[2,12-19]。

局部消融首先要求达到技术成功,即完成程序治疗产生的消融区覆盖目标肿瘤和瘤周 0.5~1.0cm 肺组织。影像学显示病灶周边出现完整的磨玻璃密度阴影(GGO)提示治疗成功。

但是由于存在肺气肿、大肿瘤、肿瘤边缘存在肺裂或胸膜等，可以不出现完整的 GGO 改变。病理学上表现为靶肿瘤凝固性坏死，周围组织充血和渗出，其内包含有活性细胞，因此影像学检查只是预测技术成功的粗略指标，因此还需要影像学随访，以动态评价治疗效果。

（一）疗效评价术语

1. 技术成功　肺癌外科手术切除是将肿瘤病灶切除并从体内移除而达到根治目的，而消融治疗结束后灭活的肿瘤仍留在原部位，并不从体内移除。因此目前的判定标准为：消融完成后即刻 CT 扫描显示肿瘤周围出现一圈完整的磨玻璃密度影（GGO）覆盖目标肿瘤及瘤周肺组织即提示治疗成功。GGO 的范围超出肿瘤边界越多似乎肿瘤的复发率越低，但一般认为 GGO 超出肿瘤边界 5~10mm 作为肺癌消融治疗过程的理想终点。

2. 技术效率与完全消融率　消融治疗完成后，依据目标肿瘤在消融后某个时间点的增强 CT 影像表现进行，包括完全消融（complete ablation）和不完全消融（incomplete ablation）。其中完全消融为肿瘤消融区病灶彻底坏死、消失；不完全消融为肿瘤消融区病灶残留。由于不完全消融或局部肿瘤残余需要及时进行补充消融或其他治疗，所以应报告首次和二次技术效率。首次技术效率定义为目标肿瘤首次治疗成功消融的比率，二次技术效率是指目标肿瘤残余/肿瘤残余后再次消融实现成功消融的比率。

3. 局部残余率　由于肺部肿瘤具有血运丰富、含气器官和呼吸运动等特点，因此在热消融时可能由于热沉降和高阻抗等效应而消融不彻底，局部肿瘤残余率高，因此局部残余率也是判断治疗疗效的指标之一。

（二）局部疗效评价

目前尚无明确统一的肺部热消融评价标准[6,20,22]。通常情况下，局部疗效采用影像学判定靶肿瘤是否完全消融，有无局部残余、新发病灶等，最常使用胸部 CT 检查；近年来，PET-CT 的应用也越来越多。推荐采用改良的实体瘤临床疗效评价标准（mRECIST）（表 5-2-1）[23-26]。以消融后 4~6 周时的病灶为基线判断疗效。①完全消融（出现下列表现任何 1 项）：靶病灶消失；完全形成空洞且无强化；靶病灶纤维化，可为瘢痕；实性结节缩小或无变化或增大，但 CT 扫描无对比剂强化征象或/和 PET-CT 靶病灶无代谢活性；肺不张，肺不张内的靶病灶 CT 扫描无对比剂强化征象或/和 PET-CT 靶病灶无代谢活性。②不完全消融（出现下列表现任何 1 项）：空洞形成不全，有部分实性或液性成分，且 CT 扫描有对比剂强化或/和 PET-CT 肿瘤有代谢活性；部分纤维化，靶病灶部分纤维化仍存有部分实性成分，且实性部分 CT 扫描有对比剂强化或/和 PET-CT 肿瘤有代谢活性；靶病灶实性结节，大小无变化或增大，且伴 CT 扫描对比剂有强化征象或/和 PET-CT 肿瘤有代谢活性。③肿瘤局部残余：CT 检查提示靶病灶完全消融后，靶病灶边缘又出现散在、结节状、不规则偏心强化；PET-CT 检查提示消融后靶病灶无代谢活性后，又出现高于正常 SUV 值区域。对局部肿瘤残余的患者需要进行二次消融或采用其他治疗，如局部放射治疗。

表 5-2-1　改良的实体瘤临床疗效评价标准

效果	CT（大小）	CT（密度）	PET 或 PET-CT
完全消融	缩小或不变	无强化区	无代谢区
不完全消融	不变或增大	强化区无变化	高代谢区无变化
局部残余	增大 10mm	新出现或强化区增大	新出现或高代谢区增大

（三）疗效评价与随访

在局部疗效评价的基础上进行整体疗效评价与定期随访。技术效率和安全性评价至少随访 6 个月，初步临床疗效评价至少随访 1 年，中期临床疗效评价至少随访 3 年，长期临床疗效评价至少随访 5 年。生存时间是最重要的临床疗效指标，要记录患者 1 年、2 年、3 年、5 年的生存情况，对于姑息性消融的患者要观察患者生存质量的改善情况（生活质量量表）、疼痛缓解情况（疼痛评分评估）、镇痛药物用量等。

1. 影像学随访　CT 增强扫描是目前评价消融效果最常用的标准方法。术后前 3 个月，每个月复查 1 次胸部增强 CT。以后每 3 个月复查胸部增强 CT 和肿瘤标志物。主要观察局部靶病灶是否完全消融、肺内有无新发病灶、肺外转移以及消融后并发症情况。PET-CT 可以在消融后 6 个月第 1 次复查，以后每 6 个月复查 1 次，2 年后每年复查 1 次。PET-CT 检查判断疗效更准确，并有助于确定有无肺外转移。远期疗效评价包括无进展生存（PFS）、总生存率（OS）和肿瘤特异生存率（CSS）等。有条件者可联合 PET-CT 和强化 CT 判断消融疗效。

消融后影像学随访的基线检查和随访间隔时间目前还没有定论（图 5-2-3）。基线检查可以在治疗前，常用 PET-CT 检查；也可以在治疗后 24~48 小时或治疗后 1 个月，常用增强 CT 检查。术后 2 年内 CT 每 3 个月复查 1 次，2 年后每 6 个月复查 1 次；由于 PET-CT 评价疗效一般至少在消融后 6 个月，因此可以在消融后 6 个月第 1 次复查 PET-CT，以后每 6 个月复查 1 次，2 年后每年复查 1 次。

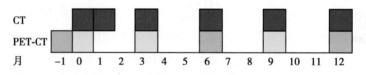

图 5-2-3　肺部肿瘤热消融后影像学随访方案

红色为 CT 最佳检查时间；紫色为 CT 备选检查时间（消融后 24~48 小时）；绿色为 PET-CT 最佳检查时间；黄色为 PET-CT 备选检查时间（消融后 24~48 小时）

（1）CT 改变与转归：美国学者 Abtin 等通过 CT 及 PET-CT 随访目标肿瘤 RFA 术后影像学特征，归纳为以下 3 个阶段变化。

1）前期改变：是指消融后 1 周内的影像学表现。消融区表现为独特可重复的 3 层同心圆模式，中心或第 1 层是凝固性坏死区，代表了肿瘤和肿瘤周围肺实质坏死，影像学上表现为蜂窝状或空泡样低密度影；中间或第 2 层由低密度 GGO 组成，代表了肿瘤周围组织坏死；外层或第 3 层由高密度 GGO 组成，代表了周围组织充血和出血。这一期间由于炎性渗出，消融体积在 24 小时内持续增大。增强 CT 中心无强化，周围可见薄层（<5mm）同心圆光滑强化（良性强化环），代表热损伤的生理反应，如反应性充血，以及陆续出现的纤维化和巨噬细胞浸润等。PET-CT 检查显示环形高代谢影。

2）中期改变：是指消融后 1 周至 2 个月内的影像学表现。消融区在消融后 1 周至 2 个月内持续增大，其周边由于炎症吸收可出现环绕清晰锐利的强化环。增强 CT 中心无强化，周围可见良性强化环，持续 6 个月。PET-CT 检查显示环形高代谢影。

3）后期改变：是指消融后 2 个月以后的影像学表现。与基线相比，消融区在 3 个月后保持稳定或稍大，6 个月后大小稳定或逐渐缩小。消融区纤维化、结节纤维化、空洞缩小瘢痕化、肺不张或上述表现组合出现。增强 CT 表现为中心无强化，周围呈均匀强化环，持续 6个月。PET-CT 检查显示环形高代谢影。

4）CT 转归：具体见图 5-2-4、表 5-2-2。

① GGO—结节形成—纤维化：肿瘤在消融术后即刻形成 GGO，4 个月结节化，1 年纤维化（图 5-2-4A）。

② GGO—空洞—纤维化：肿瘤在消融术后即刻形成 GGO，4 个月空洞化，1 年纤维化（图 5-2-4B）。

③ GGO—空洞—结节形成：肿瘤在消融术后即刻形成 GGO，4 个月结节化，6 个月结节形成（图 5-2-4C）。

④ GGO—结节—结节：肿瘤在消融术后即刻形成 GGO，6 个月结节化，12 个月结节形成（图 5-2-4D）。

⑤ GGO—肺不张—肺不张：肿瘤在消融术后即刻形成 GGO，4 个月肺不张，9 个月形成

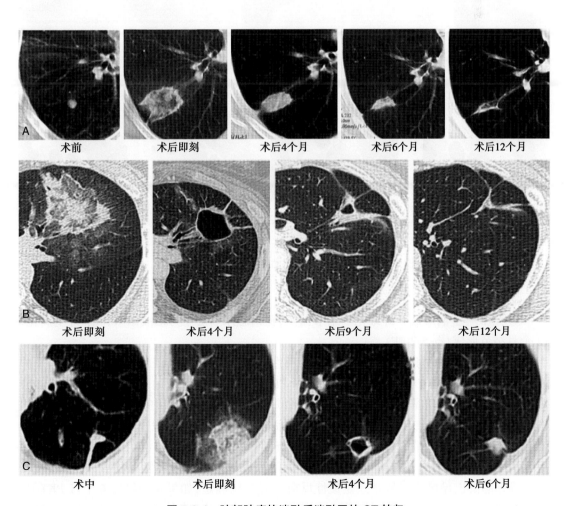

图 5-2-4　肺部肿瘤热消融后消融区的 CT 转归

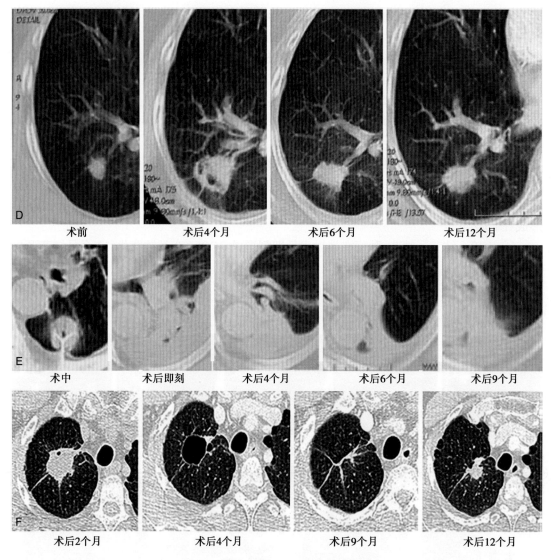

图 5-2-4(续)　肺部肿瘤热消融后消融区的 CT 转归

肺不张(图 5-2-4E)。

⑥ 结节—空洞形成—纤维化—结节:肿瘤在消融术后 2 个月形成结节,4 个月空洞化,12 个月结节形成(图 5-2-4F)。

(2) PET-CT 改变与转归:由于消融后的炎性反应,6 个月内行 PET-CT 检查发现局部肿瘤残留假阳性率较高。因此在这个阶段行 PET-CT 检查除能发现远处转移和新发病灶外,对于判断局部是否残留意义有限。消融 6 个月后消融区域炎性反应的减轻或消退,PET-CT 能够比较客观地反映出消融后肿瘤的代谢活性。如果 PET-CT 检查消融区无代谢活性,说明肿瘤达到了完全消融。如果 PET-CT 检查消融区有代谢活性,说明肿瘤残留,未达到完全消融,此时可以进行二次消融,进一步灭活残留癌灶。消融后随访检查过程中,出现肺门或纵隔淋巴结肿大是转移还是炎性反应有时难以确定,如果在消融后 6 个月 PET-CT 检查发现肿大的淋巴结无代谢活性或代谢活性较前明显减低,则说明为炎性反应,反之则

表 5-2-2　肺部肿瘤热消融后病理 - 影像的改变与转归

时间	24~48 小时	1~3 个月	3~6 个月	6~12 个月
病理改变	凝固性坏死灶周围炎性反应	凝固性坏死灶周围炎性反应	炎症吸收,肿瘤收缩	
CT 变化	GGO	结节	结节	结节
				纤维化
			纤维化	纤维化
		空洞	结节	结节
				纤维化
			空洞	纤维化
				空洞
				结节
			纤维化	纤维化
		GGO	结节	结节
				纤维化
			空洞	纤维化
				空洞
				结节
			纤维化	纤维化
		肺不张	纤维化	纤维化
			结节	结节
				纤维化
			肺不张	肺不张

为转移。

1)基线扫描,周围环形高代谢:消融后 1 个月,周围环形高代谢影,中心低摄取(如果有高摄取代表残留)。消融后 6 个月,周围环形高代谢影消失(如果不消失,代表局部复发),中心代谢活性增加(可能与肿瘤收缩有关)。消融后 12 个月,周围及中心代谢活性降低,但仍高于基线(黑箭头为消融区),见图 5-2-6A。

2)基线扫描,肿物轻度高代谢:消融后 1 个月,肿物轻度高代谢。消融后 6 个月,肿物轻度高代谢。消融后 12 个月,肿物轻度高代谢(黑箭头为消融区),见图 5-2-6B。

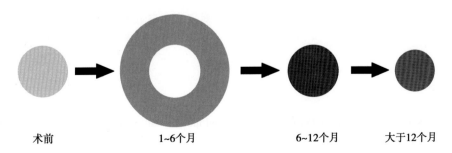

术前　　　　　　1~6个月　　　　　　6~12个月　　　　大于12个月

图 5-2-5　肺部肿瘤热消融后消融区的 PET-CT 转归模式图

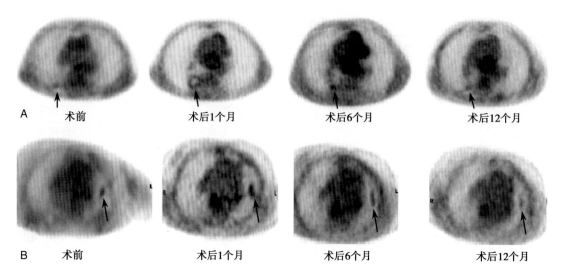

A　　　术前　　　　　术后1个月　　　　术后6个月　　　　术后12个月

B　　　术前　　　　　术后1个月　　　　术后6个月　　　　术后12个月

图 5-2-6　肺部肿瘤热消融后消融区(箭头)的 PET-CT 转归

　　2. 肿瘤标志物评价

　　(1) 神经元特异性烯醇化酶(NSE):可用于辅助监测小细胞肺癌疗效。

　　(2) 鳞状细胞癌相关抗原(SCC-Ag)和细胞角质蛋白 19 片段抗原 21-1(CYFRA 21-1):可用于辅助监测鳞状细胞癌疗效。

　　(3) 糖抗原 125(CA125)、癌胚抗原(CEA)、CA19-9 也较常用。

　　3. 免疫功能评价　肺癌的形成、发展和预后与机体的免疫功能紧密相关[27]。细胞免疫在抗肿瘤免疫中起主导作用,免疫细胞主要包括 T 淋巴细胞等。CD3+T 淋巴细胞是主要的免疫活性细胞,包含 CD4+ 辅助性 T 细胞和 CD8+ 细胞毒性 T 细胞两个亚群。

　　有研究显示热消融能明显增强机体的抗肿瘤免疫作用,但研究有待深入[28]。

　　4. 肺功能评价　目前尚未有专门适用于肺部肿瘤消融肺功能评价的标准。少数相关医学研究通过统计分析患者术前术后肺活量(VC)及第一秒用力呼气量(FEV_1)来研究分析热消融肺部肿瘤后肺功能的影响,并指出热消融后会因胸膜炎等并发症导致肺功能水平下降[29-31]。

　　5. 生活质量评价　生活质量(quality of life, QoL)是个人或群体受到的躯体、心理、社会等各方面状态的一个综合测评,一般包括躯体健康、心理健康、精神健康、社会健康 4 个方面内容。QoL 在肿瘤治疗领域的研究受到越来越多的关注,同时也成为肿瘤预后预测和疗效评价的重要参考指标[32-34]。

(刘宝东　陈俊辉　李成利　孙加源　仲　楼
陈晓明　柳　晨　韩建军　卢　伟　李春海)

参考文献

1. Goldberg SN, Grassi CJ, Cardella JF, et al. Image-guided tumor ablation: standardization of terminology and reporting criteria. Radiology, 2005, 235(3): 728-739.

2. Ahmed M, Solbiati L, Brace CL, et al. Image-guided tumor ablation: standardization of terminology and reporting

criteria—a 10-year update. Radiology,2014,273(1):241-260.

3. 刘宝东,刘磊,胡牧,等.CT 引导下射频消融治疗 400 例不能手术肺部肿瘤的安全性分析.中华临床医师杂志(电子版),2013,7(16):154-156.

4. Baère TD,Aupérin A,Deschamps F,et al. Radiofrequency ablation is a valid treatment option for lung metastases:experience in 566 patients with 1037 metastases. Ann Oncol,2015,26(5):987-991.

5. Little MW,Daniel C,Philip B,et al. Microwave ablation of pulmonary malignancies using a novel high-energy antenna system. Cardiovasc Intervent Radiol,2013,36(2):460-465.

6. 刘宝东,叶欣,范卫君,等.影像引导射频消融治疗肺部肿瘤专家共识(2018 年版).中国肺癌杂志,2018,21(2):76-88.

7. 叶欣,范卫君.热消融治疗原发性和转移性肺部肿瘤的专家共识(2014 年版).中国肺癌杂志,2014,17(4):294-301.

8. Kennedy SA,Milovanovic L,Dao D,et al. Risk factors for pneumothorax complicating radiofrequency ablation for lung malignancy:a systematic review and meta-analysis. J Vasc Interv Radiol,2014,25(11):1671-1681.

9. Li W,Huang L,Han Y,et al. Bronchopleural fistula after non small cell lung cancer radiofrequency ablation:what it implying to us? Diagn Pathol,2013,8:202.

10. Ishii H,Hiraki T,Gobara H,et al. Risk factors for systemic air embolism as a complication of percutaneous CT-guided lung biopsy:multicenter case-control study. Cardiovasc Intervent Radiol,2014,37(5):1312-1320.

11. Alberti N,Frulio N,Trillaud H,et al. Pulmonary aspergilloma in a cavity formed after percutaneous radiofrequency ablation. Cardiovasc Intervent Radiol,2014,37(2):537-540.

12. Beland MD,Wasser EJ,Mayo-Smith WW,et al. Primary Non-Small Cell Lung Cancer:Review of Frequency,Location,and Time of Recurrence after Radiofrequency Ablation. Radiology,2010,254(1):301-307.

13. Wolf FJ,Grand DJ,Machan JT,et al. Microwave ablation of lung malignancies:effectiveness,CT findings and safety in 50 patients. Radiology,2008,247(3):871-879.

14. Zheng A,Ye X,Yang X,et al. Local Efficacy and Survival after Microwave Ablation of Lung Tumors:A Retrospective Study in 183 Patients. J Vasc Interv Radiol,2016,27(12):1806-1814.

15. Hiraki T,Gobara H,Iguchi T,et al. Radiofrequency ablation for early-stage non-small cell lung cancer. Biomed Res Int,2014,2014:152087.

16. Palussiere J,Lagarde P,Aupérin A,et al. Percutaneous lung thermal ablation of non-surgical clinical N0 non-small cell lung cancer:results of eight years' experience in 87 patients from two centers. Cardiovasc Intervent Radiol,2015,38(1):160-166.

17. Zhong L,Sun S,Shi J,et al. Clinical analysis on 113 patients with lung cancer treated by percutaneous CT-guided microwave ablation. J Thorac Dis,2017,9(3):590-597.

18. Han X,Yang X,Ye X,et al. Computed tomography-guided percutaneous microwave ablation of patients 75 years of age and older with early-stage nonsmall cell lung cancer. Indian J Cancer,2015,52(Suppl 2):e56-e60.

19. Vogl TJ,Worst TS,Naguib NN,et al. Factors Influencing Local Tumor Control in Patients With Neoplastic Pulmonary Nodules Treated With Microwave Ablation:A Risk-Factor Analysis. AJR Am J Roentgenol,2013,200(3):665-672.

20. Ghaye B,Wanet M,El Hajjam M. Imaging after radiation therapy of thoracic tumors. Diagn Interv Imaging,2016,97(10):1037-1052.

21. Pereira PL,Masala S. Cardiovascular and Interventional Radiological Society of Europe(CIRSE). Standards of practice:guidelines for thermal ablation of primary and secondary lung tumors. Cardiovasc Intervent Radiol,2012,35(2):247-254.

22. Cheang S, Abtin F, Guteirrez A, et al. Imaging features following thermal ablation of lung malignancies. Semin Intervent Radiol, 2013, 30(2): 157-168.

23. 刘宝东, 支修益. 影像引导下热消融治疗肺部肿瘤的局部疗效评价. 中国医学前沿杂志(电子版), 2015, 7(2): 11-14.

24. Ye X, Fan W, Cheng JH, et al. Chinese expert consensus workshop report: guidelines for thermal ablation of primary and metastatic lung tumor. Thorac Cancer, 2015, 6(1): 112-121.

25. Zaheer SN, Whitley JM, Thomas PA. Would you bet on PET? Evaluation of the significance of positive PET scan results post-microwave ablation for non-small cell lung cancer. J Med Imaging Radiat Oncol, 2015, 59(6): 702-712.

26. Ahmed M. Image-guided tumor ablation: standardization of terminology and reporting criteria-a 10-year update: supplement to the consensus document. J Vasc Interv Radiol, 2014, 25(11): 1706-1708.

27. Hwu P. Treating cancer by targeting the immune system. N Engl J Med, 2010, 363(8): 779-781.

28. Haen SP, Pereira PL, Salih HR, et al. More than just tumor destruction: immunomodulation by thermal ablation of cancer. Clin Dev Immunol, 2011, 2011: 160250.

29. Gobara H, Arai Y, Kobayashi T, et al. Percutaneous radiofrequency ablation for patients with malignant lung tumors: a phase Ⅱ prospective multicenter study (JIVROSG-0702). Jpn J Radiol, 2016, 34(8): 556-563.

30. Dupuy DE, Fernando HC, Hillman S, et al. Radiofrequency ablation of stage IA non-small cell lung cancer in medically inoperable patients: Results from the American College of Surgeons Oncology Group Z4033 (Alliance) trial. Cancer, 2015, 121(19): 3491-3498.

31. Tada A, Hiraki T, Iguchi T, et al. Influence of radiofrequency ablation of lung cancer on pulmonary function. Cardiovasc Intervent Radiol, 2012, 35(4): 860-867.

32. Hechtner M, Eichler M, Wehler B, et al. Quality of Life in NSCLC Survivors-A Multicenter Cross-Sectional Study. J Thorac Oncol, 2019, 14(3): 420-435.

33. Rendas-Baum R, D'Alessio D, Bjorner JB. Health-related quality of life predicted subsequent health care resource utilization in patients with active cancer. Qual Life Res, 2019, 28(4): 1085-1095.

34. 叶欣, 范卫君, 王徽, 等. 热消融治疗原发性和转移性肺部肿瘤专家共识(2017年版). 中国肺癌杂志, 2017, 20(7): 433-445.

第三节　肺原发恶性肿瘤消融治疗临床应用

肺癌是目前全球最常见的恶性肿瘤, 发病率达 22.7%, 我国 5 年生存率为 15%, 每年死亡约 59 万人, 生存时间与病理类型、病期、部位密切相关。目前, 尽管手术切除仍是 I 期或 Ⅱ 期非小细胞肺癌(NSCLC)患者的主要治疗手段, 但因肺功能不全、合并其他疾病及年龄等限制因素, 部分 NSCLC 患者无法接受手术切除, 即便是相对更微创的腔镜手术。在此情况下, 影像引导经皮消融为无法实施手术切除的患者提供了另一种治疗选择, 作为一种疗效确切的根治性微创技术已成功用于治疗早期及部分中晚期肺癌、肺转移癌。

典型病例

病例 1

1. 简要病史　女性, 56 岁, 乳腺癌改良根治术后 7 年, 1 年余前胸部 CT 发现右上肺结节,定期随访,1个月前胸部CT复查结节较前增大,直径5mm(图5-3-1),患者治疗意愿强烈,拒绝手术切除,无消融禁忌证,拟行穿刺活检同步RFA,ECOG PS评分0分。

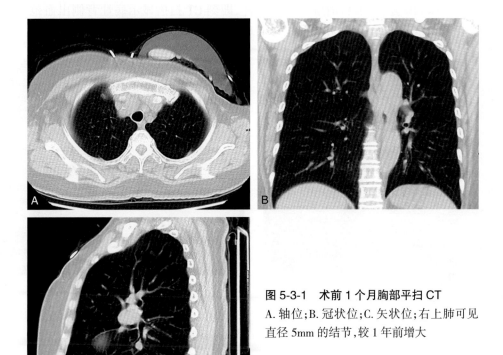

图 5-3-1 术前 1 个月胸部平扫 CT
A. 轴位;B. 冠状位;C. 矢状位;右上肺可见直径 5mm 的结节,较 1 年前增大

2. 操作步骤　患者取仰卧位,胸部常规消毒、铺巾,选择右侧腋前线入路穿刺,穿刺点1%利多卡因局部麻醉,22G千叶针首先引导17G同轴活检针分步进针穿刺右上肺病灶(图5-3-2),CT扫描确认活检针针尖位置正确后,利用18G活检针取出2条组织(此时病灶背侧

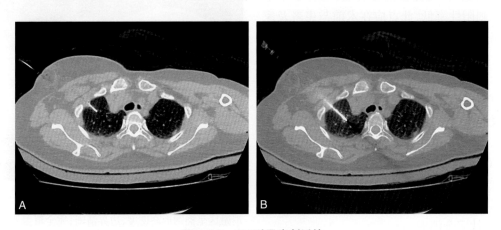

图 5-3-2 CT 引导穿刺活检
22G 千叶针引导 17G 同轴活检针分步进针穿刺右上肺病灶,A、B 分别为进针后 CT 扫描确认活检针针尖位置

已有少量出血),同轴活检针暂不撤出(将内芯插入),单极内冷型射频消融针(活性端 3cm)紧贴同轴活检针穿刺至病灶部位,CT 扫描确认射频电极针活性端位置正确行 RFA(图 5-3-3),消融条件:100W,10 分钟;术后消融针道后撤针,即刻 CT 扫描显示病灶背侧出血范围无增加,但密度变浅,病灶外侧、腹侧和内侧均被磨玻璃密度影覆盖(图 5-3-4)。

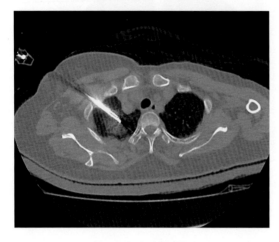

图 5-3-3　术中布针

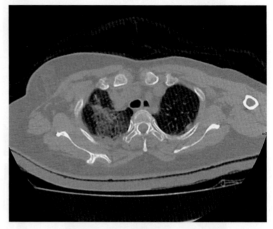

图 5-3-4　术后即刻 CT 扫描

病灶背侧出血范围无增加,但密度变浅,病灶外侧、腹侧和内侧均被磨玻璃密度影覆盖

3. 经验体会　①结节位于右上肺,直径 5mm,周围血管密集,因此穿刺时应尽量减少穿刺次数,以降低出血风险;②同轴活检针穿刺到位,利用细针切取标本后暂不撤出同轴针,将射频电极针紧贴同轴针分步穿刺至病灶部位,降低射频电极针的穿刺难度,增加安全性和精准度,如同本例,即使灶周穿刺后有少量出血,因有同轴活检针参照,也可确保射频电极针精确到位,完全消融肿瘤;③肺小结节的穿刺阳性率低,此点应在术前与患者及家属充分沟通并签署知情同意书。

4. 随访　术后 2 天胸部 CT(图 5-3-5)显示消融区呈椭圆形高密度,边界清晰,完全覆盖原病灶;术后 7 天结节穿刺活检病理回报为贴壁生长为主的腺癌,免疫组化:CK7(3+),CK8/18(3+),甲状腺转录因子 1(TTF-1,3+),CK5/6(−),P63(+/−),雌激素受体(ER,−),孕激素受体(PR,−)(图 5-3-6);术后 5 个月胸部 CT(图 5-3-7)示消融区较前明显吸收缩小,病灶完全消融。

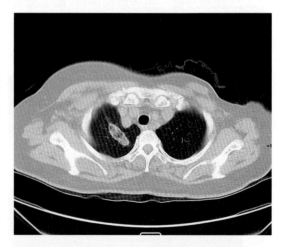

图 5-3-5　术后 2 天胸部平扫 CT

消融区呈椭圆形高密度,边界清晰,完全覆盖原病灶

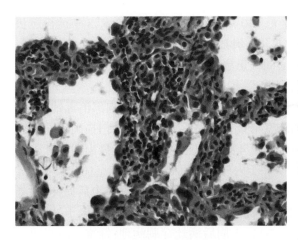

图 5-3-6　术后 7 天活检病理

贴壁生长为主的腺癌

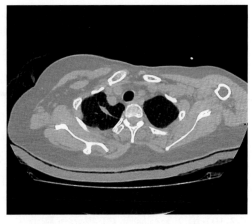

图 5-3-7　术后 5 个月胸部平扫 CT

消融区较前明显吸收缩小，病灶完全消融

病例 2

1. 简要病史　男性，80 岁，2 周前胸部 CT 平扫示右肺上叶尖段胸膜下 1.4cm 空洞，壁厚薄不均，局部呈结节样改变，边缘不规则，与邻近胸膜界限不清，增强后轻至中度不均匀强化（图 5-3-8）；双肺肺气肿、肺大疱，双肺门和纵隔未见肿大淋巴结。PET-CT 提示右肺上叶

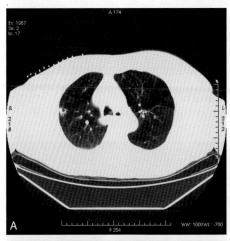

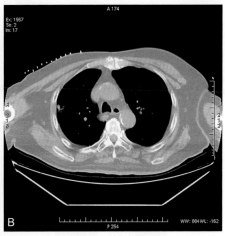

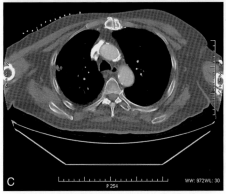

图 5-3-8　术前 2 周胸部增强 CT

A. 肺窗；B. 纵隔窗：平扫 CT 示右肺上叶尖段胸膜下 1.4cm 空洞，壁厚薄不均，局部呈结节样改变，边缘不规则，与邻近胸膜界限不清；C. 增强 CT 可见病灶部位轻至中度不均匀强化

结节标准摄取值(SUV)升高,考虑恶性可能性大。10年前行前列腺癌根治术,8年前行冠状动脉旁路移植术,高血压、肺气肿、肺大疱病史多年。肿瘤标志物:CEA 14.6ng/ml(<5.0ng/ml),SCC 0.9ng/ml,NSE 12.43ng/ml,CYFRA 3.230ng/ml。患者高龄、冠脉旁路移植术后、肺气肿,ECOG PS评分1分,无消融禁忌证,不适合外科手术,拟穿刺活检同步MWA。

2. 操作步骤 患者取仰卧位,CT扫描定位右肺上叶病灶,常规右侧胸部消毒铺巾,使用吗啡镇痛,局麻下采用17G同轴针经右侧胸壁沿设计入路穿刺病灶,CT扫描确认同轴针位置正确后撤出针芯,采用18G全自动活检枪取出4条组织送病理检查。撤出活检针采用1根18G水冷微波天线沿设计路径穿刺至病变并于内外侧分别布针1个位点(图5-3-9),CT扫描确认活性端位置正确后行消融治疗,消融条件均为60W,3分钟;消融结束后撤针,即刻CT显示病灶周围出现磨玻璃密度影,初步评价消融范围满意,右侧少量气胸,未予处理(图5-3-10);第2天行胸部CT提示气胸消失(图5-3-11);1周后病灶穿刺病理:纤维结缔组织中

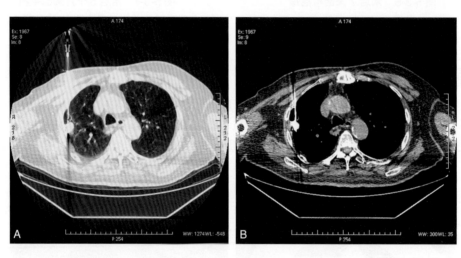

图5-3-9 术中布针

A.肺窗;B.纵隔窗;平扫CT确认水冷微波天线活性端穿刺至病灶部位

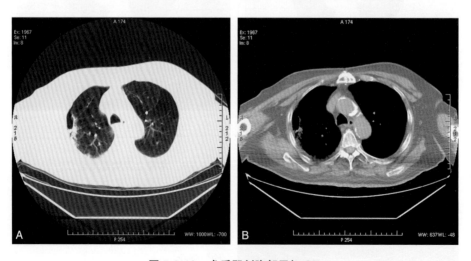

图5-3-10 术后即刻胸部平扫CT

A.肺窗;B.纵隔窗;病灶周围出现磨玻璃密度影,右肺可见少量气胸

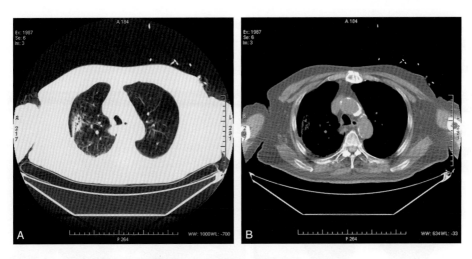

图 5-3-11　术后 2 天胸部平扫 CT

A. 肺窗；B. 纵隔窗；病灶周围可见磨玻璃密度影，右肺气胸消失

可见腺癌组织浸润，中分化，腺泡型为主。免疫组化结果：CK7（+++），CK20（++），P53（10%，野生型），TTF-1（+++），天冬氨酸蛋白酶 A（Napsin-A，+++），细胞间质上皮转换因子（c-met，3+），PD-1（肿瘤浸润的免疫细胞 –），PDL-1（肿瘤细胞 –；肿瘤浸润的免疫细胞 –），Her2（2+），ALK（阴性对照）（阴性），Ventana ALK（D5F3）（阴性）。

3. 经验体会　老年男性，合并肺气肿、肺大疱、冠心病搭桥术病史，影像学和肿瘤标志物高度怀疑恶性肺结节（临床分期 T2aN0M0，Ⅰb 期），患者拒绝外科手术，术前评估无消融禁忌；患者肺气肿严重，拟定采用同轴套管针同步进行肿瘤穿刺活检 + 消融的治疗方案，以最大可能减少胸膜穿刺次数和气胸、出血等并发症风险（未等待穿刺活检结果即行消融治疗，此点应与患者和家属充分沟通并签署知情同意书）。

4. 随访　术后 1 个月（图 5-3-12）胸部增强 CT 示右肺上叶尖段消融区呈椭圆形，最大

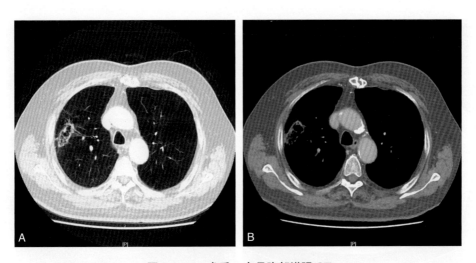

图 5-3-12　术后 1 个月胸部增强 CT

A. 肺窗；B. 强化；右肺上叶尖段可见消融区呈椭圆形，最大径 4.1cm，密度不均，中央可见小空洞，周边可见纤维条索，边缘呈环形轻度强化，未见结节样强化

径 4.1cm,密度不均,中央可见小空洞,周边可见纤维条索,边缘呈环形轻度强化,未见结节样强化;术后 3 个月(图 5-3-13)胸部增强 CT 示右肺上叶尖段消融区较前明显缩小局限,最大径 2.9cm,未见结节样强化。

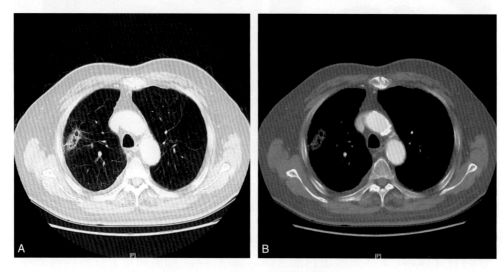

图 5-3-13　术后 3 个月胸部增强 CT

A. 肺窗;B. 强化;右肺上叶尖段消融区较前明显缩小局限,最大径 2.9cm,未见结节样强化

病例 3

1. 简要病史　男性,78 岁,胸闷、憋气 3 个月,3 周前胸片发现左下肺占位;既往因冠心病行心脏搭桥术,慢性阻塞性肺疾病(COPD)史 8 年;胸部 CT 检查提示左下肺肿物(图 5-3-14);SPECT 检查示左下肺阴影放射性异常浓聚,T/NTmax=1.46;考虑肺癌可能性

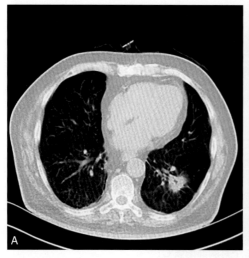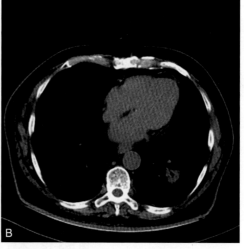

图 5-3-14　术前 1 周胸部平扫 CT

A. 肺窗;B. 纵隔窗;可见左下肺肿物

大,分期检查无远处转移;分期 T1aNxM0,肿瘤标志物阴性。血气分析 $PaCO_2$ 为 33.6mmHg,PaO_2 为 82.5mmHg;心电图提示窦性心动过缓,T 波改变,ST 改变;心脏彩超示左心室肥厚伴节段型运动异常,主动脉瓣钙化,肺动脉瓣轻度反流;肺功能检查为轻度阻塞性通气功能障碍,通气储备 72%。患者不适合外科切除,ECOG PS 评分 1 分,无消融禁忌证,拟定采用经皮肿瘤穿刺活检 +RFA 治疗方案。

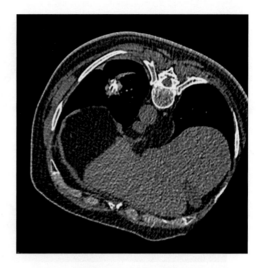

图 5-3-15　术中布针
胸部平扫 CT 示单极多尖端可伸展型射频电极针子针已在病灶部位展开

2. 操作步骤　患者取俯卧位,CT 扫描定位左下肺病灶,常规左侧背部消毒铺巾,局麻下采用 18G 活检针先行穿刺病灶,CT 扫描确认位置正确后取出 1 条组织送病理检查,再沿同一路径将单极多尖端可伸展型射频电极针穿刺至病灶部位展开子针 4cm,CT 扫描确认位置正确后行单点消融(图 5-3-15),消融条件 90℃,25 分钟;术中肌内注射吗啡镇痛;穿刺活检病理回报原位腺癌。

3. 经验体会　老年男性,心脏搭桥术后,合并 COPD,肺功能严重不全,无外科切除适应证,无局部消融禁忌证;采取穿刺活检 + 局部消融一次手术完成(未等待病理结果即行消融治疗,此点应与患者及家属充分沟通并签署知情同意书);患者肺功能不全,尽量减少穿刺次数以最大程度减低气胸、出血等并发症风险。

4. 随访　术后 3 个月(图 5-3-16)、术后 48 个月(图 5-3-17)复查胸部平扫 CT 示原病灶较前轻微缩小。

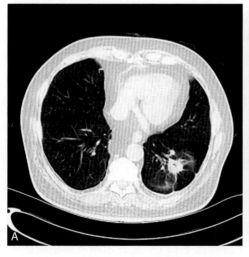
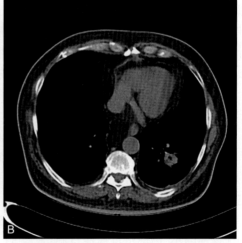

图 5-3-16　术后 3 个月胸部平扫 CT
A. 肺窗;B. 纵隔窗;可见消融区范围较前缩小

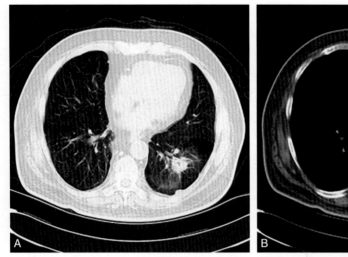
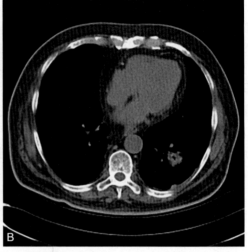

图 5-3-17　术后 48 个月胸部平扫 CT
A. 肺窗；B. 纵隔窗；可见消融区范围较前缩小

病例 4

1. **简要病史**　男性，43 岁，咳嗽 2 个月、加重伴间断发热 1 个月，胸部 CT 检查发现双肺占位（图 5-3-18），考虑右下肺癌，左肺转移，大小分别为 7.2cm 和 6.4cm；右下肺病灶穿刺活检病理诊断中分化腺癌；分期检查无远处转移；分期为 T3NxM1；肿瘤标志物：NSE 141.90ng/ml，CYFRA21-1 9.45ng/ml。患者肺功能良好，ECOG PS 评分 0 分，两肺均有病灶，不适合外科切除，无消融禁忌证，两肺病灶拟行分次消融。

2. **操作步骤**　患者取俯卧位，CT 扫描定位右下肺病灶，右侧背部消毒铺巾，局麻下首先采用 18G 活检针穿刺病灶，CT 扫描确认位置正确后取出 1 条组织送病理检查，再沿同一路径将单极多尖端可伸展型射频电极针穿刺至病灶部位展开子针 7cm，CT 扫描确认位置正确后行 3 个位点叠加消融（图 5-3-19A），消融条件均为 90℃，15 分钟；1 周后同法对左下肺病灶行 2 个位点叠加消融（图 5-3-19B），消融条件均为 90℃，15 分钟。

术后给予患者紫杉醇 + 顺铂化疗 6 个周期，具体为紫杉醇 300mg，第 1 天；顺铂 60mg，第 2 天、第 3 天，3 周方案。

3. **经验体会**　患者青年男性，肺功能良好，无外科切除适应证；两肺病灶，一般分次进行消融；应均予以穿刺活检明确；本例患者右肺病灶较大，穿刺活检明确性质并先予以消融，1 周后对左肺病灶予以消融，但未行穿刺活检。两肺病灶均大于 5cm，均给予多点消融，以实现完全消融。

4. **随访**　术后 2 个月（图 5-3-20）、术后 3 个月（图 5-3-21）胸部平扫 CT 复查示两下肺消融区逐渐缩小，内部可见薄壁空洞；术后 53 个月胸部平扫 CT 复查示两下肺消融区明显吸收，仅残余少量纤维条索及小空洞明显缩小（图 5-3-22）。

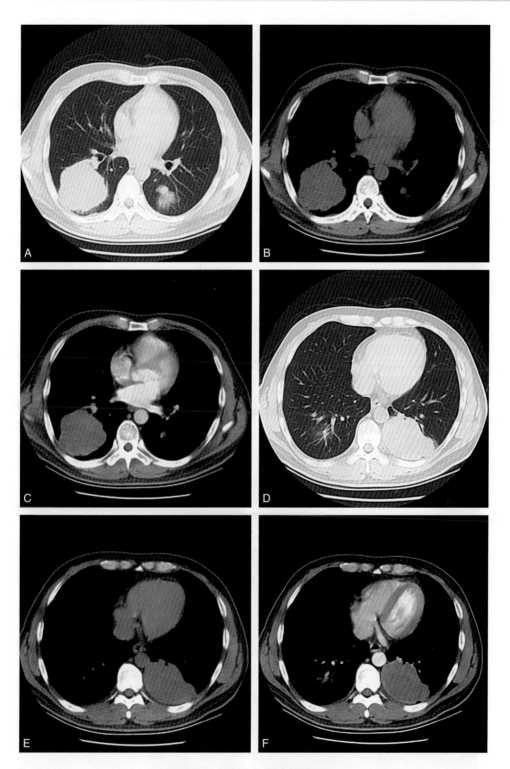

图 5-3-18　术前 1 周胸部增强 CT

A. 肺窗,示右下肺肿瘤;B. 纵隔窗,示右下肺较均匀的低密度肿瘤;C. 静脉期,示右下肺肿瘤不均匀强化;D. 肺窗,示左下肺肿瘤;E. 纵隔窗,示左下肺较均匀的低密度肿瘤;F. 动脉期,示左下肺肿瘤不均匀强化

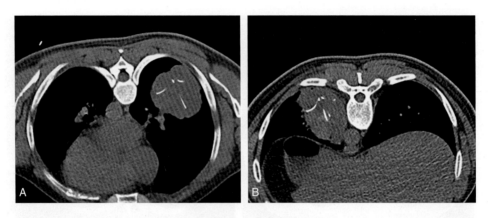

图 5-3-19　术中布针

A.可见射频电极针子针在右下肺肿瘤内充分展开;B.可见射频电极针子针在左下肺肿瘤内充分展开

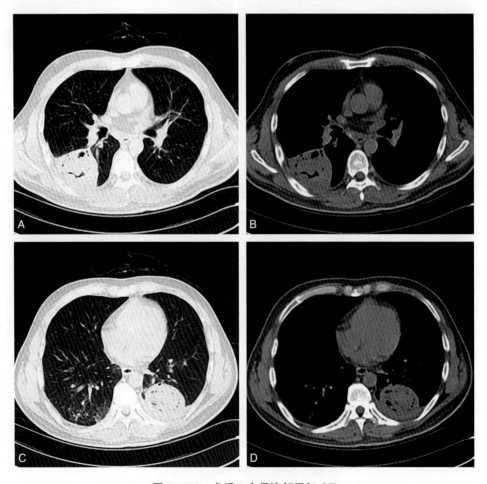

图 5-3-20　术后 2 个月胸部平扫 CT

A、B.肺窗、纵隔窗,示右下肺消融区较前缩小,内部可见少量气体影;C、D.肺窗、纵隔窗,示左下肺消融区较前亦明显缩小,内部亦可见少量气体影

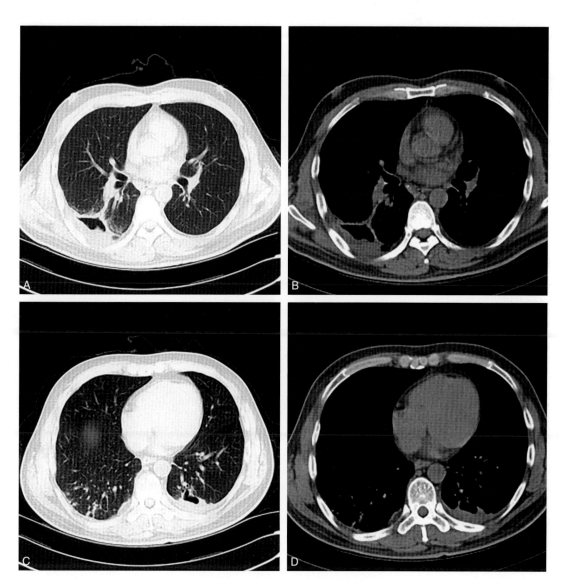

图 5-3-21　术后 3 个月胸部平扫 CT

A、B. 肺窗、纵隔窗,示右下肺消融区较前明显缩小,内部可见一不规则形薄壁空洞;C、D. 肺窗、纵隔窗,示左下肺消融区较前亦明显缩小,内部亦可见一不规则形薄壁空洞

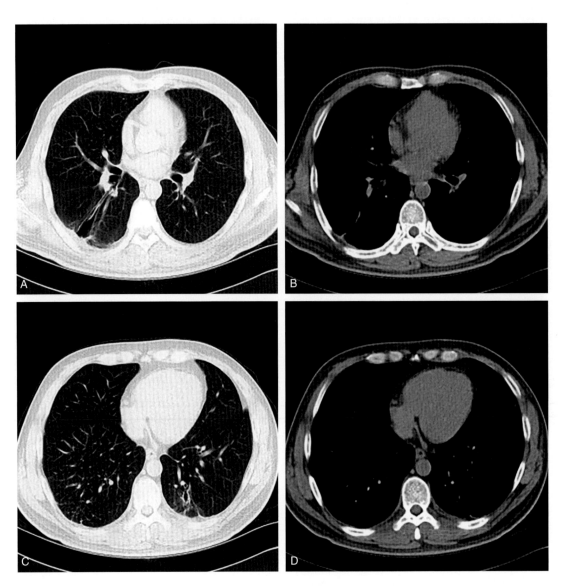

图 5-3-22　术后 53 个月胸部平扫 CT

A、B. 肺窗、纵隔窗,示右下肺肿瘤消融区基本吸收,仅残余少量纤维条索及小空洞;C、D. 肺窗、纵隔窗,示左下肺肿瘤消融区基本吸收,仅残余少量纤维条索及小空洞

病例 5

1. 简要病史　男性，65岁，2周前胸部CT提示左肺上叶不规则肿块，边缘可见分叶毛刺，大小5.1cm（图5-3-23）；PET-CT提示肿块高代谢，SUV_{max} 15.8，双肺内另见多发微小结节，左侧胸膜结节样增厚，左侧胸腔少至中量积液，双肺门淋巴结增大、代谢增高。既往乙肝、高血压、糖尿病多年，3年前因肝癌行切除治疗。肿瘤标志物：CEA 3.9ng/ml，AFP 3.8ng/ml，CA125 428.4U/ml，CA153 16.0U/ml，CA199 28.7U/ml。患者不适合外科手术，ECOG PS评分1分，无消融禁忌证，拟穿刺活检同期行微波消融，根据病理及免疫组化结果术后予以全身辅助化疗。左上肺病灶穿刺活检病理：中分化腺癌，免疫组化结果：CK7（+++），CK20（个别+），Ki67（40%+），P53（野生型），TTF-1（+），Napsin-A（+），c-met（3+），PD-1（间质免疫细胞−），Her2（2+），ALK（阴性对照）（−），Ventana ALK（D5F3）（−）。

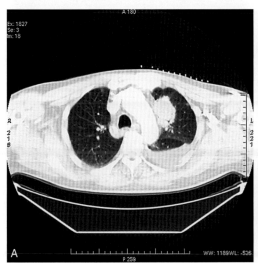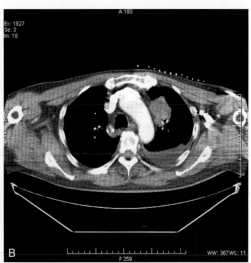

图 5-3-23　术前胸部增强 CT

A. 肺窗，示左上肺不规则肿块，直径5.1cm，周围可见分叶、毛刺和胸膜牵拉，同时可见少量胸腔积液；
B. 纵隔窗，示病灶呈不均匀中度强化

2. 操作步骤　患者取仰卧位，结合术前影像选择胸骨左侧穿刺路径，常规消毒铺巾，局麻下采用15G同轴穿刺针于胸骨旁入路穿刺至病变中部，利用全自动活检枪通过16G活检针取出6条组织送病理活检；参照活检针位置将2根微波天线于左侧胸骨旁分别穿刺至病灶头侧和足侧并分别布针2个位点，CT扫描确认位置正确后进行消融（图5-3-24），每一位点的消融条件均为50W，5分钟；消融结束后撤针，CT扫描示病灶周围可见磨玻璃影（图5-3-25）。

3. 经验体会　患者肺癌晚期，分期T4N2M1，病灶邻主动脉弓，部分累及左肺动脉主干及左肺上叶肺动脉，MWA主病灶，减轻肿瘤负荷，缓解症状，同时根据病理结果序贯全身化疗。局部消融灭活大肿瘤，再结合药物治疗肺内微小病灶、肺门淋巴结节转移和亚临床病灶，局部治疗与全身治疗联合，协同增效。

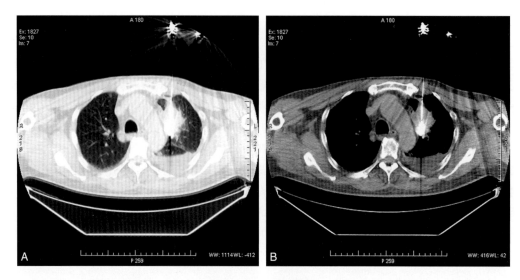

图 5-3-24　术中布针

A.肺窗,示微波消融天线于左侧胸骨旁穿刺至病灶中央位置;B.纵隔窗,示微波天线在病灶中的
位置

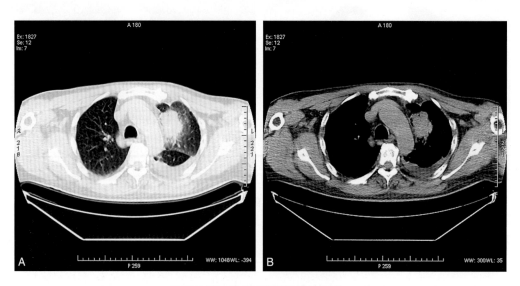

图 5-3-25　术后即刻胸部平扫 CT

A.肺窗,示病灶周围磨玻璃影,未见气胸和出血;B.纵隔窗,示病灶消融后局部呈高密度(炭化)

4.随访　术后 1 个月胸部增强 CT 复查提示左肺容积较前减小,右肺容积代偿性增大,左上肺消融区肺窗最大径 7.5cm,其内可见散在小空泡,相应支气管狭窄闭塞,周边可见纤维条索影,边缘部分呈轻度强化,未见残余肿瘤;左侧胸腔及叶间积液较前增多(图 5-3-26);术后 4 个月胸部增强 CT 复查提示左肺容积较前有所增大,原消融区较前稍有缩小,边缘不规则,最大径 6.7cm,内部仍可见少量空泡,周边仍可见纤维条索,未见病灶残余;左侧胸腔及叶间积液较前明显减少(图 5-3-27)。

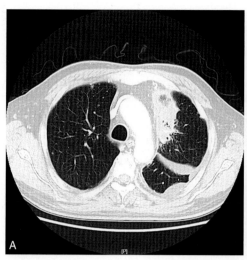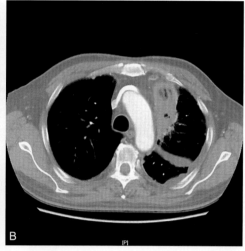

图 5-3-26 术后 1 个月胸部增强 CT

A.肺窗,示左肺容积缩小,左上肺消融区呈高密度改变,完全覆盖病灶,内部可见少量气泡影;左侧胸腔及叶间少量积液;B.纵隔窗,示原消融区呈均匀低密度改变,完全覆盖原病灶,未见残余病灶

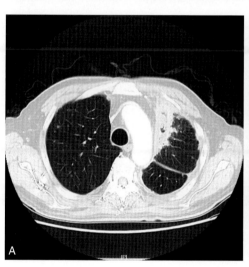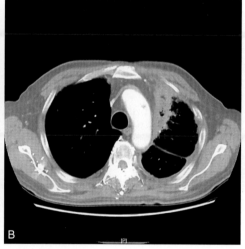

图 5-3-27 术后 4 个月增强 CT

A.肺窗,示消融区较前明显缩小,内部仍可见少量气体,周围可见纤维条索;左侧胸腔及叶间积液基本吸收;B.纵隔窗,示消融区呈均匀低密度改变,未见残余病灶

病例 6

1. **简要病史** 男性,54 岁,吸烟史 25 年,肺气肿病史 4 年;胸部 X 线检查及胸部 CT 提示左肺上叶尖后段结节灶(图 5-3-28,图 5-3-29),CT 引导穿刺活检病理诊断中分化腺癌(图 5-3-30,图 5-3-31);患者 ECOG PS 评分 1 分,有肺气肿病史,拒绝手术切除,无消融治疗禁忌证,拟行 RFA 治疗联合全身化疗。

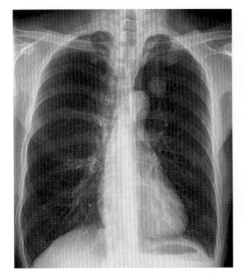

图 5-3-28　术前胸部 X 线检查

可见左肺上叶结节灶

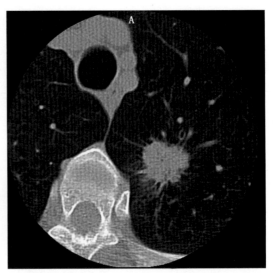

图 5-3-29　术前胸部平扫 CT

肺窗示左肺上叶尖后段结节灶

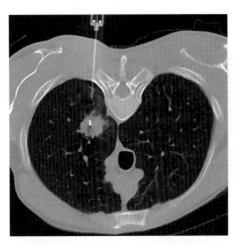

图 5-3-30　CT 引导穿刺活检

平扫 CT 示活检针穿刺至肿瘤内部

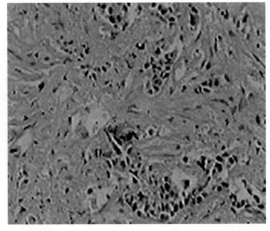

图 5-3-31　病理结果:中分化腺癌

2. 操作步骤　患者取俯卧位,CT 扫描定位右上肺病灶,常规背部消毒铺巾,1% 利多卡因局麻,沿预设穿刺路径于脊柱旁将单极多尖端可伸展型射频电极针分步穿刺至病灶部位展开子针 4cm,CT 扫描确认位置正确后行单点消融(图 5-3-32),消融条件 90℃,30 分钟;术毕消融针道后撤针。

3. 经验体会　射频电极针穿刺到位后可行冠状位、矢状位多平面重建,立体观察电极针子针在病灶内的展开情况,确保肿瘤完全消融。

4. 随访　①患者消融术后第 3 个月开始行 GP 方案(吉西他滨 + 顺铂)化疗,共 4 个周期;②患者消融术后间隔 3 个月定期胸部 CT,并于术后第 6 个月行全身 PET-CT 检查,未见肿瘤残余(图 5-3-33A);CT 复查示原病灶完全消融,随时间逐渐缩小(图 5-3-33B,C),术后 3 年(图 5-3-34)仅残留少许纤维条索。

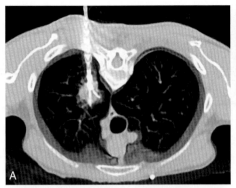
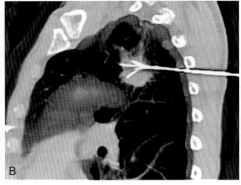
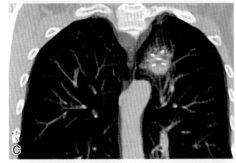

图 5-3-32　术中布针

A. 轴位；B. 矢状位；C. 冠状位；可见单极多尖端可伸展型射频电极针子针在病灶中充分展开

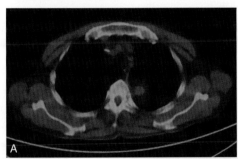
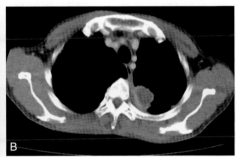
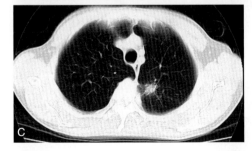

图 5-3-33　术后 6 个月复查

A. 未见肿瘤残余；B、C. 原病灶完全消融，消融区范围随时间逐渐缩小

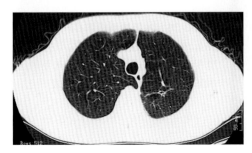

图 5-3-34　术后 3 年胸部平扫 CT

消融区缩小，仅残留少许纤维条索

病例 7

1. **简要病史**　女性，63岁，咳嗽2周，胸片提示左上肺占位（图5-3-35），胸部CT示病灶呈分叶状，直径2.4cm，周围有毛刺，可见胸膜牵拉，增强扫描轻度强化（图5-3-36），CT引导病灶穿刺活检诊断为中分化腺癌（图5-3-37），患者ECOG PS评分1分，拒绝外科手术切除，无消融治疗禁忌证，拟行CT引导肺癌MWA。

2. **操作步骤**　患者取仰卧位，CT扫描定位左上肺病灶，常规胸部消毒铺巾，1%利多卡因局麻，沿预设穿刺路径于左侧腋中线将微波天线分步穿刺至病灶部位并于病灶头侧、腹侧及背侧呈"品"字形布针3个位点，CT扫描确认位置正确后行叠加消融（图5-3-38），消融条件均为70W，6分钟；术毕消融针道后撤针。

3. **经验体会**　①"品"字形布针、3点叠加，确保完全消融病灶；②消融条件偏大，病灶周围肺组织热损伤范围较大，消融后局部坏死感染、形成空洞，术后2周内患者发热、咳嗽临床症状明显，住院时间延长。

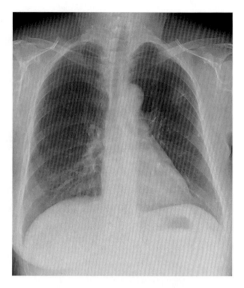

图 5-3-35　术前胸部 X 线检查
可见左上肺占位

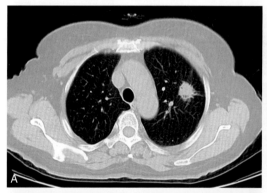

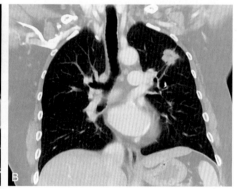

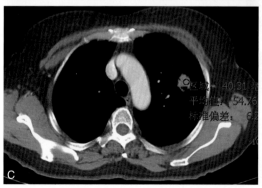

图 5-3-36　术前胸部增强 CT
A、B. 肺窗轴位、肺窗冠状位，平扫CT示病灶呈分叶状，直径2.4cm，周围有毛刺，可见胸膜牵拉；C. 增强CT示病灶轻度强化

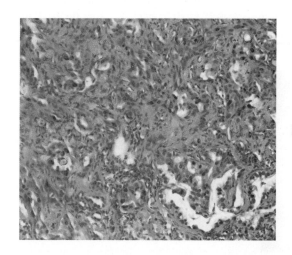

图 5-3-37　病理结果：中分化腺癌

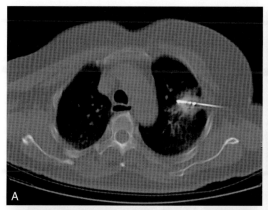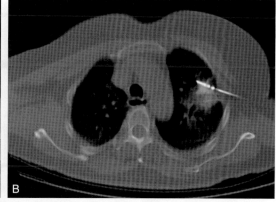

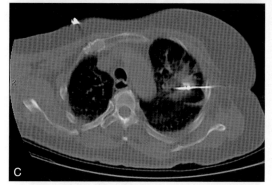

图 5-3-38　术中布针
A~C. 将微波天线分步穿刺至病灶部位，"品"字形布针 3 个位点

4. 随访　术后 3 天胸部 CT 平扫示左上肺原病灶周围斑片状高密度影,左侧胸腔少量积液(图 5-3-39);术后 2.5 个月胸部 CT 示消融区表现为不均匀厚壁空洞,空洞壁无强化,周围可见少量纤维条索(图 5-3-40);术后 10 个月胸部 CT 示空洞被纤维瘢痕取代,无强化,周围纤维条索明显(图 5-3-41);术后 15 个月胸部 CT 示瘢痕样结构较前缩小,无强化,周围仍可见纤维条索,其外侧局部胸膜增厚(图 5-3-42);3 年后患者死于肺癌脑转移。

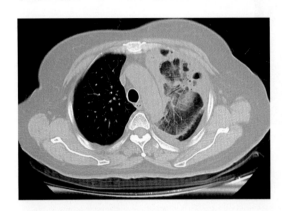

图 5-3-39　术后 3 天胸部平扫 CT
左上肺原病灶周围斑片状高密度影,左侧胸腔少量积液

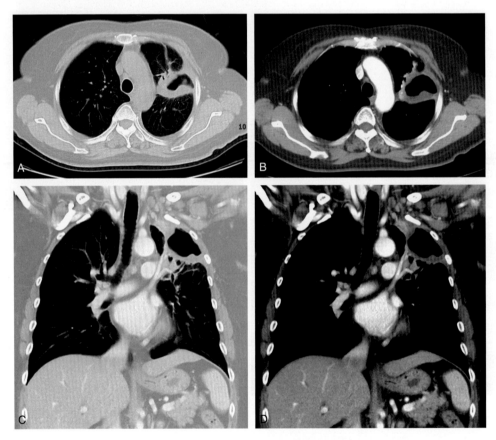

图 5-3-40　术后 2.5 个月胸部增强 CT
A~D. 消融区表现为不均匀厚壁空洞,空洞壁无强化,周围可见少量纤维条索

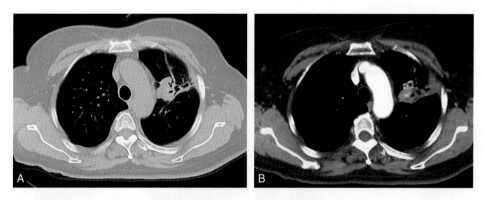

图 5-3-41 术后 10 个月胸部增强 CT
A、B.空洞被纤维瘢痕取代,无强化,周围纤维条索明显

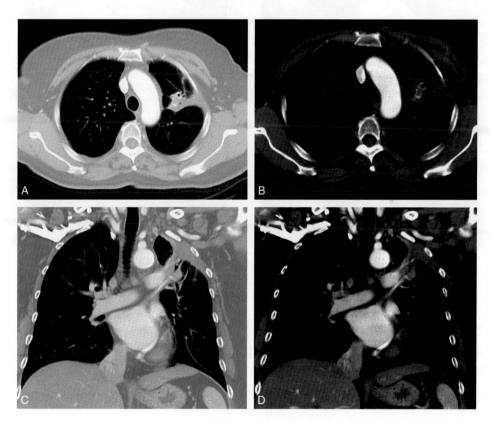

图 5-3-42 术后 15 个月胸部增强 CT
A~D.瘢痕样结构较前缩小,无强化,周围仍可见纤维条索,其外侧局部胸膜增厚

病例8

1. 简要病史　男性,54 岁;7 年前因右肺中央型肺癌于外院拟行外科切除,但开胸后评估病灶无法完全切除,遂仅给予取病理活检,诊断为中分化腺鳞癌。经 6 次 CT 引导经皮无水乙醇化学消融治疗后肿瘤得到有效控制,1 个月前胸部 CT 复查示肿瘤复发(图 5-3-43),患者 ECOG PS 评分为 0 分,无消融治疗禁忌证,拟行 CT 引导 Cryo-A。

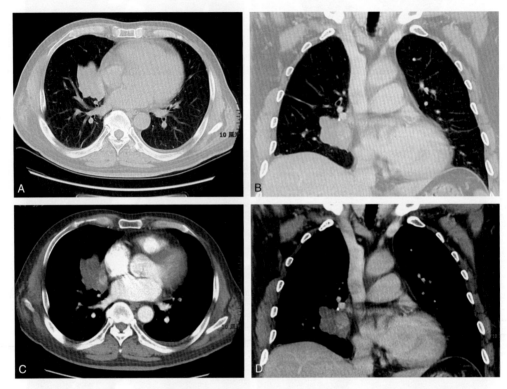

图 5-3-43　术前 1 个月胸部增强 CT 复查
A~D. 病灶部位不均匀强化,提示肿瘤复发

2. 操作步骤　患者取仰卧位,CT 扫描定位右下肺病灶,常规胸部消毒铺巾,1% 利多卡因局麻,沿预设穿刺路径于右侧锁骨中线将 11 根 17G 冷冻探针依次穿刺至病灶内,依据肿瘤形态立体适形布针,CT 扫描确认位置正确后行冷冻消融(图 5-3-44),消融条件:压力 3 200psi,冷冻 10 分钟,复温 2 分钟,冻融 2 个循环后撤针;术中 CT 扫描监测冰球范围(图 5-3-45)。

3. 经验体会　①病灶位于右肺中叶,与心包分界不清,邻近膈肌、右下肺血管和支气管分支,冷冻探针穿刺时须谨慎,避免损伤心包等重要结构;经过胸膜时宜快速,降低气胸风险;②冷冻探针尽量采用较短路径、沿病灶长轴布针的原则;③多根冷冻探针组合应用,穿刺及调针时务必记清顺序,避免混乱;④皮肤穿刺点冷冻探针间距应在 1cm 以上,术中应用温盐水对穿刺点周围皮肤予以加温保护。

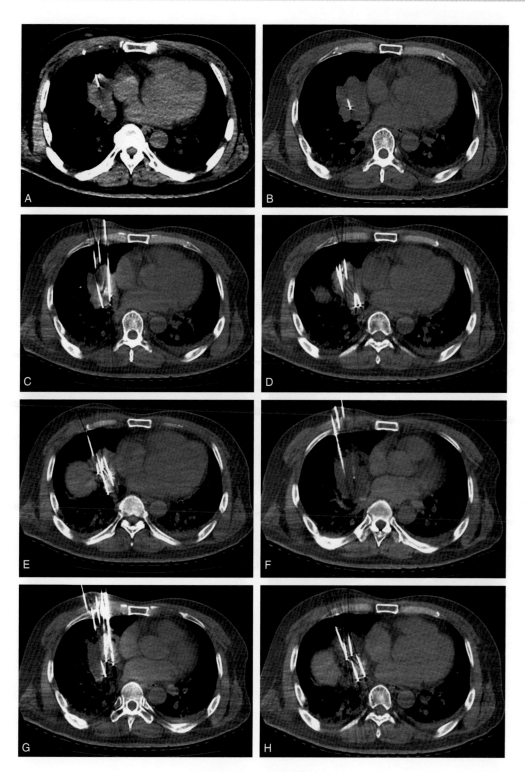

图 5-3-44 术中布针

A~H. 11 根 17G 冷冻探针依次穿刺至病灶内,依据肿瘤形态立体适形布针

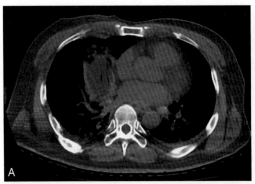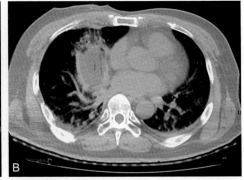

图 5-3-45　术后即刻胸部平扫 CT
A.肺窗,病灶密度均匀;B.纵隔窗,病灶周围出现磨玻璃样改变

4. 随访　术后 5 天胸部增强 CT 示消融区无强化,完全覆盖病灶,周围少量渗出,左侧胸腔少量积液(图 5-3-46);术后 5 个月胸部增强 CT 示消融区较前缩小,密度均匀无强化,肺实质原穿刺路径残留少量纤维条索(图 5-3-47);术后 3 年(图 5-3-48)胸部增强 CT 示消融区较前明显缩小,呈无强化的纤维瘢痕。

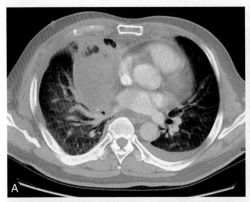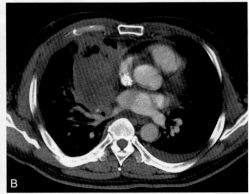

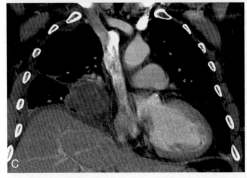

图 5-3-46　术后 5 天胸部增强 CT
A.肺窗轴位;B.纵隔窗静脉期轴位;C.纵隔窗静脉期冠状位;消融区无强化,完全覆盖病灶,周围少量渗出,左侧胸腔少量积液

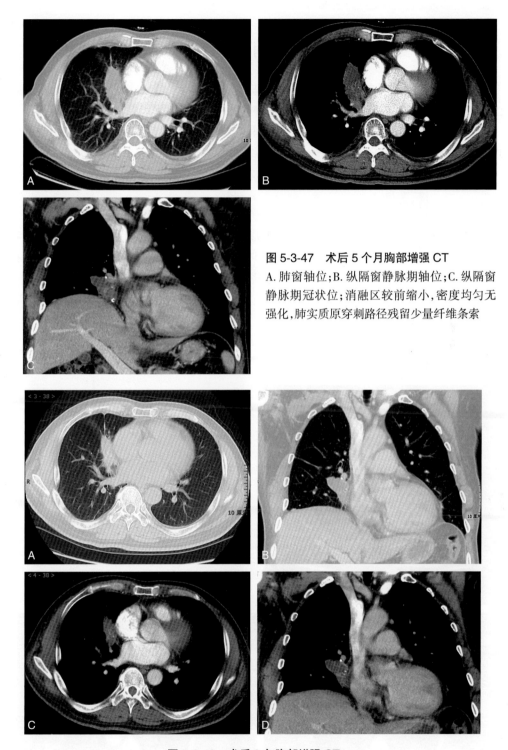

图 5-3-47　术后 5 个月胸部增强 CT

A.肺窗轴位;B.纵隔窗静脉期轴位;C.纵隔窗静脉期冠状位;消融区较前缩小,密度均匀无强化,肺实质原穿刺路径残留少量纤维条索

图 5-3-48　术后 3 年胸部增强 CT

A.肺窗轴位;B.肺窗冠状位;C.纵隔窗静脉期轴位;D.纵隔窗静脉期冠状位;消融区较前明显缩小,呈无强化的纤维瘢痕

（刘宝东　袁春旺　郑加生　林征宇　叶 欣　李晓光　古善智　牛志立　罗凌飞　庄一平）

第四节　肺转移癌消融治疗的临床应用

　　肺脏是恶性肿瘤常见的转移部位之一。肺转移瘤初期大多无症状或症状不明显,病变广泛时则有咳嗽、血痰、发热和呼吸困难等症状。外科手术曾是肺转移瘤的首选局部治疗手段。近年,局部消融以其疗效确切、创伤小、可重复性强等特点,被越来越多地应用于肺转移瘤的治疗并取得了良好疗效。

　　典型病例

病例 1

　　1. **简要病史**　男性,51 岁,直肠癌综合治疗后肺转移;血常规、凝血功能、肿瘤标志物未见异常。胸部平扫 CT(图 5-4-1A、B)示左肺上叶尖后段转移瘤,直径 1.9cm,界清,增强扫描(图 5-4-1C)病灶呈中度强化,周边多个血管包绕;MRI 平扫病灶呈等 T_1 长 T_2 信号影(图 5-4-2A、B),DWI 呈高信号(图 5-4-2C),ECOG PS 评分 0 分,无消融禁忌证,拟行 CT 引导肺转移灶 RFA。

　　2. **操作步骤**　患者取仰卧位,胸部常规消毒、铺巾,1% 利多卡因局部麻醉,选择左侧腋

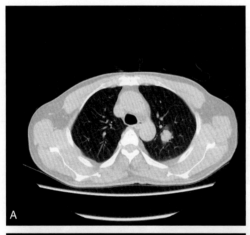

图 5-4-1　术前胸部增强 CT
A、B. 肺窗、纵隔窗,左肺上叶尖后段肿瘤,直径 1.9cm,界清;C. 强化,病灶呈中度强化,周边多个血管包绕

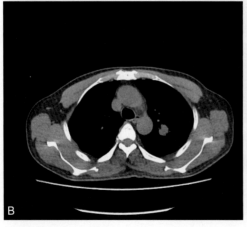

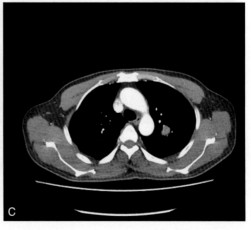

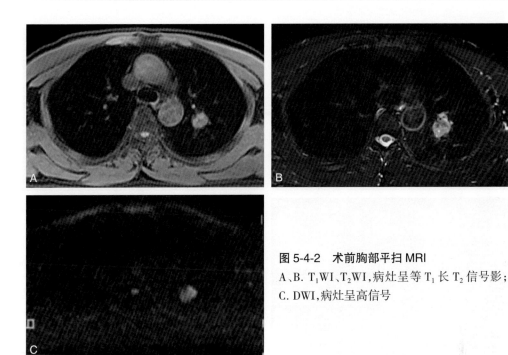

图 5-4-2 术前胸部平扫 MRI
A、B. T_1WI、T_2WI,病灶呈等 T_1 长 T_2 信号影;
C. DWI,病灶呈高信号

前线穿刺入路,以避开肺内可见的血管和气管分支;内冷型单极射频电极针在 CT 引导下分步进针穿刺至病灶部位;CT 扫描确认活性段位置满意后行消融治疗,条件为 100W,6 分钟;术毕消融针道后撤针行 CT 扫描,可见病灶周围较大范围磨玻璃密度影,但因消融前瘤周已有少量出血,为准确疗效评价带来困难(图 5-4-3)。遂即刻行 MRI 平扫,可见消融区中央呈短 T_1(图 5-4-4A)短 T_2(图 5-4-4B)信号,范围较原病灶增大,为凝固性坏死区,消融区周边呈等 T_1 长 T_2 信号,为充血水肿及出血区,范围与 CT 所示周边磨玻璃影相仿,DWI 上病灶原有高信号消失(图 5-4-4C);通过 MRI 观察消融区信号特点并与 CT 所见及术前信号进行比较,可准确评价疗效(箭头)。

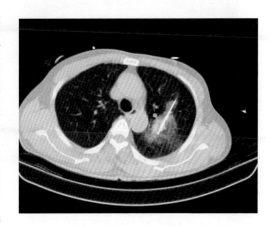

图 5-4-3 术中布针
平扫 CT 肺窗示内冷型单极射频电极针穿刺至病灶部位

3. 经验体会 ①穿刺点宜选择无骨骼阻挡的部位;②射频电极针需经过部分正常肺组织并避开肺内可见的血管和气管分支穿刺至病灶部位,以最大程度降低出血、空气栓塞风险;③当消融针穿刺至瘤周出血时,为术后即刻 CT 评价带来困难,此时可结合 MRI 扫描,通过信号对比评价疗效;如无法进行 MRI 扫描,则只能根据消融针的性能凭经验进行判断。

4. 随访 术后 1 个月胸部平扫 CT 复查示消融区范围大于原病灶,边缘光滑,周边出血及反应带吸收(图 5-4-5)。

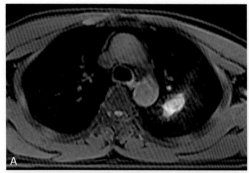
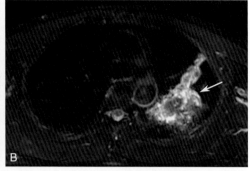

图 5-4-4　术后即刻平扫 MRI

A. T_1WI；B. T_2WI；C. DWI；消融区中央呈短 T_1 短 T_2 信号，范围较原病灶增大，为凝固性坏死区，消融区周边呈等 T_1 长 T_2 信号，为充血水肿及出血区，范围与 CT 所示周边磨玻璃影相仿，DWI 上病灶原有高信号消失

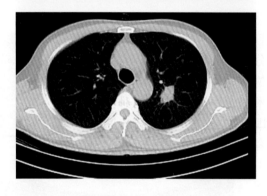

图 5-4-5　术后 1 个月胸部平扫 CT

肺窗，消融区范围大于原病灶，边缘光滑，周边出血及反应带吸收

病例 2

1. 简要病史　女性，53 岁，8 个月前无诱因出现腹胀就诊，妇科检查提示卵巢包块，4 个月前行子宫及附件全切术及淋巴结清扫，病理检查示右侧卵巢浆液性腺癌；术后采用"紫杉醇＋卡铂"方案化疗，2 个周期后胸部 CT 发现右肺下叶结节，直径 2.4cm，边缘可见多发纤维条索（图 5-4-6），经皮穿刺活检病理证实卵巢癌肺转移；分期为卵巢癌 Ⅳ 期肺转移，ECOG PS 评分 0 分，拒绝手术切除，无消融禁忌证，拟行射频消融治疗。

2. 操作步骤　患者取左侧卧位，右侧胸部常规消毒、铺巾，1% 利多卡因局部麻醉，单极多尖端

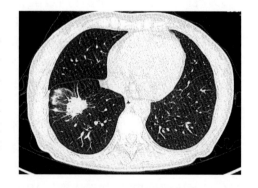

图 5-4-6　术前胸部平扫 CT

肺窗，可见右肺下叶结节，直径 2.4cm，边缘可见多发纤维条索

伸展型射频电极针在 CT 引导下分步进针穿刺至病灶部位并展开子针 5cm（图 5-4-7）；CT 扫描确认子针位置满意后行单点消融治疗，条件为 90℃，15 分钟；术后消融针道撤针。

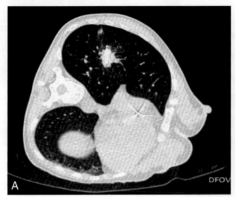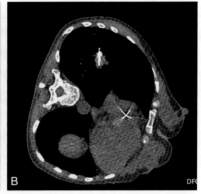

图 5-4-7　术中布针

A. 肺窗，未见明显出血及气胸；B. 纵隔窗，子针在病灶内展开

3. 经验体会　①穿刺路径选择：肿瘤腹侧为右肺叶间裂，背侧有多个肺血管走行，穿刺时都应予以避开，故穿刺路径平行叶间裂为最佳选择；②患者体位选择：根据确定的穿刺路径，患者可选择仰卧位或左侧卧位，但如采取仰卧位，穿刺针从右侧腋中线呈水平位穿刺，则因 CT 机孔径限制无法进床扫描，故最终选择后一体位。

4. 随访　术后 1 个月（图 5-4-8）、术后 12 个月（图 5-4-9），原肿瘤消融区随时间逐渐缩小吸收，仅残余少许纤维条索。

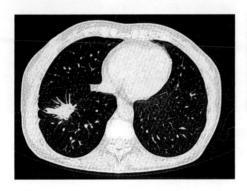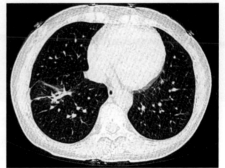

图 5-4-8　术后 1 个月胸部平扫 CT

肺窗，原肿瘤消融区范围缩小

图 5-4-9　术后 12 个月胸部平扫 CT

肺窗，原肿瘤消融区逐渐缩小吸收，仅残余少许纤维条索

病例 3

1. 简要病史　男性，78 岁，肝癌切除术后右上肺后段单发转移灶，直径 1.3cm，边缘光滑（图 5-4-10），患者拒绝手术切除，无局部消融禁忌证，ECOG PS 评分 1 级；拟行 MRI 引导 MWA。

2. 操作步骤 患者取俯卧位,术前用鱼肝油颗粒定位扫描,示右肺上叶结节呈等 T_1 长 T_2 信号(图 5-4-11),鱼肝油呈稍短 T_1 信号(图 5-4-11A);右侧背部以定位点为中心常规消毒、铺巾,1% 利多卡因局部麻醉,局部破皮后将磁兼容微波天线在 MRI 引导下分步进针穿刺至病灶部位,MRI 扫描确认后进行消融(图 5-4-12),条件为 50W,4 分钟;MRI 扫描示消融区 T_1WI 上总体呈高信号改变,中央低信号区为针道炭化、汽化表现,外周见等 T_1 反应带(图 5-4-13A);T_2WI 上原病灶由高信号变为低信号,周边被环状高信号反应带包绕(图 5-4-13B)。再行胸部平扫 CT,可见原病灶完全被磨玻璃密度影覆盖,病灶周围反应带范围与 T_2WI 所示高信号范围相当(图 5-4-14)。

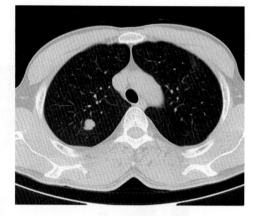

图 5-4-10 术前胸部平扫 CT
肺窗,右上肺后段单发转移灶,直径 1.3cm,边缘光滑

3. 经验体会 ①肺部恶性肿瘤消融以 CT 引导为主,部分病例也可于 MRI 引导下实施消融;② MRI 引导无电离辐射,消融终点判定更为准确,但需采用磁兼容监护设备及消融设备。

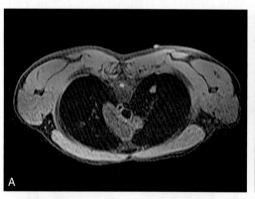
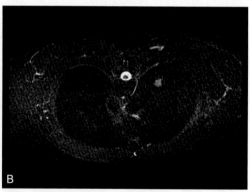

图 5-4-11 术前胸部平扫 MRI
A、B. T_1WI、T_2WI,鱼肝油呈稍短 T_1 信号,用于定位扫描;右肺上叶结节呈等 T_1 长 T_2 信号

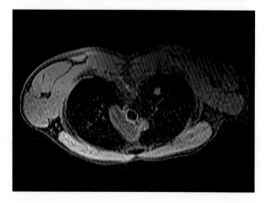

图 5-4-12 术中布针
胸部平扫 MRI,T_1WI 示磁兼容微波天线穿刺至病灶部位

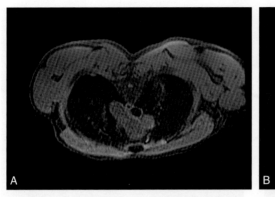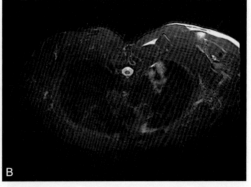

图 5-4-13 术后即刻平扫 MRI

A. T_1WI,消融区总体呈高信号改变,中央低信号区为针道炭化、汽化表现,外周见等 T_1 反应带;B. T_2WI,原病灶由高信号变为低信号,周边被环状高信号反应带包绕

4. 随访 术后两个月胸部平扫 CT 复查,右上肺消融区明显缩小吸收,以纤维条索为主(图 5-4-15)。

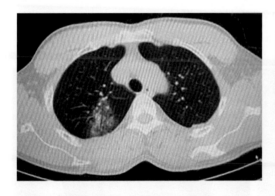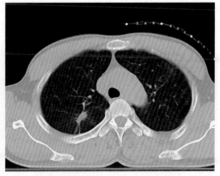

图 5-4-14 术后即刻平扫 CT

肺窗,原病灶完全被磨玻璃密度影覆盖,病灶周围反应带范围与 T_2WI 所示高信号范围相当

图 5-4-15 术后 2 个月胸部平扫 CT

肺窗,消融区明显缩小吸收,以纤维条索为主

病例 4

1. 简要病史 男性,64 岁,乙肝病史 30 年,肝癌切除术后 13 年,肝移植术后 9 年,右肺癌术后 5 年,左肺转移癌 RFA 术后 3 年,2 个月前胸部 CT 示左下肺新发病灶,直径 2.1cm,呈分叶状,边缘可见多发毛刺(图 5-4-16),结合病史考虑肝癌肺转移,但肿瘤影像表现不除外原发肺癌可能;患者拒绝手术切除,ECOG PS 评分 0 分,无穿刺及消融禁忌,拟采取经皮穿刺同步 RFA。

2. 操作步骤 患者取俯卧位,右侧背部常规消毒、铺巾,1% 利多卡因局部麻醉,22G 千叶针经皮穿刺首先引导 18G 活检针分步穿刺至病灶部位(图 5-4-17),将单极内冷型射频电极针(活性端 3cm)在 CT 引导下分步进针穿刺至病灶部位后再取出 1 条组织送病理活检,行

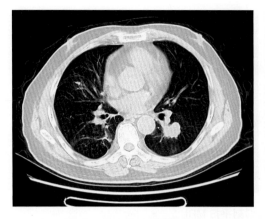

图 5-4-16　术前 2 个月胸部平扫 CT

肺窗,左下肺新发病灶,直径 2.1cm,呈分叶状,边缘可见多发毛刺

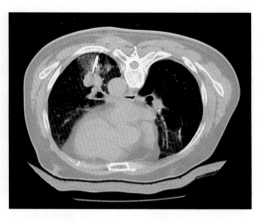

图 5-4-17　CT 引导穿刺活检

CT 扫描确认活性端位置正确后开始消融治疗,条件为 100W,12 分钟,再依病灶形态将射频电极针适形调整 2 个位点,并与第 1 个位点形成"品"字形布针(图 5-4-18),经 CT 扫描确认后行消融治疗,条件均为 100W,8 分钟;术后消融针道后撤针,即刻 CT 扫描可见磨玻璃密度影完全包绕病灶,并超出病灶边缘 1cm(图 5-4-19)。病理回报:肝癌肺转移(图 5-4-20)。

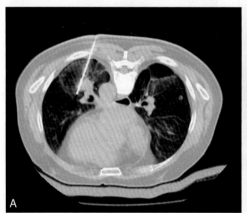

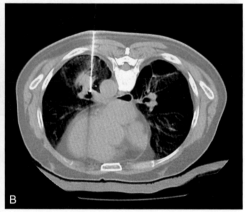

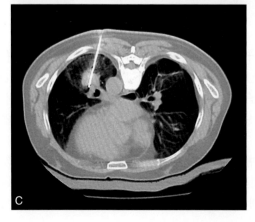

图 5-4-18　术中布针

胸部平扫 CT,依病灶形态将射频电极针适形调整,形成"品"字形布针 3 个位点

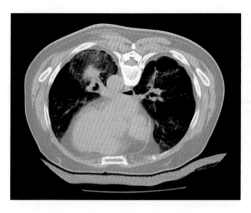

图 5-4-19　术后即刻平扫 CT

肺窗,可见磨玻璃密度影完全包绕病灶,并超出病灶边缘 1cm

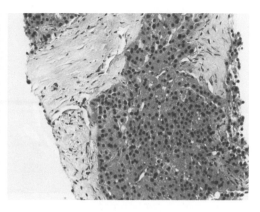

图 5-4-20　病理结果:肝癌肺转移

3. 经验体会　①患者体位及穿刺路径选择:肿瘤位于左下肺,内侧邻近左下肺动脉及左下肺段支气管,腹侧为叶间裂,故患者采取俯卧位,于脊柱旁入路穿刺,穿刺路径避开叶间裂及肺内较大血管;②未采取同轴针穿刺活检,故活检针到位后暂不切取病变组织撤出,而是以其为参照先将射频电极针穿刺至病灶部位后再切取组织后撤出,如此射频电极针可更高效准确地穿刺到位;③肿瘤邻近较大血管及气管分支,穿刺时务须谨慎,避免损伤;④采用"品"字形布针,最大程度实现肿瘤完全灭活。

4. 随访　术后 1 天胸部平扫 CT 未见气胸,病灶周围磨玻璃影包绕(图 5-4-21)、术后 12 个月增强 CT 显示原病灶无强化,大小较前无显著变化(图 5-4-22)。

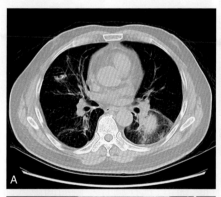

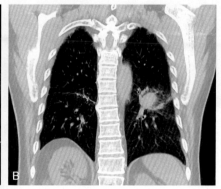

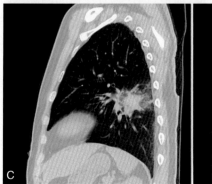

图 5-4-21　术后 1 天胸部平扫 CT

肺窗,未见气胸,病灶周围磨玻璃影包绕。A. 轴位;B. 冠状位;C. 矢状位

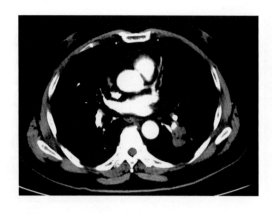

图 5-4-22　术后 12 个月胸部增强 CT
纵隔窗,动脉期可见原病灶无强化,大小较前无显著变化

病例 5

1. **简要病史**　男性,63 岁,乙肝病史 20 年,4 年余前诊断原发性肝癌行局部肝切除术;术后定期复查;2 年余前肝内反复出现新发病灶,并两肺转移灶,分别给予 TACE 序贯 RFA 及 RFA 灭活后定期复查;1 周前胸部增强 CT 示左侧纵隔淋巴结转移(图 5-4-23),直径 2.3cm,AFP 509ng/ml,无局部消融禁忌证,ECOG PS 评分 1 分;拟行 CT 引导 RFA。

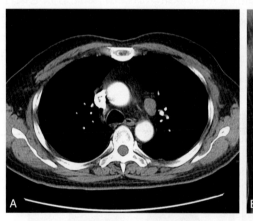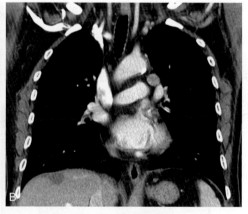

图 5-4-23　术前 1 周胸部增强 CT
纵隔窗动脉期,左侧纵隔淋巴结转移,直径 2.3cm。A. 轴位;B. 冠状位

2. **操作步骤**　患者取仰卧位,胸部常规消毒、铺巾,选择胸骨左侧肋间隙入路,穿刺点 1% 利多卡因局部麻醉,22G 千叶针引导单极内冷型射频消融针(活性端 3cm)穿刺至左侧肺门肿大淋巴结中心部位,CT 扫描确认电极针活性端位置正确后开始 RFA(图 5-4-24),消融条件为 100W,30 分钟;术后消融针道后撤针,即刻 CT 扫描未见气胸、出血并发症(图 5-4-25)。

3. **经验体会**　①肿瘤位于主动脉弓下方,邻近左侧肺门,穿刺时务必十分谨慎小心,分布进针,推荐 22G 细针引导穿刺;②胸骨旁有胸廓内动脉,穿刺时注意避让;③因肿瘤位于主动脉弓下方,RFA 有损伤喉返神经致声音嘶哑可能,术前应与患者和家属充分沟通并签署知情同意书;术中采用低功率、长时间策略,同时注意观察患者的治疗反应,并与患者进行言语沟通,一旦患者出现声音嘶哑即停止消融。

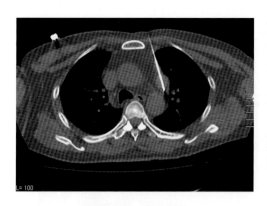

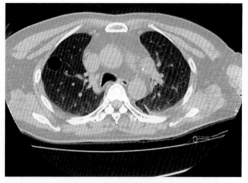

图 5-4-24　术中布针

平扫 CT 示单极内冷型射频消融针穿刺至左侧
肺门肿大淋巴结中心部位

图 5-4-25　术后即刻平扫 CT

肺窗，未见气胸、出血并发症

4. 随访　术后 13 天（图 5-4-26）显示消融后的淋巴结呈无强化低密度改变，5 个月（图 5-4-27）、术后 2 年（图 5-4-28）胸部增强 CT 及术后 6 年胸部平扫 CT（图 5-4-29）复查示消融后淋巴结随时间逐渐缩小，边界清晰，未见残余活性肿瘤。

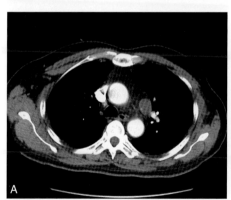

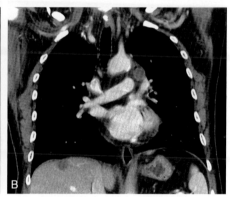

图 5-4-26　术后 13 天胸部增强 CT

纵隔窗动脉期，消融后的淋巴结呈无强化低密度改变。A. 轴位；B. 冠状位

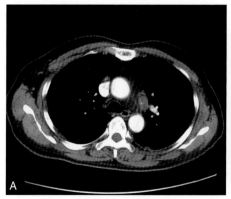

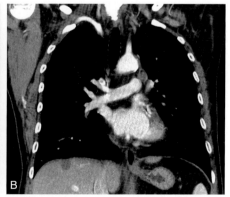

图 5-4-27　术后 5 个月胸部增强 CT

纵隔窗动脉期，消融后淋巴结缩小，边界清晰，未见残余活性肿瘤。A. 轴位；B. 冠状位

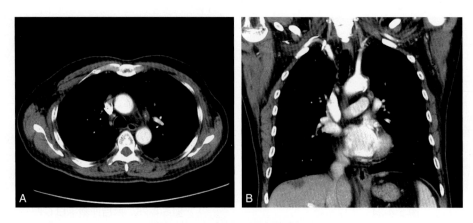

图 5-4-28　术后 2 年胸部增强 CT

纵隔窗动脉期,消融后淋巴结缩小,边界清晰,未见残余活性肿瘤。A. 轴位;B. 冠状位

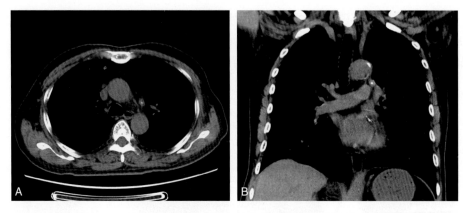

图 5-4-29　术后 6 年胸部平扫 CT

纵隔窗,消融后淋巴结缩小,边界清晰,未见残余活性肿瘤。A. 轴位;B. 冠状位

（郑加生　袁春旺　李晓光　牛志立　杨武威　祝宝让）

（本章组长　刘宝东　副组长　李晓光　叶欣　秘书　刘磊）

第六章
乳腺肿瘤消融治疗

第一节　乳腺肿瘤概述

一、乳腺解剖生理

成年妇女乳房是两个半球形的性征器官,位于胸大肌浅面,一般位于胸前第 2~6 肋骨之间,内侧近胸骨缘,外侧达腋前线,腺体有向腋窝角状突出,形成乳腺腋尾部。乳头位于乳房的中心,周围的色素沉着区称为乳晕。

乳腺有 15~20 个腺叶,每一叶分成很多腺小叶,腺小叶由小乳管和腺泡组成。每一腺叶有其单独的导管(乳管),腺叶和乳管均以乳头为中心呈放射状排列。小乳管汇至乳管,乳管开口于乳头,乳管靠近开口的 1/3 段略为膨大,称为"壶腹部",是乳管内乳头状瘤的好发部位。乳腺腺叶、腺小叶间都有纤维组织包围,这些纤维组织上连浅筋膜浅层,下连浅筋膜深层,在腺叶间形成垂直纤维束,称为乳腺悬韧带,又称 Cooper 韧带,使乳腺保持一定位置。

乳房淋巴引流非常丰富,互相吻合成丛,并同整个胸部、颈部、腋下、腹部、脊柱等处的淋巴网相连通。乳房的淋巴输出有 4 个途径:①乳房大部分淋巴液经胸大肌外侧缘淋巴管回流至腋窝淋巴结,再流向锁骨下淋巴结。部分乳房上部淋巴液可经胸大肌、胸小肌间淋巴结,直接到达锁骨下淋巴结。通过锁骨下淋巴结后,淋巴液继续流向锁骨上淋巴结。②部分乳房内侧的淋巴液通过肋间淋巴管流向胸骨旁淋巴结。③两侧乳房间皮下有交通淋巴管,一侧乳房的淋巴液可以流向另一侧。④乳房深部淋巴网可沿腹直肌鞘和肝镰状韧带通向肝脏。

乳腺是许多内分泌的靶器官,其生理活动受腺垂体、卵巢和肾上腺皮质等分泌的激素影响。在不同的年龄阶段,乳腺的生理状态在各激素影响下表现不同。妊娠和哺乳时乳腺明显增生,腺管延长,腺泡分泌乳汁。哺乳后,乳腺又处于相对静止状态。平时,育龄期妇女在月经周期的不同阶段,乳腺的生理状态在各激素影响下,呈周期性变化。绝经后腺体逐渐萎缩,被脂肪组织代替。

二、乳腺常见良性肿瘤

1. 乳腺纤维腺瘤(fibroadenoma of breast,FA) 是由腺上皮和纤维组织两种成分混合组成的良性肿瘤,好发于青年女性,与患者体内性激素水平失衡有关,是最常见的乳腺良性肿瘤。乳腺纤维腺瘤的高发年龄是 20~25 岁。

乳腺纤维腺瘤诊断一般包括临床诊断、影像学诊断和病理诊断。病理诊断是诊断乳腺良性肿瘤的"金标准"。一般在影像引导下进行穿刺活检。常规引导设备包括超声、钼靶和磁共振。影像学引导下乳腺组织学活检指在乳腺 X 线、超声和 MRI 影像引导下进行乳腺组织病理学检查(简称活检),特别适合未扪及的乳腺病灶(如小肿块、钙化灶、结构扭曲等)。具体包括影像引导下空芯针穿刺活检(CNB)、真空辅助活检(VAB)和钢丝定位手术活检等。

(1) 病因:性激素功能失调,雌激素水平过高或乳腺局部组织对雌激素作用过于敏感,可能为其主要致病因素。

(2) 临床表现:本病好发于性激素活跃期,生长缓慢、恶变率极低,但常由于位置浅表易于触及,给患者带来较大的心理压力。好发于乳房外上象限,典型的临床表现为圆形或椭圆形,无压痛,表面光滑,质韧,边界清晰,活动性较好,肿瘤生长一般缓慢,但合并妊娠哺乳时常急骤增大。多数病例 <3cm,直径超过 7cm 以上者称为巨纤维腺瘤。孤立性多见,约 15% 多发,甚至发生在两侧乳房。

(3) 病理

1) 管内型:间质内增生的纤维组织压迫腺管,使其伸长、弯曲和变形,严重者似乎间质成分侵入管腔内,肿瘤内纤维组织较疏松,可呈黏液样。

2) 管周型:上皮成分与纤维成分混杂在一起,腺管呈圆形、卵圆形或不规则形,不受增生纤维组织的挤压。肿瘤内纤维组织增生,且围绕在腺管周围,可疏松或致密,甚至可有胶原变性。

3) 混合型:管内型和管周型的病理改变同时存在。

(4) 诊断:乳腺纤维腺瘤诊断包括临床诊断、影像学诊断和病理诊断。根据年轻女性、肿瘤生长缓慢及触诊特点即可得到临床诊断;行超声及 X 线钼靶检查可得到影像学诊断;因其应与乳腺囊肿和乳腺癌等鉴别,因此仍需穿刺活检才可得到病理诊断。

1) 乳腺 X 线钼靶检查:青春期女孩、致密型乳腺,不适宜进行乳腺 X 线摄影。中年及以上妇女乳腺 X 线纤维腺瘤表现为圆形、卵圆形肿块,也可呈分叶状,直径多为 1~3cm,边缘光滑清楚,与等体积的正常腺体比较,肿块呈等或稍高密度,周围可有低密度晕环。部分病灶内可见钙化,钙化多位于肿块中心或边缘,多呈粗颗粒状、树枝状或斑点状,也可相互融合成大块状,占据肿块大部或全部,与乳腺癌的成簇砂粒样钙化灶不同。

2) 超声检查:乳腺内发现单一或者多发低回声团块或结节,大小不等,内部呈均匀低回声,边界清,形态规则,外形呈椭圆形或圆形,部分结节探头推之能活动。这也是超声检查漏诊的原因。声像图特点:边界光滑、完整。内部呈弱至低回声,分布均匀,少数回声不均匀。部分可伴后方回声增强,肿瘤呈圆形、椭圆形,部分呈分叶状或不规则形。少数伴有钙化,呈颗粒状,部分可有声影。由于退化改变,可出现无回声的液化灶。彩色多普勒超声内部少许或无血流信号。

3) 穿刺活检:病理诊断是诊断乳腺良性肿瘤的"金标准"。

2. 乳腺囊性增生病(breast cystic hyperplasia,BCH) 又称慢性囊性乳腺炎、纤维囊性病、乳腺结构不良等。本病是以乳腺小叶、小导管及末梢导管高度扩张而形成的囊肿为主要特征,同时伴有一些其他结构不良病变的疾病。其与乳腺单纯性增生症的区别在于该病增生、不典型增生共存,存在恶变的危险,应视为癌前病变。常见于 30~50 岁的妇女,与卵巢功能失调有关。临床表现为一侧或两侧乳房胀痛,可累及肩部、上肢或胸背部,与月经周期有一定的关系,经前加重,经后减轻。检查时在乳房内有散在的圆形结节,大小不等、质韧、时有触痛。少数患者可有乳头溢液。乳腺钼靶 X 线表现为大小不等的圆形、椭圆形或分叶状阴影,边缘光滑锐利,密度均匀。B 超显示乳腺边缘光滑、完整,内皮质地稍紊乱,回声分布不均匀,呈粗大光点、光斑以及无回声的囊肿。乳腺囊性增生病本身无手术治疗的指征,手术治疗的目的主要是活检,避免误诊、漏诊乳腺癌。

(1) 病因:本病的发生与卵巢内分泌紊乱导致雌激素、孕激素比例失调,使乳腺组织增生过度和复旧不全,引起增生的乳腺组织不能完全消退所致。

(2) 临床表现:主要表现为乳腺腺体增厚,常为双侧,尤以外上象限明显,约 1/3 或半数患者可有不同程度的局部疼痛、腺体增厚及疼痛常随月经周期变化;少数(10%~25%)合并乳头溢液。触诊检查,乳房腺体局限性增厚,有结节感,但触不到清楚分界的肿块,有时可以触及较大的囊肿。

(3) 病理:病理类型多样,以乳腺小叶、小导管及末端导管高度扩张形成的囊肿为特征。增生可发生于腺管周围伴有大小不等的囊肿形成,或腺管内表现不同程度的乳头状增生,伴有乳管扩张,也可发生在小叶实质,主要为乳管和腺泡上皮增生。由于本病病理存在不典型增生,有时与乳腺癌之间难于区分,因此临床要正确进行鉴别。

3. 导管内乳头状瘤(breast intraductal papilloma) 是发生于乳头和乳晕区大导管的良性乳头状瘤。根据其病灶的多少及发生部位,分为孤立性导管内乳头状瘤及多发性导管内乳头状瘤。多见于 40~45 岁经产妇,主要症状是乳头溢出血性液体而无疼痛。75% 的病变在乳晕下的输乳管内,由于乳头状瘤小而软,因而临床检查时常不易触及,有时则可在乳晕下方触及小结节,无皮肤粘连。轻压乳晕区或挤压乳头时,有血性排液,可以帮助定位。目前最理想的诊断检查为乳管镜检查,病变呈粉红色或鲜红色,突出于导管壁或堵塞乳导管。乳腺造影成像显示管腔内平滑或不规则的填充物,与堵塞或扩张的导管有关,对手术切除前明确定位分泌性导管有帮助。乳腺 X 线异常表现为局限性乳晕下肿块阴影,呈良性外观,或可见实性扩张的乳晕下导管阴影,偶见微小钙化。治疗以手术为主,40 岁以下者以区段切除为主,年龄超过 40 岁或多个乳管溢液者,可行保留乳头的乳腺单纯切除术。

三、乳腺癌

1. 流行病学 乳腺癌(breast cancer)是女性最常见的恶性肿瘤,同时也是导致死亡的首位恶性肿瘤。最新数据显示,女性乳腺癌发病率 24.2%,死亡率 15%[1],全球每年新增 100 多万女性乳腺癌患者,并有至少 40 万人死于乳腺癌[2]。女性 20 岁以后发病率逐渐上升,45~50 岁发病率较高。

2. 病因 乳腺癌病因尚不明确,其中雌酮和雌二醇与乳腺癌的发病有直接关系。月经初潮年龄早、绝经年龄晚、不孕及初次足月产的年龄与乳腺癌的发病均有关。一级亲属中有乳腺癌病史者,发病危险性是普通人群的 2~3 倍。另外,营养过剩、肥胖、脂肪饮食,可加强或延长雌激素对乳腺上皮细胞的刺激,从而增加发病机会。环境因素和生活方式与乳腺癌的发病有一定的关系。

3. 临床表现

(1) 早期表现是患侧乳房出现无痛、单发的小肿块,常是患者无意中发现。肿块质硬,表面不光滑;与周围组织分界不清楚,在乳房内不易推动。

(2) 随着肿瘤增大,可引起乳房局部隆起。若累及 Cooper 韧带,可使其缩短而导致肿瘤表面皮肤凹陷,即所谓"酒窝征"。邻近乳头或乳晕的癌肿因侵入乳管使之缩短,可把乳头牵向癌肿一侧,进而可使乳头扁平、回缩、凹陷。癌块继续增大,如皮下淋巴管被癌细胞堵塞,引起淋巴回流障碍,出现真皮水肿,皮肤呈"橘皮样"改变。

(3) 乳腺癌发展至晚期,可侵入胸筋膜、胸肌,以致癌块固定于胸壁而不易推动。如癌细胞侵入大片皮肤,可出现多数小结节,甚至彼此融合。有时皮肤可破溃形成溃疡,这种溃疡常有恶臭,易出血。

(4) 乳腺癌淋巴转移最初多见于腋窝。肿大淋巴结质硬、无痛、可被推动;以后数目增多,并融合成团,甚至与皮肤或深部组织黏着。乳腺癌转移至肺、骨、肝时,可出现相应症状。

(5) 某些类型乳腺癌的临床表现与一般乳腺癌不同。炎性乳腺癌并不多见,特点是发展迅速、预后差。局部皮肤可呈炎症样表现,开始时比较局限,不久即扩展到整个乳房大部分皮肤,皮肤发红、水肿、增厚、粗糙、表面温度升高。乳头湿疹样乳腺癌少见,恶性程度低,发展慢。乳头有瘙痒、灼烧感,以后出现乳头和乳晕的皮肤变粗糙、糜烂如湿疹样,进而形成溃疡,有时覆盖黄褐色鳞屑样痂皮。部分病例于乳晕区可扪及肿块,较晚发生腋淋巴结转移。

(6) 转移途径

1) 局部扩展:癌细胞沿导管或筋膜间隙蔓延,继而侵及 Cooper 韧带和皮肤。

2) 淋巴转移:主要途径有,①癌细胞经胸大肌外侧缘淋巴管侵入同侧腋窝淋巴结,然后侵入锁骨下淋巴结至锁骨上淋巴结,进而可经胸导管(左)或右淋巴管侵入静脉血流而向远处转移;②癌细胞向内侧淋巴管,沿着乳腺内血管的肋间穿支引流到胸骨旁淋巴结,继而达到锁骨上淋巴结,并可通过同样途径侵入血流。

3) 血运转移:最常见的远处转移依次为骨、肺、肝。

4. 影像学检测及病理检查

(1) X 线检查:常用方法是钼靶 X 线摄片,广泛用于乳腺癌的普查。乳腺癌的 X 线表现为密度增高的肿块影,边界不规则,或呈毛刺征,有时可见钙化点,颗粒细小密集。

(2) 超声:对囊性病变有检出优势,可以进行血供情况观察,可提高其判断的敏感性,且对肿瘤的定性诊断可提供有价值的依据。适用于致密型乳腺病变的评价,是乳房 X 线检查的有效补充。

(3) MRI:是乳腺 X 线和超声检查的重要补充,对微小病变、多中心、多病灶的发现及评价病变范围有优势。

(4) 活组织病理检查:常用的活检方法有空芯针穿刺活检(core needle biopsy,CNB)、真空辅助旋切活检系统(vacuum assisted biopsy system,VABS)、细针穿刺抽吸细胞学(fine-needle aspiration cytology,FNAC),前两者病理准确率高,可达 90%~97%;FNAC 的确诊率为 70%~90%。

对疑为乳腺癌者,可将肿块连同周围乳腺组织一并切除,作术中冰冻活检或快速病理检查,一般不宜切取活检。乳头溢液未扪及肿块者,可作乳腺导管内镜检查、乳头溢液涂片细胞学检查。乳头糜烂疑为湿疹样乳腺癌时,可作乳头糜烂部刮片、印片细胞学检查或乳头区切取活检术。

5. 病理分类及预后

(1) 非浸润性癌:包括导管内癌(癌细胞未突破导管壁基底膜)、小叶原位癌(癌细胞未突破末梢乳管或腺泡基底膜)和乳头湿疹样乳腺癌(伴发浸润性癌者,不在此列)。此型属早期,预后较好。

(2) 浸润性特殊癌:包括乳头状癌、髓样癌(伴大量淋巴细胞浸润)、小管癌(高分化腺癌)、腺样囊性癌、黏液腺癌、顶泌汗腺样癌、鳞状细胞癌等。此型分化一般较高,预后尚好。

(3) 浸润性非特殊癌:包括浸润性小叶癌、浸润性导管癌、硬癌、髓样癌(无大量淋巴细胞浸润)、单纯癌、腺癌等。此型一般分化低,预后较上述类型差,且是乳腺癌中最常见的类型,约占 80%,但判断预后尚需结合疾病分期等因素。

(4) 其他类型罕见癌。

6. 诊断　根据临床表现和影像检查初步诊断,确诊靠病理检查。

7. 分期　完善的诊断除确定乳腺癌的病理类型外,还需记录疾病发展程度及范围,以便制定术后辅助治疗方案,比较治疗效果以及判断预后,因此需要统一的分期方法。现多采用国际抗癌协会建议的 T(原发肿瘤)、N(区域淋巴结)、M(远处转移)分期法。内容如下:

T0:原发肿瘤未查出。

Tis:原位癌(非浸润性癌及未查到肿块的乳头湿疹样乳腺癌)。

T1:肿瘤长径≤2cm。

T2:肿瘤长径 >2cm, ≤5cm。

T3:肿瘤长径 >5cm。

T4:肿瘤大小不计,但侵及皮肤或胸壁(肋骨、肋间肌、前锯肌),炎性乳腺癌。

N0:同侧腋窝无肿大淋巴结。

N1:同侧腋窝有肿大淋巴结,尚能推动。

N2:同侧腋窝有肿大淋巴结彼此融合,或与周围组织粘连。

N3:有同侧胸骨旁淋巴结转移,有同侧锁骨上淋巴结转移。

M0:无远处转移。

M1:有远处转移。

根据以上情况进行组合,可把乳腺癌分为以下各期:

0 期:Tis N0 M0。

Ⅰ期:T1 N0 M0。

Ⅱ期:T0~1 N1 M0、T2 N0~1 M0、T3 N0 M0。

Ⅲ期:T0~2 N2 M0、T3 N1~2 M0、T4 任何 N M0、任何 T N3 M0。

Ⅳ期:包括 M1 的任何 TN。

以上分期以临床检查为依据,实际并不精确,还应结合术后病理检查结果进行校正。分子生物学研究表明乳腺癌是异质性疾病,存在不同的分子分型,且分子分型与临床预后密切相关。目前国际上采用 4 种标记物(ER、PR、HER-2 和 Ki-67)进行相似的乳腺癌分子分型。

(王　水　周文斌)

参考文献

1. Bray F, Ferlay J, Soerjomataram I, et al. Global cancer statistics 2018：GLOBOCAN estimates of incidence and mortality worldwide for 36 cancers in 185 countries. CA Cancer J Clin, 2018, 68(6)：394-424.
2. Fan L, Strasser-Weippl K, Li JJ, et al. Breast cancer in China. Lancet Oncol, 2014, 15(7)：279-289.

第二节　乳腺肿瘤消融治疗

目前乳腺肿瘤的治疗方式主要是手术切除,但传统外科手术因术后乳房瘢痕及外形改变,难以满足患者的美容需求;因此,微创治疗技术应用的必要性日益突显,如何实现根治肿瘤与外形美观的双赢效果是医患的共同追求。经皮消融治疗具有疗效确切、安全性高、操作相对简单、恢复快(辅助治疗可更及时应用)、治疗费用低等优点,故已成为乳腺肿瘤多学科治疗的重要组成部分。

乳腺肿瘤消融治疗一般在超声或 MRI 设备引导下进行。超声设备要求具有高频探头,频率 5~10MHz,具备超声造影功能。超声引导具有实时观察病症和消融针位置;多切面、多角度立体成像;费用成本低;操作简单、耗时少;没有电离辐射;超声对比剂靶病灶显示率高,可准确评估即刻消融疗效等优势。其局限性在于声图像易受骨骼、气体和伪影等多种因素影响;不能实时动态监测消融区温度变化(与磁共振成像比)。MRI 软组织分辨率高,无电离辐射,任意平面成像,可实时动态监测消融靶区温度变化,精准监测消融范围、判定消融终点。不足之处在于费用相对昂贵,需磁兼容消融和监护设备,限制因素(安装心脏起搏器或体内有金属植入物等)较多。

一、乳腺良性肿瘤消融治疗

(一) 概述

目前局部消融主要用于乳腺纤维腺瘤及乳腺囊性增生病的治疗,且以前者更为成熟。乳腺囊性增生病多数无须治疗,局部疼痛者可对症治疗,也可通过微波消融(microwave ablation, MWA)对囊壁进行多点破坏而达到治疗目的,但目前乳腺囊性增生病 MWA 的报道尚少,仍需积累病例和经验。

乳腺纤维腺瘤临床上一般采取观察为主、定期随访策略;当瘤体明显增大、患者治疗意愿强烈或准备怀孕时才进行治疗。目前,传统外科手术切除仍是纤维腺瘤的主要治疗方法,但外科手术创伤大,在皮肤上永久留下瘢痕,尤其对于多发性纤维腺瘤者,给患者身心带来巨大影响,临床应用日益减少,而以射频消融(radiofrequency ablation, RFA)为代表的局部消融疗效确切,且较传统外科手术更微创、更安全,临床应用日益增多[1-11]。下面以乳腺纤维腺瘤 RFA 为例进行详细讲解,其他消融方法参考进行。

1. 适应证

(1) 经超声检查诊断为 BI-RADS(乳腺影像报告和数据系统)分级 3 类或常规超声 BI-RADS 分级 4a 类、超声造影或乳腺增强 MRI 后判定为 3 类。

(2) 年龄小于 35 岁,乳腺 X 线钼靶 BI-RADS 分级 3 类及以下。

（3）穿刺活检证实纤维腺瘤。

（4）多发性肿瘤可行乳腺增强 MRI 评估,还必须满足以下条件:①经超声及超声造影测量最长径为 1.0~3.0cm;②肿块至皮肤 / 胸大肌距离大于 0.5cm。

（5）担心肿瘤恶变不能接受临床观察。

（6）强烈美容需求。

2. 禁忌证

绝对禁忌证:

（1）有严重出血倾向、血小板 $<50 \times 10^9$/L,凝血酶原时间 >25 秒,凝血酶原活动度 <50%。

（2）乳腺内置假体。

（3）穿刺活检病理诊断不明确或者临床怀疑穿刺活检有病理诊断低估的可能,包括临床诊断不能排除分叶状肿瘤、乳头状瘤、不典型增生、硬化性腺病等。

相对禁忌证:

（1）月经期患者。

（2）妊娠期、哺乳期、不可控制的糖尿病。

（3）肿块至皮肤 / 胸大肌距离 <0.5cm,但肿块与皮肤及胸大肌无粘连。

（4）中央区肿瘤。

3. 术前准备

（1）病理诊断

1）超声引导下的粗针穿刺明确组织学病理诊断为纤维腺瘤。

2）建议采用 14G 或者取材量更大的空芯针,多点足量取材,本中心一般取材 3 条组织,置于装有 1% 甲醛的瓶中送病理检验。

（2）常规检查:血常规、肝肾等生化检查、出 / 凝血系列功能、心电图和超声检查等、乙肝、丙肝、梅毒、HIV 等感染性指标筛查。

（3）患者准备:避开月经期,停用抗凝药至少 7 天,或者根据服用的抗凝药改用低分子量肝素钠替代,以降低手术风险;多发纤维腺瘤者,如拟行静脉麻醉或全麻,嘱咐患者手术当天禁食、禁水。

（4）医患沟通

1）告知手术方式、手术风险。

2）告知麻醉风险及术后并发症,部分体积较大的结节存在单次不完全消融可能,需要二次消融或其他治疗。由患者本人或授权人签署知情同意书(消融治疗知情同意书,超声造影知情同意书,组织活检知情同意书)。

3）告知术后注意事项,如消融后短期内肿瘤仍可触及甚至更硬;但一般 1~3 个月后逐渐变软,直至触摸不到结节感,尤其直径大于 2cm 的结节;不同患者吸收能力不同,部分结节消融术后肿瘤吸收较慢,并可能长期存在。

4）告知随访的重要性,术后 1 个月、3 个月、6 个月和 1 年进行随访。

4. 操作步骤(以超声引导 RFA 为例进行说明,其他引导方式及消融方法参照进行)

（1）体位选择:一般采取仰卧位,双上肢向外向上呈 U 形,并给予固定,注意保护双侧肩关节,必要时可根据患者肿块的位置适当调整体位,便于充分暴露操作区。

（2）定位与穿刺点选择:术前对乳腺内结节进行体表定位。超声是最常用的穿刺引导方式,多采用体表十字法定位,对多发纤维腺瘤手术尤为适用;皮肤穿刺点一般距离结节边缘 1~2cm 处为宜。

(3) 建立静脉通路。

(4) 消毒与麻醉:常规皮肤消毒,铺无菌巾,探头表面涂适量耦合剂,套无菌探头套;穿刺点 1% 利多卡因局部浸润麻醉,局部麻醉时尽量使针体与探头长轴平行,在肿瘤部位上方的皮下脂肪层和下方的乳腺后间隙注射"液体隔离带",尤其注意在皮肤下方注入局麻药,并保持在消融手术中持续推注,有利于改善患者疼痛感。亦可采用静脉麻醉,对于多发纤维腺瘤患者可采用全麻。

(5) 穿刺与消融治疗:消融针一般建议沿肿瘤长轴进针;对于腺体较硬而进针困难者,可用九号针头扎入扩皮直达结节边缘予以辅助。根据肿瘤大小、形状、位置设置消融参数:

1) 一般直径大于 1cm 的结节,选用活性端 1cm 的射频电极针,功率设定 40W;对于直径小于 1cm 的结节,选用活性端 0.5cm 的射频电极针,功率设定 20W。

2) 最大径小于 1cm 的结节一般采用固定消融模式,超声实时监测消融区,当高回声汽化区完全覆盖低回声肿瘤时即停止消融(图 6-2-1);最大径大于 1~3cm 的结节,采用多平面组合移动式消融,即将结节分为多个平面,通过多个平面消融区的叠加而实现整个肿瘤的适形完全消融(图 6-2-2)。

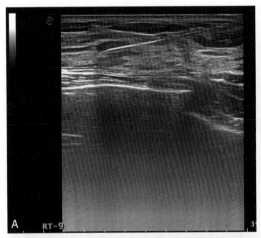
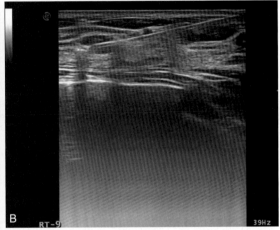
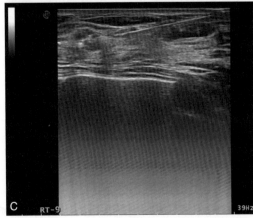

图 6-2-1　乳腺结节消融方式——固定式消融

A. 超声引导下,射频电极针贯穿结节;B. 消融开始后高回声汽化区逐渐增大;C. 随时间延长高回声汽化区完全覆盖结节

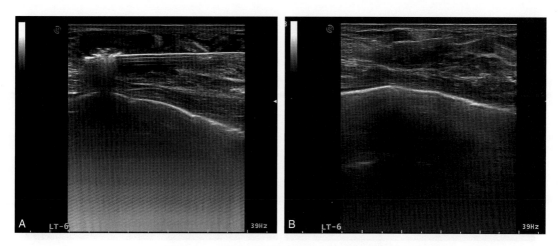

图 6-2-2　乳腺结节消融方式——移动式消融

A. 选取结节的 1 个平面,自结节底部进针、由远及近进行消融,高回声汽化区逐渐增大;B. 选取该平面的第 2 个穿刺路径,同法进行消融

　　(6) 皮肤和胸大肌保护:可以使用液体隔离法,对于接近皮肤的纤维腺瘤,如结节紧贴位于皮肤下方,可使用灭菌注射用水持续注入法,保证结节与皮肤始终保持一定距离以确保皮肤不被灼伤(图 6-2-3)。对于位于乳腺深部胸大肌前方的纤维腺瘤,为了防止胸大肌灼伤,术中可在胸大肌和结节之间注入液体,必要时可持续注入,保证"液体隔离带"在消融过程中持续存在。

　　(7) 术中观察与监测:消融过程中要密切监测患者心率、血压和血氧饱和度,同时要观察穿刺点及肿瘤表面的皮肤温度,避免烫伤皮肤。当患者无法耐受疼痛时,可给予局部补充麻醉药物,或者改变麻醉方式,可考虑全麻或静脉麻醉以顺利完成手术。

　　(8) 消融后即刻处理:消融结束后,穿刺点局部包扎;消融灶表面皮肤给予冰袋等持续冷敷 5~6 小时,尤其对于大于 2cm 结节;在冷敷过程中也要注意观察皮肤改变避免冻伤;监测患者生命体征 24 小时以上。

　　5. 术中操作原则和注意事项

　　(1) 穿刺点选择:遵循"就近、美观和损伤最小"原则,穿刺路径尽量避开乳腺导管等重要结构,一次操作预消融多个病灶时应尽可能减少皮肤穿刺点的数目。

　　(2) 注意局麻药物使用用量:单次利多卡因用量一般不超过 400~500mg。

　　(3) 射频电极针选择:根据肿瘤大小、位置选择型号和规格。

　　(4) 注意穿刺进针深度,避免胸肌或胸腔损伤而导致出血 / 气胸。

　　(5) 避免或减小对中央区较大乳腺导管的穿刺及热损伤。

　　(6) 消融术中利用液体隔离技术保护乳腺皮肤和胸大肌,尤其避免皮肤烫伤。

　　6. 术后常见并发症及处理　一般无严重并发症,轻至中度并发症对症处理。

　　(1) 疼痛:疼痛多出现在乳腺结节位置较表浅且采用局部麻醉的情况下,停止穿刺 / 消融后疼痛消失或减轻,但也有部分患者在治疗后 24 小时或更长时间内仍有疼痛,疼痛明显者药物镇痛。全麻时患者无疼痛主诉,从无痛角度考虑推荐全麻或静脉麻醉下实施消融。

　　(2) 消融区肿胀:多出现在浅表结节消融的情况,因在皮肤和结节之间注入灭菌注射用水以保护皮肤,消融区局部短期内仍有液体积存而局部肿胀,一般 1 周内自行消退。

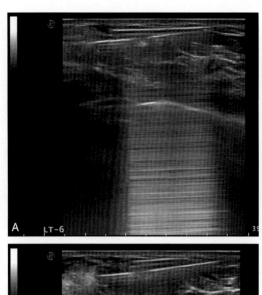

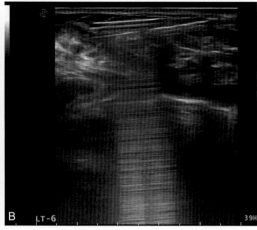

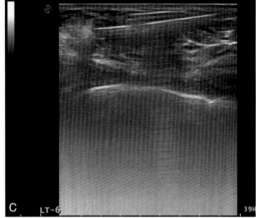

图 6-2-3　液体隔离法

A. 在结节和皮肤间穿刺 5ml 注射器针头,不断注入灭菌注射用水,图中上、下金属影分别为注射器针头和射频电极针;B. 随着液体注入,结节与皮肤完全分离;C. 皮肤与结节明显分开始消融治疗,射频电极针头端周围逐渐出现高回声汽化影

(3) 恶心、呕吐:少数患者局麻后可出现恶心、呕吐反应,一般可自行缓解,严重者对症处理;部分全麻患者在意识恢复后可因对药物过敏而出现轻重不等的恶心、呕吐,严重者可给予止吐处理并注意预防呕吐物误吸。

(4) 出血、血肿:由消融针穿刺损伤血管且止血不彻底导致;术前可常规应用止血药;术中注意密切观察消融区变化,如局部肿胀明显、变硬,立即给予压迫止血;术后局部加压包扎至少 24 小时,肉眼或超声探查血肿无增大无须特殊处理;若血肿持续增大应及时切开止血并清除血肿。极少部分患者消融术后出现局部血肿,考虑为消融区域出血。

(5) 发热、感染:严格无菌操作,建议在标准外科手术室或者日间手术室进行消融治疗。发热少见,穿刺点红肿时勤换药,体温超过 38.5℃,应超声探查消融区有无感染,一旦脓肿形成予以切开引流。

(6) 皮肤烫伤:一般发生在乳腺偏小,结节紧贴皮肤(距离小于 5mm)的患者;如结节距离皮肤小于 5mm,术前应准备冰盐水 / 冰袋贴于预消融区皮肤上方,术中采用液体充分分离皮肤与结节并采用持续灌注法保证持续分离,避免皮肤烫伤。轻度烫伤可局部涂烫伤膏,严重烫伤应予以植皮。

(7) 气胸:一般发生在结节位于乳腺深部的情况,穿刺活检或消融时针尖误伤胸膜所致。少量气胸可观察,中至大量气胸给予胸腔闭式引流或胸外科会诊。

7. 术后随访

（1）局部效果评价：采用超声造影或增强 MRI 评价疗效，首次评价应在消融后 1 个月内完成。超声造影无灌注的低回声区（增强 MRI 呈无强化低信号）完全覆盖原结节即为完全消融，即所谓"空洞征"，未完全覆盖结节者即为肿瘤残余。

（2）后续随访策略及处理：完全消融者定期（一般间隔 3 个月）随访至少 1 年；未完全消融者可再次消融或在良好沟通的基础上定期随访或外科手术切除。

（3）临床疗效评价指标：纤维腺瘤体积缩小率、局部手感软硬度等。

（二）典型病例

病例 1

1. 简要病史　女性，24 岁，4 年前行右乳乳腺纤维瘤切除术；3 年前右侧乳腺 8 点位置新发结节，定期随访逐渐增大；二维超声结节呈低回声，最大径 14mm，边界清，形态尚规则，外形略呈分叶状（图 6-2-4A）；彩色多普勒超声结节内短棒状血流信号（图 6-2-4B）；超声造影

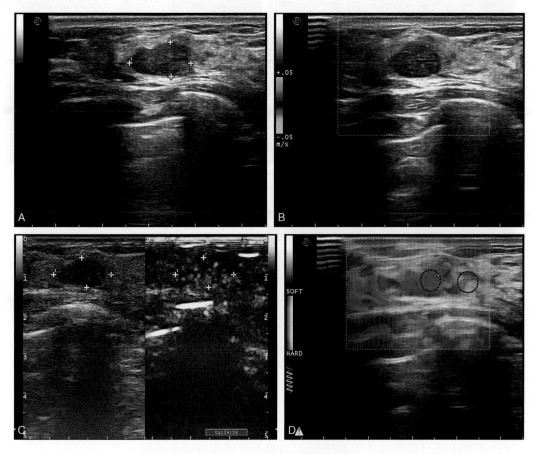

图 6-2-4　右乳结节术前超声图像

A. 二维超声声像图，右乳 8 点位置低回声结节，大小 14mm×7mm×10mm，边界清，形态尚规则，外形略呈分叶状；B. 彩色多普勒超声声像图，结节内部可见短棒状血流信号；C. 超声造影声像图，结节内可见强化，动脉期早期强化程度稍高于周围乳腺组织，达峰后缓慢廓清；D. 弹性成像声像图，结节区硬度高于周围组织

结节内可见强化,动脉期早期强化程度稍高于周围乳腺组织,达峰后缓慢廓清(图6-2-4C);弹性成像结节质地较周围组织稍硬(图6-2-4D)。超声引导穿刺活检病理诊断为乳腺纤维腺瘤,无消融禁忌证,拟行超声引导RFA。

2. 操作步骤

(1) 局部定位,消毒铺巾,1%局部麻醉后,超声引导单极内冷型射频电极针(活性端2cm)穿刺结节并使其尖端突破结节至结节对侧(图6-2-5A)。

(2) 消融治疗开始后可见活性端周围逐渐产生强回声汽化带(图6-2-5B),通过多平面消融,使高回声汽化带完全覆盖整个结节;术后即刻采用超声造影对消融效果进行评估,可见结节呈无强化的"黑洞样"表现(图6-2-5C),表明结节完全消融,消融区周围未见明显出血及血肿表现。

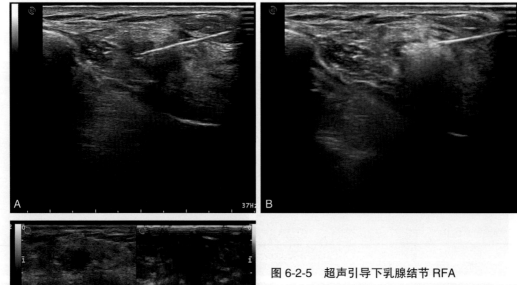

图6-2-5　超声引导下乳腺结节RFA
A.超声引导下,射频电极针穿刺结节并使其尖端突破结节至其对侧;B. RFA术中声像图,射频电极针活性端周围产生强回声汽化带;C.术后即刻超声造影显示,消融区呈无强化"黑洞",完全覆盖原结节

(3) 消融针道后撤针,局部加压包扎。

3. 经验体会

(1) 射频电极针应贯穿结节进行消融,以最大可能实现完全消融。

(2) 较大结节应多平面组合消融,才可完全消融结节。

(3) 射频电极针一般选择活性端长度与结节直径大小接近的直型针。

(4) 消融乳腺纤维腺瘤损伤小,疗效确切,安全性高,又可满足美容要求。

4. 随访　术后1个月、3个月、6个月和12个月进行超声随访;术后1个月,二维超声示消融区呈稍低回声,较前减小(图 6-2-6A);彩色多普勒超声示消融区内无血流信号(图 6-2-6B);弹性超声示弹性指数(0.79)较术前减低(图 6-2-6C);术后 3 个月二维超声示消融区进一步缩小,呈垂直的扁椭圆形(图 6-2-6D),彩色多普勒超声示消融区无血流信号(图 6-2-6E)。术后 1 年,二维超声示消融区明显吸收,呈低回声缝隙样改变(图 6-2-6F)。

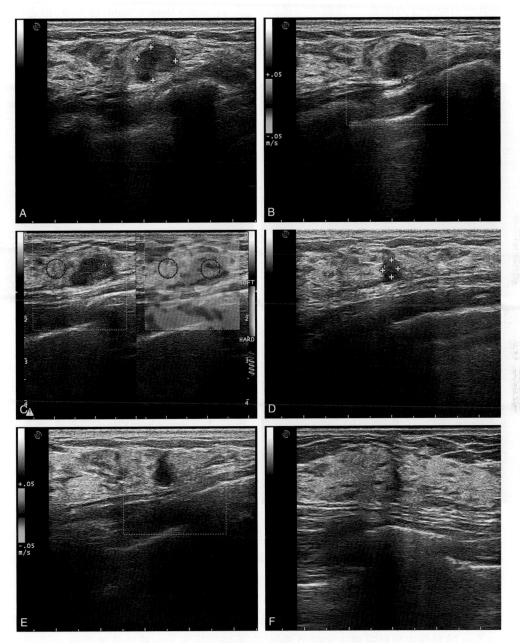

图 6-2-6　右乳结节射频消融术后规律随访超声图像

A. 术后 1 个月二维超声声像图,消融区呈稍低回声,较前减小;B. 术后 1 个月彩色多普勒超声声像图,消融区内未见血流信号;C. 术后 1 个月弹性超声声像图,弹性指数(0.79)较术前减低;D. 术后 3 个月二维超声声像图,低回声消融区进一步缩小,呈垂直的扁椭圆形;E. 术后 3 个月彩色多普勒声像图,消融区内无血流信号;F. 术后 1 年二维超声声像图,消融区明显吸收,呈低回声缝隙样改变

病例2

1. 简要病史　女性,26 岁,1 个月前体检左右乳腺分别可见 1 个结节,右乳结节位于 3 点位置,二维超声呈低回声,大小 26mm × 15mm × 23mm,边界清,形态规则,外形呈大分叶状;左乳结节位于 2 点位置,二维超声呈低回声,大小 9mm × 9mm × 9mm,边界清,形态规则;超声造影 2 个结节均可见强化,但强度低于周围乳腺组织(图 6-2-7)。无消融禁忌证,患者拒绝手术切除,拟行超声引导下 RFA。

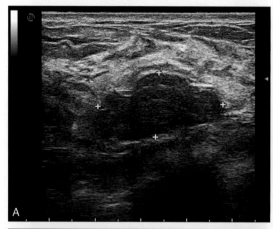
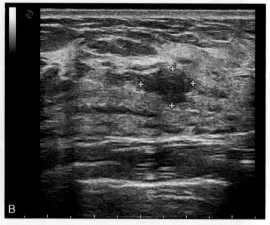
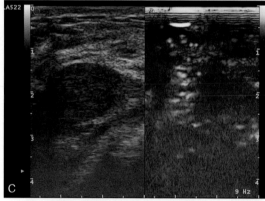

图 6-2-7　双乳结节术前超声图像
A. 右乳结节二维超声声像图,结节呈低回声,大小 26mm × 15mm × 23mm,边界清,形态规则,外形呈大分叶状;B. 左乳结节二维超声声像图,结节呈低回声,大小 9mm × 9mm × 9mm,边界清,形态规则;C. 右乳结节超声造影声像图,动脉早期呈边缘强化,逐渐向中央弥散,强度低于周围组织

2. 操作步骤　采用单极内冷型射频电极针(活性端长度 1.5cm)分别对两个结节进行消融,具体操作步骤基本同病例 1;消融后即刻超声检查显示 2 个结节均较术前缩小,超声造影均无强化(图 6-2-8)。

3. 经验体会

(1) 结节大小不同,但为节约费用成本,没有采用活性端不同的 2 根射频电极针,采用活性端 1.5cm 的射频电极针完成 2 个结节消融,右乳结节需多平面移动叠加消融,而左乳结节直径不足 1cm,消融时缩短消融时间,避免过多损伤周围组织。

(2) 余同病例 1。

4. 随访　术后 1 个月、3 个月、6 个月和 12 个月进行超声随访,消融区 3 个月内缩小明显,6 个月后大小相对稳定,超声造影均无强化(图 6-2-9)。

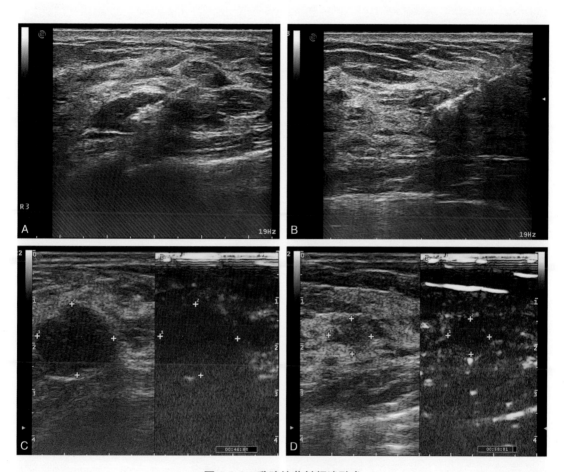

图 6-2-8 乳腺结节射频消融术

A. 右侧乳腺结节 RFA，射频电极针穿刺结节并使其尖端突破结节至其对侧，采用移动式多平面消融模式，图中为其中一个层面，可见射频电极针活性端周围逐渐出现高回声；B. 左侧乳腺结节 RFA，射频电极针穿刺结节使并其尖端突破结节至其对侧，开始消融后活性端周围逐渐出现高回声；C、D. 右侧和左侧乳腺结节消融术后即刻超声造影评估疗效，消融区内无血流灌注，呈"黑洞"样表现

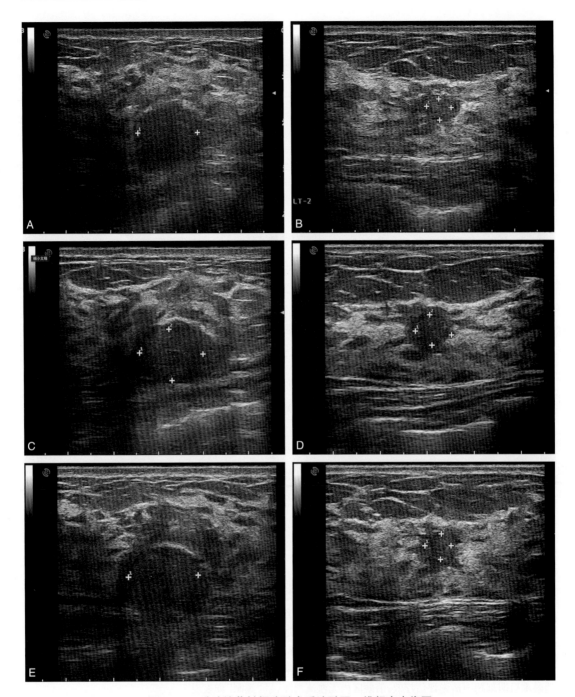

图 6-2-9　乳腺结节射频消融术后消融区二维超声声像图

术后 1 个月：A. 右乳腺，消融区呈低回声，大小 16mm×13mm×15mm，边界清，形态规则，与周围乳腺组织分界清晰；B. 左乳腺，消融区呈低回声，大小 14mm×10mm×13mm，边界清，形态规则，与周围乳腺组织分界清晰。术后 3 个月：C. 右乳腺，消融区呈低回声，大小 14mm×10mm×13mm，边界清，形态规则，与周围乳腺组织分界清晰；D. 左乳腺，消融区呈低回声，大小 5mm×4mm×5mm，边界清，形态规则，与周围乳腺组织分界清晰。术后 6 个月：E. 右乳腺，消融区呈低回声，与 3 个月前比较，未见明显变化；F. 左乳腺，消融区呈低回声，与 3 个月前比较，未见明显变化

二、乳腺癌消融治疗

(一) 乳腺癌治愈性消融治疗

随着肿瘤综合治疗的发展,乳腺癌的手术治疗越来越微创化。早期乳腺癌的处理从经典根治术(全乳切除术以及胸大小肌的切除)发展到全乳切除术,目前保乳手术成为早期乳腺癌的标准治疗之一。然而,由于保乳手术要保证切缘阴性以及术后的放射治疗等可能造成的并发症,大约有 20% 的保乳手术患者对于保乳手术后的外观并不满意。因此,有必要寻找疗效不比现有的保乳手术差的、美容效果更好的治疗方式,在此背景下,RFA 等局部消融等微创治疗方法日益受到重视。

1999 年,Jeffrey 等首次报道乳腺癌 RFA 治疗安全可行[12],后续研究逐渐增多[13]。2003年,美国多家研究中心采用 RFA 治疗最大径≤2cm 乳腺癌取得了 93% 的完全消融率。目前 RFA 治疗乳腺癌主要用于影像学上境界清晰、直径小于 2cm 的局限性乳腺癌。RFA 局部肿瘤控制满意且比外科切除术更容易获得无瘤边缘,鉴于以上初步结果,RFA 有可能扩大乳腺癌治疗适应证。与 RFA 相比,MWA 治疗乳腺癌的临床数据较少,但近年来发展迅速,已有 3 项临床研究证明 MWA 乳腺癌的完全消融率可达 83.2%[14-16],但消融过程中实时监测消融范围是影响疗效的关键,仍需进一步研究。

1. 适应证

(1) 穿刺活检病理诊断乳腺癌。

(2) 乳腺 X 线钼靶摄影、超声、磁共振检查等明确为单个肿瘤且无导管内侵犯。

(3) 肿块与皮肤、胸大肌距离大于 1cm。

(4) 乳腺癌肿块最大径≤3.0cm。

(5) ECOG PS 评分 <2 分。

2. 禁忌证

(1) 绝对禁忌证

1) 肿瘤伴导管浸润。

2) 无法纠正的凝血功能障碍。

3) 乳腺内置假体。

(2) 相对禁忌证

1) 妊娠期、哺乳期、月经期。

2) 不可控制的糖尿病。

3) 肿块至皮肤、胸大肌距离 <1cm 但无粘连。

4) 强烈要求保乳手术。

5) 已发生淋巴结或远处转移。

3. 消融治疗

(1) 根据肿瘤大小、位置、形状及所用消融设备进行参数设置:一般采取相对较小的功率和较短的时间(例如,RFA:100~120W,2~4 分钟;MWA:40W,1~2 分钟)。

(2) 根据肿瘤大小、位置、形状选择具体针型及活性端长度并确定采取单点、多点、移动式、多平面消融等。

(3) 消融终点的判定:基本同乳腺良性结节消融,如果肿瘤位置等条件允许,建议较良性结节适当扩大消融范围以最大可能实现完全消融。

（4）余基本与乳腺良性结节消融相同。

4. 术后处理及注意事项　基本与乳腺良性结节消融相同。

5. 术后并发症及防治　基本与乳腺良性结节消融相同,在此补充两点。

（1）脂肪液化:范围较小的脂肪液化可观察;范围较大的脂肪液化应穿刺抽液。

（2）肿瘤残留:消融区未完全覆盖肿瘤即为肿瘤残留,术中应力争消融边缘超出肿瘤5~10mm。

6. 随访　同样多采用超声造影、增强 MRI 进行疗效评价,随访时间至少 1 年以上;评价标准与其他实体肿瘤一样采取 mRECIST 标准。

乳腺癌完全消融后定期(术后第 1 个月及之后间隔 3 个月)随访复查即可;未完全消融者可二次消融或外科手术干预。

临床效果评价在判断局部疗效的基础上,定期随访至少 1 年,评价指标包括乳腺癌肿块体积缩小率、局部肿瘤是否可触及、肿瘤的硬度和肿瘤标志物检查。

（二）早期乳腺癌术后切缘消融治疗

乳腺癌局部扩大切除联合术后常规分割放疗目前是治疗早期乳腺癌保留乳房手术的标准治疗方案。通过保乳加放疗的方式,可以达到与乳房全切相同的治疗结果。同时约 90% 的保留乳房手术术后复发病灶位于原病灶周围。因此,针对部分低复发风险患者通过局部治疗取代全乳放疗来降低放疗相关并发症。局部治疗可采用术中照射瘤床及其附近腺体组织的局部放疗,也可采用局部消融处理术后瘤床、扩大治疗范围。局部消融既可有效灭活局部残余肿瘤,又可以保护乳腺外观,可以替代术中放疗,特别是有基础性疾病、不能耐受放疗以及妊娠期乳腺癌患者要求保乳等情况更具独特优势。

目前,乳腺癌术后切缘消融治疗尚处于临床研究探索阶段,还需要进一步研究。

（三）典型病例

病例 1

1. 简要病史　女性,51 岁,体检发现右乳腺肿瘤(图 6-2-10),病灶穿刺活检诊断为乳腺中分化浸润性导管癌(图 6-2-11)。

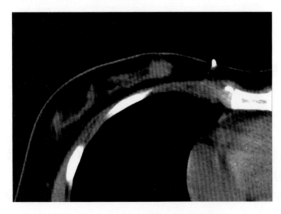

图 6-2-10　RFA 术前胸部平扫 CT

右侧乳腺内侧大小为 1.2cm 类圆形稍高密度病灶,境界清晰,局部皮肤金属标记为定位点

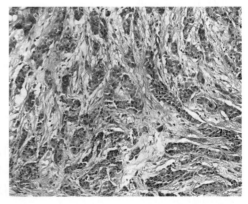

图 6-2-11　病理结果:乳腺中分化浸润性导管癌

2. 消融治疗　采用单极多尖端伸展型射频电极针行病灶消融治疗,共消融 6 个位点,消融条件均为 90℃,15 分钟;消融区包括肿瘤和肿瘤所在内下象限(图 6-2-12)。

3. 注意事项　按照病灶所在象限对病灶及其周围组织进行消融。

4. 疗效评价与随访　4 个月后行病灶手术切除,切除后病灶行病理检查未找到存活肿瘤细胞,现已随访 6 年,无复发(图 6-2-13)。

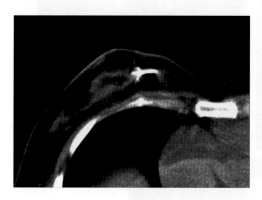

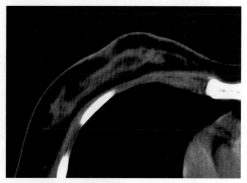

图 6-2-12　术中单极多尖端伸展型射频电极针子针覆盖病灶

图 6-2-13　术后 3 个月胸部平扫 CT
原病灶缩小,密度稍减低,目前已生存 6 年,复查未见肿瘤复发和转移

病例 2 📷

1. 简要病史　女性,55 岁,1 个月前患者自查发现左乳肿物,当地医院超声检查左乳内下象限 7 点位置探及大小约 1.0cm 类圆形低回声肿块,边界欠清,形态欠规则,无明显包膜;查体肿块可扪及,活动度差,表面皮肤无改变;各项肿瘤标志物均阴性,我院增强 MRI 示左侧乳腺内下象限不规则形分叶状明显强化病灶,最大径约 2.5cm,境界清晰(图 6-2-14A、B),并可见左侧腋窝单个肿大淋巴结,强化明显,直径约 1.3cm(图 6-2-14C);行乳腺病灶穿刺活检证实为乳腺中分化导管腺癌(图 6-2-15),拟行左侧乳腺及左腋窝增大淋巴结消融治疗。

2. 术前讨论

(1) 乳腺内病灶形态不规则,消融时应对病灶所在象限的乳腺组织予以充分消融,因此需充分叠加多点消融。

(2) 对左侧腋窝肿大淋巴结予以一并消融。

3. 消融治疗　采用活性端为 3.0cm 的单极内冷型单束射频电极针对左乳腺病灶行 6 个位点叠加消融,条件均为 120W、5 分钟;对左侧腋窝淋巴结行 2 个位点叠加消融,条件均为 100W、6 分钟;具体治疗过程分别见图 6-2-16 和图 6-2-17。

4. 注意事项

(1) 乳腺病灶消融治疗术中,3~5 分钟后阻抗即明显升高、功率几乎为零,表明此位点已消融充分,应将射频电极针再行穿刺至其他位点进行消融。

(2) 病灶活动度大,可应用 22G 千叶针穿刺至病灶内作为参照并起到固定作用。

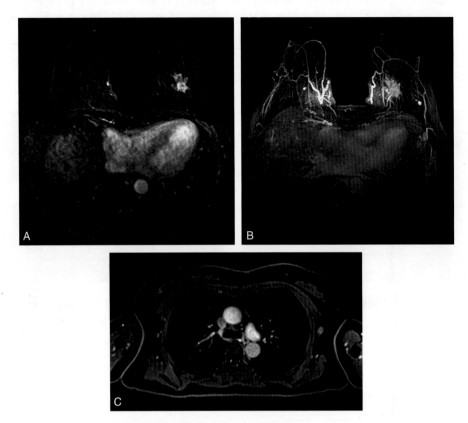

图 6-2-14 术前胸部增强 MRI

A、B. 左侧乳腺不规则形分叶状明显强化病灶,病灶最大径约 2.5cm,境界清晰;乳腺动脉减影及最大密度投影图像(B),清晰显示乳腺内血管、病灶及腋窝淋巴结;C. 左侧腋窝明显强化的肿大淋巴结,大小约 1.3cm

(3)可通过穿刺至病灶内的 22G 千叶针注入 1% 利多卡因以增大消融范围并缓解疼痛。

5. 疗效评价与随访 消融术后 12 天(图 6-2-18)和 4 个月时行增强 MRI 检查(图 6-2-19),均显示左侧乳腺病灶及左侧腋窝淋巴结无强化,表明消融充分,未见残余病灶。消融术后 1 个月患者开始接受全身化疗 6 个周期,消融术后半年患者行左乳腺病灶切除,病理检查消融后病灶呈均匀性凝固性坏死,未见活性肿瘤成分,现已生存 22 个月,肿瘤无复发和转移。

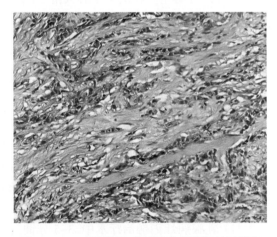

图 6-2-15 病理结果:乳腺中分化浸润性导管癌

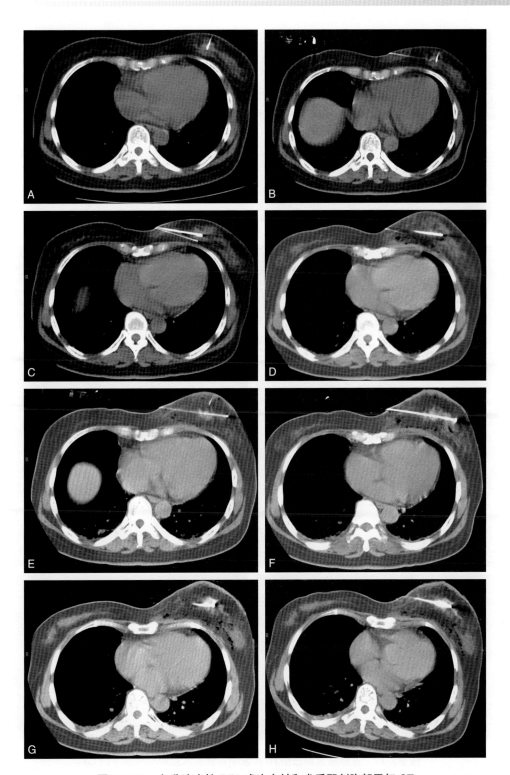

图 6-2-16　左乳腺病灶 RFA 术中布针和术后即刻胸部平扫 CT

采用活性端为 3.0cm 的单极冷循环型单束射频电极针对左乳腺病灶行 6 个位点叠加消融。
A. 局麻后将注射器针头穿刺至病灶内作为参照；B. 射频电极针穿刺至病灶内侧；C. 射频电极
针穿刺至病灶内预消融区，同时将 22G 千叶针紧贴射频电极针穿刺至病灶内用于注入局麻药
以增大消融范围并缓解疼痛；D~H. 分别示另外 5 个消融位点射频电极针活性端的位置

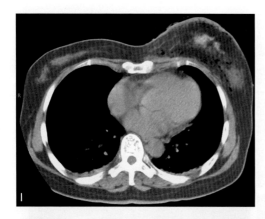

图 6-2-16（续）　左乳腺病灶 RFA 术中布针和术后即刻胸部平扫 CT

I. 撤针后 CT 扫描，可见原病灶区密度升高，其周围可见散在气体影，为脂肪组织受热汽化所致

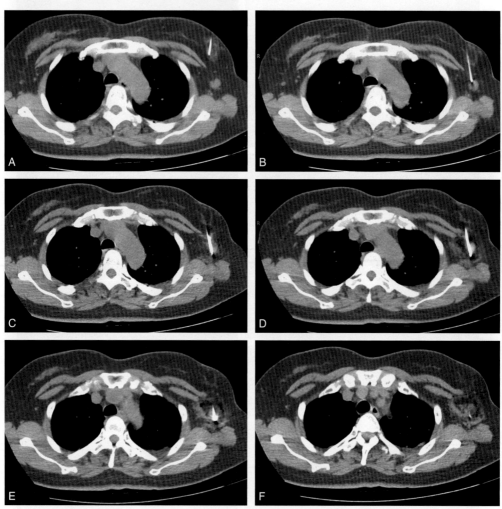

图 6-2-17　左侧腋窝淋巴结 RFA 术中布针和术后即刻胸部平扫 CT

采用同一射频电极针对左侧腋窝淋巴结行单点射频消融。A. 22G 千叶针作为引导针先行穿刺；B. 射频电极针参照引导针穿刺分步进针穿刺病灶；C. 射频电极针活性端穿刺至病灶中心；D. 对病灶行消融治疗（100W、6 分钟）后 CT 扫描，可见消融区呈稍低密度改变；E. 射频电极针穿刺至病灶头侧中央区再行 1 个位点射频消融（100W、6 分钟）；F. 消融治疗结束后 CT 扫描，示消融区呈低密度改变，完全覆盖病灶，消融区内可见少量气体影（脂肪汽化改变）

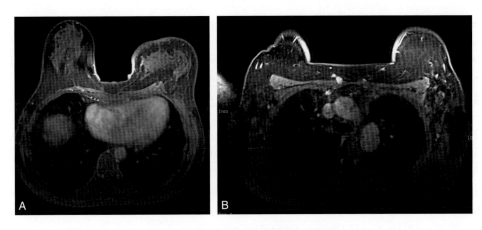

图 6-2-18　术后 12 天胸部增强 MRI

A. 左侧乳腺病灶；B. 左侧腋窝淋巴结无强化，未见病灶残余及复发

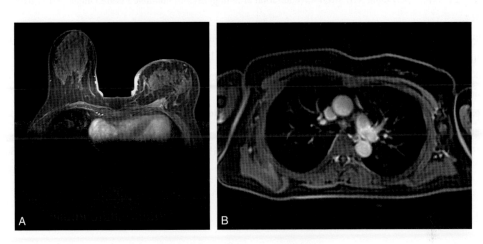

图 6-2-19　术后 4 个月增强 MRI

A. 左侧乳腺病灶；B. 左侧腋窝淋巴结无强化，未见病灶残余及复发

（张　毅　吴秀娟　周文斌）

（本章组长　王　水　秘书　周文斌）

参考文献

1. Luo HJ, Chen X, Tu G, et al. Therapeutic application of ultrasound-guided 8-gauge Mammotome system in presumed benign breast lesions. Breast J, 2011, 17(5):490-497.

2. Yom CK, Moon BI, Choe KJ, et al. Long-term results after excision of breast mass using a vacuum-assisted biopsy device. ANZ J Surg, 2009, 79(11):794-798.

3. Wang WJ, Wang Q, Cai QP, et al. Ultrasonographically guided vacuum-assisted excision for multiple breast masses: non-randomized comparison with conventional open excision. J Surg Oncol, 2009, 100(8):675-680.

4. Livraghi T, Goldberg SN, Lazzaroni S, et al. Small hepatocellular carcinoma: treatment with radio-frequency ablation versus ethanol injection. Radiology, 1999, 210(3):655-661.

5. Esser S, Stapper G, Diest PJ, et al. Ultrasound-guided laser-induced thermal therapy for small palpable invasive breast carcinomas: a feasibility study. Ann Surg Oncol, 2009, 16(8): 2259-2263.

6. Marcy PY, Magné N, Castadot P, et al. Ultrasound-guided percutaneous radiofrequency ablation in elderly breast cancer patients: preliminary institutional experience. Br J Radiol, 2007, 80(952): 267-273.

7. Teh HS, Tan SM. Radiofrequency ablation: a new approach to percutaneous eradication of benign breast lumps. Breast J, 2010, 16(3): 334-336.

8. Li P, Xiao-Yin T, Cui D, et al. Evaluation of the safety and efficacy of percutaneous radiofrequency ablation for treating multiple breast fibroadenoma. J Cancer Res Ther, 2016, 12(Supplement): C138-C142.

9. 丛阳, 陈曼. 超声热消融治疗乳腺癌的进展. 医学综述, 2013, 19(14): 2557-2560.

10. Quesson B, de Zwart JA, Moonen CT. Magnetic resonance temperature imaging for guidance of thermotherapy. J Magn Reson Imaging, 2000, 12(4): 525-533.

11. Zhou W, Wang R, Liu X, et al. Ultrasound-guided microwave ablation: a promising tool in management of benign breast tumours. Int J Hyperthermia, 2017, 33(3): 263-270.

12. Yang YL, Chen CZ, Zhang XH. Microwave ablation of benign thyroid nodules. Future Oncol, 2014, 10(6): 1007-1014.

13. Zhu Y, Yang J. Microwave endometrial ablation for endometrial protection in women with breast cancer on adjuvant tamoxifen. J Obstet Gynaecol Res, 2013, 39(9): 1411-1414.

14. Zhou W, Zha X, Liu X, et al. US-guided percutaneous microwave coagulation of small breast cancers: a clinical study. Radiology, 2012, 263(2): 364-373.

15. Vogl TJ, Naguib NN, Gruber-Rouh T, et al. Microwave ablation therapy: clinical utility in treatment of pulmonary metastases. Radiology, 2011, 261(2): 643-651.

16. 杨小青, 秦春新, 周少杰. 局部晚期乳腺癌的微波消融治疗. 局解手术学杂志, 2018, 27(11): 845-847.

第七章
肝脏肿瘤消融治疗

第一节　肝脏肿瘤概述

一、原发性肝癌

世界范围内,原发性肝癌(primary liver carcinoma,PLC,以下简称肝癌)居常见恶性肿瘤的第 6 位,占肿瘤致死病因的第 3 位;肝癌在中国高发,居我国常见恶性肿瘤的第 4 位,恶性肿瘤致死病因第 2 位;中国肝癌年发病和死亡数均居全球第 1 位,占全球一半以上,严重威胁我国人民的生命和健康。原发性肝癌主要包括肝细胞癌(hepatocellular carcinoma,HCC)、肝内胆管癌(intrahepatic cholangiocarcinoma,ICC)和 HCC-ICC 混合型 3 种不同病理类型,三者在发病机制、生物学行为、组织学形态、治疗方法以及预后等方面差异较大,其中 HCC 占85%~90%,本书中的"肝癌"特指 HCC[1-5]。

(一) 肝癌的高危因素

在我国,肝癌高危因素主要包括:具有乙型肝炎病毒(hepatitis B virus,HBV)和 / 或丙型肝炎病毒(hepatitis C virus,HCV)感染、过度饮酒、非酒精性脂肪性肝炎、长期食用被黄曲霉毒素污染的食物、各种其他原因引起的肝硬化,以及有肝癌家族史等,尤其是年龄 >40 岁的男性风险更大。

(二) 肝癌的诊断标准与临床分期

HCC 的诊断标准与临床分期尚缺乏统一的认识,2019 年,国家卫生健康委医政医管局委托中华医学会肿瘤学分会组织全国肝癌领域的多学科专家,结合目前肝癌临床研究的实际,对 2017 年《原发性肝癌诊疗规范》进行了修订并更新形成 2019 年《原发性肝癌诊疗规范》(国卫办医函〔2019〕934 号),重新规定了 HCC 的诊断、分期和治疗选择推荐。

1. 诊断　结合 HCC 发生的高危因素、影像学特征以及血清学分子标记物,依据路线图对 HCC 做出临床诊断(图 7-1-1)。

(1) 有乙型病毒性肝炎或丙型病毒性肝炎,或有任何原因引起肝硬化者,至少每隔 6 个月进行 1 次超声和血清 AFP 检测,发现肝内直径 ≤2cm 结节,动态增强 MRI、动态增强 CT、

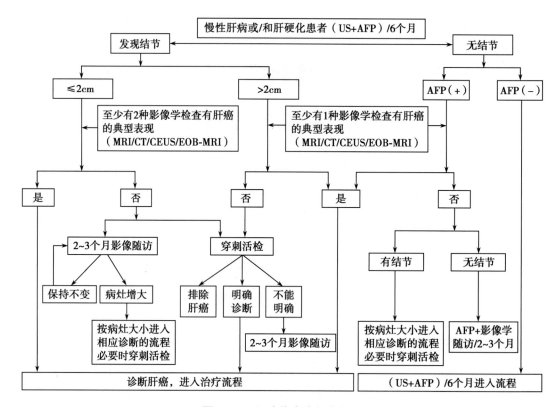

图 7-1-1 肝癌临床诊断路线图

超声造影或肝细胞特异性对比剂 Gd-EOB-DTPA（钆塞酸二钠）增强 MRI 4 项检查中至少有 2 项显示动脉期病灶明显强化、门静脉期和 / 或平衡期肝内病灶强化低于肝实质即"快进快出"的 HCC 典型特征，则可做出 HCC 的临床诊断；对于发现肝内直径 >2cm 结节，则上述 4 种影像学检查中只要有 1 项典型的 HCC 特征，即可临床诊断为 HCC。

（2）有乙型病毒性肝炎或丙型病毒性肝炎，或有任何原因引起肝硬化者，随访发现肝内直径≤2cm 结节，若上述 4 项影像学检查中无或只有 1 项检查有典型的肝癌特征，可进行肝病灶穿刺活检或每 2~3 个月的影像学检查随访并结合血清 AFP 水平以明确诊断；对于发现肝内直径 >2cm 的结节，上述 4 种影像学检查无典型的肝癌特征，则需进行肝病灶穿刺活检以明确诊断。

（3）有乙型病毒性肝炎或丙型病毒性肝炎，或有任何原因引起肝硬化者，如血清 AFP 升高，特别是持续升高，应进行影像学检查以明确肝癌诊断；如未发现肝内结节，在排除妊娠、慢性或活动性肝病、生殖腺胚胎源性肿瘤以及消化道肿瘤的前提下，应密切随访血清 AFP 水平以及每隔 2~3 个月进行 1 次影像学复查。

2. 分期　HCC 的分期对于预后评估、合理治疗方案的选择至关重要。国外有多种分期方案，如：巴塞罗那分期（BCLC）、TNM 分期、日本肝病学会（JSH）分期、亚太肝脏研究协会（APASL）分期等。结合中国的具体国情和实践积累，依据患者一般情况、肝肿瘤情况和肝功能情况，建立了中国肝癌的分期方案（China liver cancer staging，CNLC），包括：CNLC Ⅰa 期、Ⅰb 期、Ⅱa 期、Ⅱb 期、Ⅲa 期、Ⅲb 期、Ⅳ期，具体分期方案参见图 7-1-2。

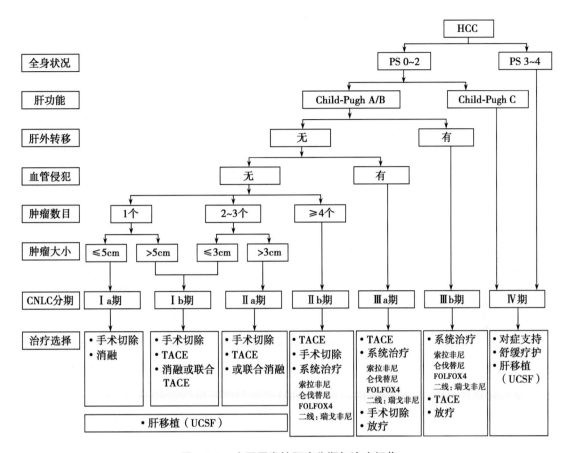

图 7-1-2　中国原发性肝癌分期与治疗规范

CNLC I a 期:体力状态(performance status,PS)评分 0~2 分,肝功能 Child-Pugh A/B 级,单个肿瘤、直径≤5cm,无血管侵犯和肝外转移。

CNLC I b 期:PS 0~2 分,肝功能 Child-Pugh A/B 级,单个肿瘤、直径 >5cm,或 2~3 个肿瘤、最大直径≤3cm,无血管侵犯和肝外转移。

CNLC II a 期:PS 0~2 分,肝功能 Child-Pugh A/B 级,2~3 个肿瘤、最大直径 >3cm,无血管侵犯和肝外转移。

CNLC II b 期:PS 0~2 分,肝功能 Child-Pugh A/B 级,肿瘤数目≥4 个、肿瘤直径不论,无血管侵犯和肝外转移。

CNLC IIIa 期:PS 0~2 分,肝功能 Child-Pugh A/B 级,肿瘤情况不论,有血管侵犯而无肝外转移。

CNLC IIIb 期:PS 0~2 分,肝功能 Child-Pugh A/B 级,肿瘤情况不论,血管侵犯不论、有肝外转移。

CNLC IV期:PS 3~4 分,或肝功能 Child-Pugh C 级,肿瘤情况不论、血管侵犯不论、肝外转移不论。

（三）肝癌的局部消融治疗[6-8]

尽管外科手术是肝癌的首选治疗方法,但因肝癌患者大多合并有肝硬化,或者在确诊时大部分患者已达中晚期,能获得手术切除机会的患者仅 20%~30%。近年来广泛应用的局部消融治疗,具有对肝功能影响少、创伤小、疗效确切的特点,使一些不适合手术切除的肝癌患者亦可获得根治机会。2019 年 *The New England Journal of Medicine* 一篇综述文章已将局部消融推荐为极早期肝癌(单发结节,直径 <2cm)的第一选择[8]。

局部消融治疗是借助医学影像技术的引导对肿瘤靶向定位,局部采用物理或化学的方法直接杀灭肿瘤组织的一类治疗手段。主要包括射频消融(radiofrequency ablation,RFA)、微波消融(microwave ablation,MWA)、无水乙醇化学消融、冷冻治疗、高强度超声聚焦消融(high intensity focused ultrasound ablation,HIFU)、激光消融、不可逆电穿孔(irreversible electroporation,IRE)等。局部消融最常用超声引导,具有方便、实时、高效的特点。CT、MRI 和多模态图像融合系统可用于观察和引导常规超声无法探及的病灶。CT 和 MRI 引导技术还可应用于肺、肾上腺、骨等转移灶的消融等。

消融的路径有经皮、腹腔镜、开腹 3 种方式。大多数的小肝癌可经皮穿刺消融,具有经济、方便、微创的特点。位于肝包膜下的肝癌,特别是突出肝包膜外的肝癌,经皮穿刺消融风险较大、影像学引导困难的肝癌,或经皮消融高危部位的肝癌(贴近心脏、膈肌、胃肠道、胆囊等)且无法采用人工胸腔积液或腹水等热隔离保护措施,可考虑经腹腔镜消融和开腹消融的方法。

二、肝转移瘤

又称转移性肝癌(metastatic liver carcinoma)或继发性肝癌(secondary liver carcinoma),是肝脏之外全身其他部位恶性肿瘤转移至肝脏所致[9,10]。

(一) 流行病学

肝脏是恶性肿瘤最常见的转移器官之一,几乎全身各部位的恶性肿瘤都可转移至肝脏,其中一半以上肝转移瘤(liver metastasis)来自腹腔内脏器的恶性肿瘤,如结直肠、胰腺、胃、胆囊、肾、卵巢等;其余来自肺、鼻咽、乳腺、软组织等其他部位,尚有一小部分原发灶不明。西方国家肝转移瘤发病率是原发性肝癌的 20 倍;国内两者大致相当,但随着乙型肝炎的有效预防,国人肝转移瘤的比例必将增加,因此肝转移瘤已成为肿瘤治疗的重要课题之一。

(二) 转移途径

1. 直接侵犯 肝脏邻近器官的恶性肿瘤,如胃癌、胆囊癌、胰腺癌、结肠癌和十二指肠、右侧肾脏、右侧肾上腺的恶性肿瘤直接侵犯肝脏。

2. 淋巴转移 如消化系统恶性肿瘤、盆腔或腹膜后的恶性肿瘤经肝门淋巴结可逆行转移至肝脏,乳腺和肺部恶性肿瘤经纵隔淋巴结可转移至肝脏,胆囊癌可沿胆囊窝淋巴结转移至肝脏。

3. 血源性转移 可沿以下路径转移:①肝动脉途径,任何血行播散的恶性肿瘤均可经肝动脉转移到肝脏,如肺、乳腺、甲状腺、肾、肾上腺、皮肤恶性肿瘤及黑色素瘤等。②门静脉途径,凡血流汇入门静脉系统的脏器,如食管、胃、小肠、结肠、直肠、胆囊、胰腺、脾脏的恶性肿瘤均可经门静脉转移至肝脏。其他部位,如子宫、卵巢、前列腺、膀胱和腹膜后肿瘤可通过体静脉与门静脉的吻合支经门静脉转移至肝脏,也可通过肿瘤先侵犯血流汇入门静脉系统的脏器而间接经门静脉转移至肝脏。

（三）临床表现

肝转移瘤的临床表现与 PLC 相似但又有不同之处。由于肝转移瘤患者多无乙肝、丙肝及肝硬化病史，早期多无明显症状和体征，或被原发肿瘤的症状所掩盖，故多数在影像检查中发现。一旦出现临床表现，转移瘤常已长至较大或数目已较多。中晚期患者常表现出与 PLC 相似的非特异性表现，如肝区不适、疼痛、乏力、纳差、发热、体重下降、肝区触痛、肝脏增大等，无胆道梗阻时大多无或仅有轻度黄疸表现；在疾病的终末期，可出现腹水、黄疸、恶病质等表现。90% 以上肝转移瘤患者血中 AFP 不高，少数来自胃、食管、胰腺及卵巢的肝转移瘤 AFP 可升高，但一般 <100ng/ml；来源于结直肠、胰腺等部位的肝转移瘤患者常有 CEA 和/或 CA19-9 升高。

（四）病理表现及肿瘤血供

肝转移瘤的病理组织形态与其原发肿瘤相似，易于识别；但胃肠道腺癌肝转移有时难与胆管细胞癌区分；当肿瘤细胞未分化或去分化时，如无原发肿瘤病史，诊断较难。肝转移瘤可呈孤立的单发结节，但多表现为多发、散在或弥漫性结节，大小不一、数目不等、可散布于一叶或全肝，部分结节可融合成团块状；当肿瘤侵犯肝内门静脉时可经门静脉在肝内播散。与 PLC 多为富血供肿瘤不同，肝转移瘤多为乏血供肿瘤，随着肿瘤的快速增大，中央部分常因血供不足而发生坏死。多数肝转移瘤的乏血本质使得单纯 TACE 对于多数患者难以取得与肝细胞癌类似的良好效果。国内外在肝转移瘤血供方面的研究有共识，也有争论。肝动脉参与肿瘤供血已经得到公认，但门静脉是否参与供血则争论不断，现多倾向于肝动脉为肿瘤的唯一供养血管，门静脉不参与肿瘤供血。有部分研究认为，肝转移瘤接受双重供血，不仅接受肝动脉供血也接受门静脉供血，且以肝动脉供血为主，门静脉供血次之，门静脉主要参与肿瘤边缘的血供。近年来，越来越多的证据显示，门静脉不参与肝转移瘤的血供。这一结论如果成立，将使肝转移瘤治疗时所采用的将部分化疗药物灌注脾动脉和肠系膜上动脉，以期进入门静脉回流从而达到治疗目的的方案失去理论支持[11,12]。

（五）局部消融治疗[13-22]

尽管肝转移瘤最有效的治疗方法是手术切除，但由于转移瘤的解剖位置、大小、数目、剩余肝组织不能代偿正常肝功能及其他疾病等原因，80%~90% 患者确诊时已失去手术机会。肝转移瘤的非手术治疗，包括全身化疗、局部灌注化疗、栓塞化疗、放射治疗等，但临床疗效均不令人满意，且全身不良反应重，患者耐受性差。近年来，RFA 治疗肝转移瘤取得了令人鼓舞的疗效：技术有效率高达 91%~97%；对于病灶数≤5 个、肿瘤最大直径≤5cm 的结直肠癌肝转移患者 5 年生存率达到 24%~44%，对于肿瘤直径≤4cm 的单发结直肠癌肝转移瘤患者 5 年生存率达到 40%；这些数据明显高于任何化疗方案所能取得的最好结果。同时对于存在肝外转移（包括腹腔淋巴结转移、肝门淋巴结转移、肺转移等）的患者，只要转移病灶数目有限（非弥漫性分布），同样可以取得较好的治疗效果。

三、肝血管瘤

1. 流行病学与临床表现[9,23-25]　肝血管瘤（liver hemangioma）是肝脏最常见的良性肿瘤，根据所含纤维的多少将肝血管瘤分为海绵状血管瘤（hepatic cavernous hemangioma,HCH）、硬化性血管瘤、血管内皮细胞瘤和毛细血管瘤 4 种类型，临床所见绝大部分属 HCH。肝血管瘤可发生于任何年龄，以 30~70 岁多见，女性发病多于男性，90% 单发，10% 多发。目前对其确切的发病机制尚不清楚,一般认为它是一种先天性的血管畸形,由肝内胚胎性血管错构芽肿瘤样增生形成,镜下由大小不等、异常扩大的血窦构成,可伴发血栓形成、透明样变性、纤维化和钙化等继发性病理变化。肝血管瘤畸形血窦连接于肝动脉、门静脉和肝静脉之间,其血供完全来自肝动脉,部分病例伴有动静脉瘘。随着 B 超、CT、MRI 等影像学检查手段的广泛应用和人们健康意识的提高,目前在临床上,肝血管瘤越来越常见。大多数肝血管瘤瘤体生长缓慢,多数患者无明显症状,少数患者可出现因肝被膜紧张、局部坏死及周围组织压迫等所致的腹部隐痛、胀痛,恶心、呕吐等不适症状。肝血管瘤自发性破裂很少见,迄今尚无肝血管瘤恶变的报道。

2. 治疗指征和方法[9,26,27] 肝血管瘤大小的划分标准为:直径 <5cm 者称小血管瘤,5cm ≤直径 <10cm 者称大血管瘤,直径≥10cm 者称巨大血管瘤。对于肝血管瘤的处理尚存争议,但多数学者认为肿瘤的大小和对破裂出血的忧虑并不是肝血管瘤是否需要治疗干预的标准。一般认为,小的无症状的血管瘤可定期随访,不需要治疗;大的或有症状者以及在短时间内明显增大者(6 个月内最大径增加大于 25%)应采取适当的治疗。现有的治疗手段,包括手术切除、放射治疗、肝动脉导管栓塞等均存在不同程度的局限性。外科手术切除是治疗肝血管瘤最有效的治疗手段,但手术治疗创伤大、风险高、并发症多;放射治疗可使瘤体缩小,缓解症状,但有可能造成放射性肝炎、静脉闭塞性疾病等并发症;单纯采用经导管肝动脉栓塞复发率高,且有导致肝内胆管损伤和异位栓塞等严重并发症的可能。热消融是肝脏恶性肿瘤常用的微创治疗方式。近年来,热消融被尝试性地应用于治疗肝血管瘤,初步显示出疗效确切、安全性高、创伤小、复发率低的优势,有良好的应用前景,值得进一步推广应用。

肝血管瘤热消融具有如下优点:①以微创的方式使瘤体缩小,减轻或消除患者症状;②因肝血管瘤为良性肿瘤,即使一次治疗不彻底,还可后续针对残余病灶再行补充治疗,无恶性肿瘤残余后进展扩散;③术中和术后严重并发症发生率低,患者恢复快;④疗效确切,基本无远期并发症。

(匡 铭 段 峰 牛洪涛 冯对平 于世平 高 堃
孙 斌 李建军 吴宇旋 关利君 袁春旺)

参考文献

1. Torre LA, Bray F, Siegel RL, et al. Global cancer statistics, 2012. CA Cancer J Clin, 2015, 65 (2): 87-108.

2. Chen W, Zheng R, Baade PD, et al. Cancer statistics in China, 2015. CA Cancer J Clin, 2016, 66 (2): 115-132.

3. Zheng R, Qu C, Zhang S, et al. Liver cancer incidence and mortality in China: Temporal trends and projections to 2030. Chin J Cancer Res, 2018, 30 (6): 571-579.

4. Forner A, Reig M, Bruix J. Hepatocellular carcinoma. Lancet, 2018, 391 (10127): 1301-1314.

5. 中华人民共和国国家卫生健康委员会医政医管局. 原发性肝癌诊疗规范(2019 年版). 中国实用外科杂志, 2020, 40 (2): 121-138.

6. Kang TW, Kim JM, Rhim H, et al. Small Hepatocellular Carcinoma: Radiofrequency Ablation versus Nonanatomic Resection-Propensity Score Analyses of Long-term Outcomes. Radiology, 2015, 275 (3): 908-919.

7. Peng ZW, Zhang YJ, Chen MS, et al. Radiofrequency ablation with or without transcatheter arterial chemoembolization in the treatment of hepatocellular carcinoma: a prospective randomized trial. J Clin Oncol, 2013, 31 (4): 426-432.

8. Villanueva A. Hepatocellular Carcinoma. N Engl J Med. 2019,380(15):1450-1462.

9. 郑加生,李宁,袁春旺.CT 引导肝肿瘤消融治疗学.北京:人民卫生出版社,2011.

10. 郑加生,李宁,袁春旺.影像引导肿瘤消融治疗学.北京:人民卫生出版社,2013.

11. 杨仁杰.重视肝转移瘤血供的影像学研究.北京大学学报(医学版),2008,40(2):119-120.

12. 李智岗,黄景香,李顺宗,等.肝转移瘤的血供.北京大学学报(医学版),2008,40(2):146-150.

13. Solbiati L,Goldberg SN,Ierace T,et al. Hepatic metastases:percutaneous radiofrequency ablation with cooled-tip electrodes. Radiology,1997,205(2):367-373.

14. Solbiati L,Livraghi T,Goldberg SN,et al. Percutaneous radiofrequency ablation of hepatic metastases from colorectal cancer:long-term results in 117 patients. Radiology,2001,221(1):159-166.

15. Lencioni R,Crocetti L,Cioni D,et al. Percutaneousradiofrequency ablation of hepatic colorectal metastases. Technique,indications,results,and new promises. Invest Radiol,2004,39(11):689-697.

16. Gillams AR,Lees WR. Radiofrequency ablation of colorectal liver metastases in 167 patients. Eur Radiol,2004,14(12):2261-2267.

17. Machi J,Oishi AJ,Sumida K,et al. Longterm outcome of radiofrequency ablation for unresectable liver metastases from colorectal cancer:evaluation of prognostic factors and effectiveness in first- and second- line management. Cancer J,2006,12(4):318-326.

18. Gillams AR,Lees WR. Five year survival followingradiofrequency ablation of small,solitary,hepatic colorectal metastases. J Vasc Interv Radiol,2008,19(5):712-717.

19. Ruers T,Punt C,Van Coevorden F,et al. Radiofrequency ablation combined with systemic treatment versus systemic treatment alone in patients with non-resectable colorectal liver metastases:a randomized EORTC Intergroup phase Ⅱ study(EORTC 40004). Ann Oncol,2012,23(10):2619-2626.

20. Berber E,Pelley R,Siperstein AE. Predictors of Survival After Radiofrequency Thermal Ablation of Colorectal Cancer Metastases to the Liver:A Prospective Study. J Clin Oncol,2005,23(7):1358-1364.

21. Wong SL,Mangu PB,Choti MA,et al. American Society of Clinical Oncology 2009 Clinical Evidence Review on Radiofrequency Ablation of Hepatic Metastases From Colorectal Cancer. J Clin Oncol,2010,28(3):493-508.

22. Crocetti L,de Baere T,Lencioni R. Quality improvement guidelines for radiofrequency ablation of liver tumours. Cardiovasc Intervent Radiol,2010,33(1):11-17.

23. 吴恩惠.医学影像诊断学.北京:人民卫生出版社,2001.

24. 翟仁友,李槐,戴定可.肿瘤介入治疗手册.北京:人民卫生出版社,2008.

25. 欧阳墉,王颖,欧阳雪晖,等.肝海绵状血管瘤血供和介入治疗的争议和探讨.中华放射学杂志,2004,38(7):746-750.

26. 高君,范瑞芳,杨家印,等.肝血管瘤的射频消融治疗(国内)专家共识.中华肝脏外科杂志,2017,23(5):289-295.

27. Hinshaw JL,Laeseke PJ,Weber SM,et al. Multiple-electrode radiofrequency ablation of symptomatic hepatic cavernous hemangioma. AJR Am J Roentgenol,2007,189(3):W146-W149.

第二节　肝脏肿瘤消融治疗概述

各种消融治疗尽管各有特点,但一般均可用于治疗肝肿瘤,相对而言 RFA、MWA、Cryo-A 应用更广泛,它们消融肝脏恶性肿瘤的局部疗效无明显差异[1-9]。肝血管瘤一般应用 RFA 或 MWA 治疗,而不采用 Cryo-A,主要是因为其一般无法进行针道热消融凝固止血,出血风险偏高。鉴于以上所述,各种消融方法用于肝肿瘤的适应证、禁忌证、术前准备、操作步骤、术后处理、并发症防治、疗效评价与随访等基本一致,在此一并说明。

一、适应证

1. 肝脏恶性肿瘤

(1) 完全消融(complete ablation)

1) 原发性肝癌:单发肿瘤,直径≤5cm;多发(数目≤3个)肿瘤,最大直径≤3cm。

2) 肝转移瘤:原发病灶已得到有效控制、无肝外其他部位转移或肝外转移灶稳定、肝内病灶预期能完全消融。

(2) 姑息性消融(palliative ablation):目的在于最大限度消减肿瘤负荷、缓解肿瘤引起的症状和改善患者生活质量,延长生存期。

1) 原发性肝癌:无法完全消融、无消融治疗禁忌,射频消融可单独应用,也可联合其他疗法进行综合治疗。

2) 肝转移瘤:存在肝外其他部位转移时可在全身治疗的同时行肝内病灶消融。

2. 肝血管瘤　直径>5cm,有临床症状。

二、禁忌证

1. 肿瘤弥漫分布。
2. 侵犯邻近空腔脏器。
3. 肝功能 Child-Pugh C 级。
4. 无法纠正的凝血功能障碍。
5. 合并活动性感染,尤其是胆系感染等。
6. 顽固性大量腹水、恶病质。
7. 心、脑、肺、肾等重要器官功能衰竭。
8. ECOG PS 评分>2分(表 7-2-1)。
9. 意识障碍或不能配合治疗。

表 7-2-1　体力状况评分

分数	体力状况
0	活动能力完全正常,与起病前活动能力无任何差别
1	能自由走动及从事轻体力活动,如一般家务或办公室工作,但不能从事较重的体力活动
2	能自由走动且生活能自理,但已丧失工作能力,日间不少于一半时间可以起床活动
3	生活仅能部分自理,日间一半以上时间卧床或坐轮椅
4	完全失能,生活完全不能自理,绝对卧床或坐轮椅
5	死亡

三、术前准备

1. 设备和器材　影像引导设备、射频消融治疗仪、射频电极针、活检针,抢救车,电除颤仪等(建议经验欠丰富者选配穿刺架/定位导航系统等辅助设备增加穿刺精准度),确保上述设备／器材工作正常。

2. 术前检查　术前 2 周内的血、尿、粪便常规，肝肾功能，凝血功能，肿瘤标志物，血型，感染筛查（HIV、HBV、HCV、梅毒），心电图，X 线胸片，肝脏超声造影／增强 CT／增强 MRI 等。

3. 药品准备　麻醉、镇静、镇痛、止吐、止血等常规药品和急救药品。

4. 患者准备

（1）向患者和家属（被委托人）交代手术风险，签署手术知情同意书。

（2）麻醉科会诊。

（3）局麻前 4 小时禁食水，全麻前 12 小时禁食、前 4 小时禁水。

（4）根据情况，必要时手术区备皮。

（5）建立静脉通路。

四、操作步骤

1. 体位选择　根据术前影像资料及术中影像所见确定。

2. 呼吸屏气训练　根据影像引导方式，必要时进行呼吸屏气训练。

3. 确定皮肤穿刺点及穿刺路径　根据术前及术中影像所见确定皮肤穿刺点及穿刺路径，穿刺路径须避开大血管、胆管及其他重要脏器并尽量经过部分肝组织。

4. 实施麻醉。

5. 穿刺部位消毒、铺巾，根据射频电极针类型必要时皮肤穿刺点做小切口。

6. 射频电极针穿刺

（1）穿刺前核实 RFA 治疗仪、射频电极针工作正常。

（2）超声／CT/MRI 引导射频电极针穿刺，直至其活性端到达预消融区。

7. 消融治疗

（1）根据患者肝功能、体力状况、耐受情况和肿瘤大小、数目、部位、与周围结构毗邻关系等确定消融策略，建议多发肿瘤和大肿瘤分次消融。

（2）消融条件一般从低温度／小功率开始逐渐升至预定参数。

（3）肿瘤邻近重要器官、结构（膈肌、胆囊、胃肠道、肝脏内外较大脉管等），术中须注意避免上述器官、结构损伤，可联合化学消融或采取水／气体分离等辅助措施予以保护；也可于腹腔镜下进行射频消融。

8. 术中注意事项

（1）尽量减少穿刺次数，以降低出血及肿瘤沿针道种植转移风险。

（2）射频电极针活性端已进入肿瘤但需调整位置时应原位消融后再调整。

（3）射频电极针须在肝实质内调整位置或需更换皮肤穿刺点重新穿刺，均须充分消融针道后再行调整／穿刺。

9. 撤针　确认消融完成后边充分消融针道边缓慢撤出射频电极针（注意避免皮肤烫伤），再行影像检查观察有无出血、气胸等并发症。

10. 即刻疗效评价　建议有条件者术后即刻行肝脏超声造影／增强 CT／增强 MRI 检查评价消融疗效，如肿瘤残余可予以补充消融。

五、术后处理

1. 术后无菌纱布覆盖皮肤穿刺点,卧床 6 小时以上,心电监护 12~24 小时,必要时可延长。
2. 术后常规禁食水 4 小时,肿瘤邻近胃肠道者应适当延长。
3. 术后 3 天内复查血常规,肝肾功能等实验室检查。
4. 予适当补液、保肝、对症治疗,必要时应用抗生素。

六、并发症防治

并发症按严重程度分为轻度(A、B 级)和重度(C~F 级)。A 级:无须治疗,无不良后果;B 级:需要治疗,无不良后果,包括仅需一夜的观察;C 级:需要治疗,住院时间 <48 小时;D 级:需要治疗,增加了医护级别,住院时间 >48 小时;E 级:导致长久的后遗症;F 级:死亡。按照发生时间可分为即刻(术后 24 小时内)并发症、围手术期(术后 24 小时~30 天)并发症和迟发(术后 30 天以上)并发症。

1. 疼痛　术中疼痛多呈轻至中度,持续数天至 2 周,予以止痛治疗多可缓解;术后疼痛多为轻度,很少出现中度以上疼痛,中、重度疼痛在排除急腹症、出血等情况后应给予充分镇痛。

2. 消融后综合征　指消融后出现的一过性低热、乏力、全身不适、恶心、呕吐等表现,多呈自限性,其严重程度及持续时间与消融体积大小呈正相关,但也存在个体差异;一般持续 2~7 天,消融体积较大者可持续 2~3 周;必要时给予对症处理。

3. 胆心反射

(1) 原因:手术操作或热能刺激胆系而兴奋迷走神经导致心率减慢、血压下降,严重者可致心肌缺血、心律失常,甚至心搏骤停等现象。

(2) 治疗:立即停止治疗并加强镇静、镇痛,必要时予相应紧急处理。

(3) 预防:术前对肿瘤邻近胆系者可应用药物降低迷走神经兴奋性;术中充分镇静、镇痛;消融条件宜从低温度 / 小功率开始,逐渐升至预定参数。

4. 心脏压塞

(1) 原因:射频电极针、活检针等穿刺损伤心包。

(2) 治疗:少量(<100ml)心包积液应密切观察,如有增多趋势应紧急行心包穿刺引流;中量以上(>100ml)心包积液应紧急行心包穿刺引流。

(3) 预防:肿瘤邻近心脏,须分步进针穿刺,防止误穿。

5. 胆汁瘤

(1) 原因:消融体积较大时可形成胆汁瘤,继发细菌感染即为肝脓肿。

(2) 治疗:无症状者无须处理,胆汁瘤持续增大或形成肝脓肿须穿刺抽吸 / 置管引流;肝脓肿应在引流的同时应用抗生素(根据脓液培养结果选择敏感药物)。

(3) 预防:严格无菌操作,存在感染危险因素(糖尿病,有胆道、胰腺手术史,尤其胆肠吻合、十二指肠乳头切开术、胆道支架植入术等)和消融体积较大者根据实验室结果合理应用抗生素。

6. 肝功能受损,甚至衰竭

(1) 原因:肝肿瘤消融治疗后肝功能都会出现不同程度损伤,但多为轻度,如果单次消融肿瘤体积过大,尤其发生瘤周肝实质较大范围非预期毁损(当段级以上门静脉和 / 或胆管分支损伤,导致其所支配范围的肝实质热损伤,即"热灌溉效应")(图 7-2-1,图 7-2-2),则会出

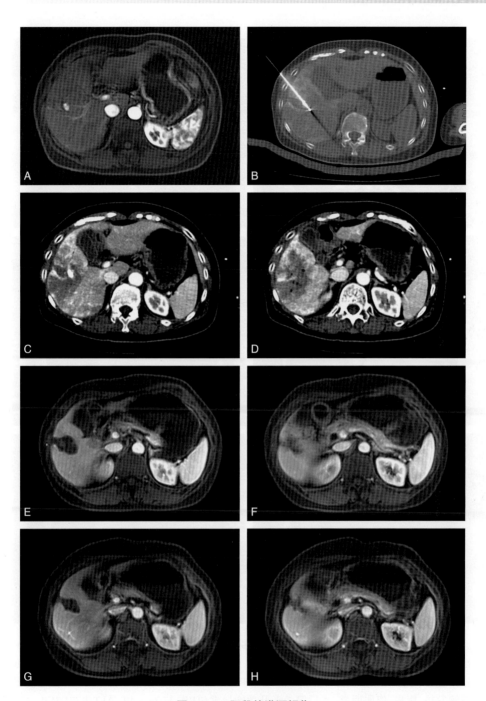

图 7-2-1　肝段热灌溉损伤

女性,60岁,乙肝病史42年,2年前因肝第V段结节型肝癌行 TAE 序贯 RFA 治疗;1年前因肝第
Ⅷ段新发结节型肝癌行 TAE 序贯 RFA 治疗。A~H.1周前 MRI 肝第V段原消融区内侧新发结节灶,
直径1.2cm(A),病灶邻近第V段门静脉分支;再予以 TAE 序贯 RFA 治疗;采用内冷型单极射频电
极针(活性端3cm)单点消融(B),术后即刻对比增强 CT(CECT)示肿瘤完全消融,但同时出现肝第
V段非靶区肝实质热损伤,呈无强化低密度(C、D);术后患者出现发热(最高39.5℃)伴寒战、肝功
能异常(TBIL 20.3μmol/L,AST 815U/L,ALT 817U/L),经抗炎、保肝治疗1周后症状消失,肝功能恢
复;术后4个月(E、F)及和术后21个月(G、H)增强 MRI 复查可见肝实质热损伤区逐渐缩小、吸收

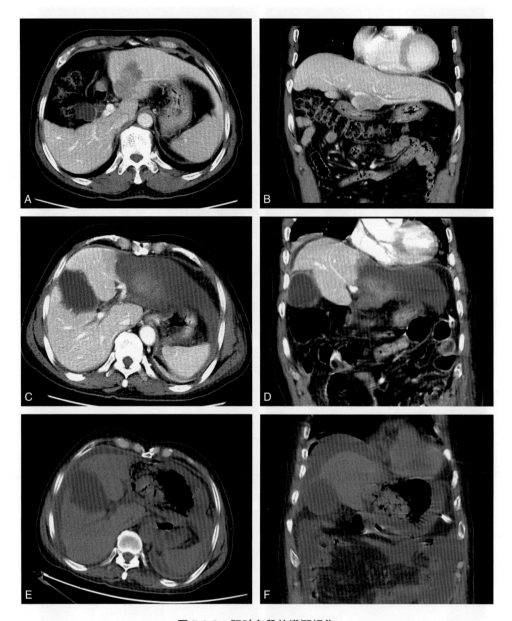

图 7-2-2　肝脏多段热灌溉损伤

男性,72 岁。A~D. 腹部增强 CT 示肝左叶肝癌,位于肝第Ⅱ、Ⅲ段交界区,最大径 5.3cm,邻近门静脉左主干及肝第Ⅲ段门静脉分支(A、B),AFP 721.5ng/ml,于腹腔镜下行 MWA;术后患者出现持续发热,腹痛、腹胀明显,术后第 2 天肝功能异常(TBIL 37.2μmol/L,ALT 1 771.3U/L,AST 1 914.4U/L);予以抗炎、保肝治疗效果差,术后第 4 天 CECT 示肝第Ⅱ、Ⅲ段坏死,呈无强化低密度(C、D);继续加强内科治疗(抗生素改为注射用亚胺培南西司他丁钠等)效果差;术后 14 天患者腹痛、心悸、腹胀明显,腹部 CT 示肝左叶第Ⅱ、Ⅲ段汽化明显,失去原有形态,伴明显腹腔积液(E、F),术后 15 天行剖腹探查,可见肝左外叶破溃,内部呈空腔样改变,腹腔渗血明显,行左外叶切除 + 脾切除,腹腔置管引流,并给予积极抢救性药物治疗,但患者因存在弥散性血管内凝血,病情不断加重,于当天死亡

现严重损伤,甚至肝衰竭;其他原因还包括感染、大量出血等。

(2)治疗:积极保肝、营养支持,及时处理并发症(抗感染、脓肿引流、止血、扩容、胆道引流等)。

(3)预防:术前制订个体化消融计划、控制单次消融范围、术中避免损伤肝内较大胆管及血管,术后密切监测病情,早期发现并及时处理并发症。

7. 肝内血肿、肝包膜下和/或腹腔出血

(1)原因:肝包膜/肝实质撕裂、肿瘤破裂、血管损伤、针道消融不充分等。

(2)治疗:少量出血保守治疗;动脉活动性出血、大量出血应及时行动脉栓塞或消融止血;失血性休克应积极抗休克治疗,同时行动脉栓塞,必要时手术探查。

(3)预防:避开较大血管穿刺肿瘤,尽量减少穿刺次数,肝内调整射频电极针位置或离开肝包膜重新穿刺,及术毕撤针时均须充分消融针道。

8. 气胸

(1)原因:穿刺损伤脏胸膜或肺组织。

(2)治疗:少量气胸保守治疗,中至大量气胸应穿刺抽气或行胸腔闭式引流。

(3)预防:增加穿刺精准度,必要时术前对患者进行呼吸屏气训练。

9. 胸腔积液

(1)原因:肿瘤邻近膈肌,术中热能及术后坏死组织刺激胸膜。

(2)治疗:少量胸腔积液保守治疗,中至大量胸腔积液穿刺抽吸或置管引流。

(3)预防:消融邻近膈肌肿瘤时避免射频电极针穿刺至膈肌部位,可结合化学消融或采用水/气体分离措施保护膈肌,也可于腹腔镜下进行消融。

10. 胆管和/或胆囊损伤

(1)原因:射频消融热损伤胆管和/或胆囊。

(2)治疗:轻微胆管扩张无须处理;中至重度梗阻性黄疸应置管引流或行胆道成形术;胆囊穿孔时须切除胆囊。

(3)预防:病灶邻近肝内较大胆管可结合化学消融,也可术前行胆管置管、术中经置入管路持续泵入生理盐水予以保护;病灶邻近胆囊,可结合化学消融或采用水/气体分离措施保护胆囊,也可于腹腔镜下进行消融。

11. 肝动脉-门静脉/肝静脉瘘

(1)原因:穿刺损伤肝动脉、门/肝静脉分支。

(2)治疗:分流量小者无须治疗,分流量大者需采用弹簧圈封堵瘘口。

(3)预防:根据术前及术中影像,避免射频电极针穿刺损伤肝内较大的动脉、门/肝静脉分支。

12. 胃肠道损伤

(1)原因:肿瘤邻近胃肠道,射频消融热损伤胃肠道。

(2)治疗:胃肠道穿孔者须胃肠减压、禁食水并及时手术治疗。

(3)预防:术前对可疑胃肠道侵犯者行胃镜/肠镜检查,已侵犯胃肠道者禁行射频消融治疗;肿瘤邻近胃肠道者术前应充分清洁肠道并禁食、水24小时以上;术中精准定位、合理设定消融参数,可结合化学消融或采用水/气体分离措施保护胃肠道,也可于腹腔镜下进行消融。

13. 膈肌损伤

(1) 原因：消融邻近膈肌肿瘤时热损伤膈肌。

(2) 治疗：出现气胸或胸腔积液时的处理方法同前述"气胸"和"胸腔积液"的处理。

(3) 预防：同胸腔积液的预防。

14. 肿瘤种植

(1) 原因：反复多次穿刺肿瘤、针道消融不充分。

(2) 治疗：予以消融治疗。

(3) 预防：尽量减少穿刺肿瘤次数；射频电极针已进入肿瘤但需调整位置时须原位消融后再回撤调整。

15. 皮肤烫伤

(1) 负极板粘贴处皮肤烫伤

1) 原因：使用单个负极板、负极板粘贴不实、一侧负极板脱落等使负极板粘贴处局部电流负荷过大。

2) 治疗：轻度皮肤烫伤局部保持清洁干燥、预防感染，也可局部应用烫伤膏；中重度皮肤烫伤按烧伤处理，必要时清创、植皮。

3) 预防：负极板与皮肤全面接触、粘贴密实对称；局部毛发浓密时备皮；负极板局部冰袋冷却；一侧负极板过热时应立即查找原因。

(2) 皮肤穿刺点皮肤烫伤

1) 原因：针道过度消融。

2) 治疗：局部保持清洁干燥、预防感染，必要时局部应用烫伤膏。

3) 预防：避免针道过度消融。

16. 少见并发症　肋间动脉及肋间神经损伤、胆管-支气管瘘等。

七、疗效评价与随访

疗效评价包括以下 4 个方面：①技术成功（technical success），即是否按照术前计划完成肿瘤消融，通过术中 / 后即刻超声造影、增强 CT/MRI 等评价；②技术疗效（technical efficacy），指术后特定时间点（末次消融后即刻、1 周或 1 个月）超声造影、增强 CT/MRI 等影像学检查证实肿瘤完全消融；应与技术成功相区别，只能通过影像学随访说明；③并发症情况；④结局，包括局部疗效（影像学评价）、全身疗效（疼痛、肿瘤症状缓解情况等）、肿瘤标志物变化、生存质量、疾病进展时间（或无进展生存期）和总体生存期等。

1. 局部疗效　增强 CT/MRI 是评价局部疗效的标准影像学方法，超声造影也可应用，有条件者还可联合 PET-CT。2010 年改良的实体瘤临床疗效评价标准（modified response evaluation criteria in solid tumors，mRECIST）提出了活性肿瘤（viable tumor）概念，即在增强 CT/MRI 动脉期强化的肿瘤组织，表现为偏心、散在、结节状不规则强化。循此概念重新定义完全有效（complete response，CR）、部分有效（partial response，PR）、疾病稳定（stable disease，SD）和疾病进展（progressive disease，PD），具体见表 7-2-3。

表 7-2-3　改良的实体瘤临床疗效评价标准（mRECIST）

CR	全部靶肿瘤在增强 CT/MRI 动脉期无瘤内强化（即未见活性肿瘤）
PR	活性靶肿瘤最大径之和至少减少 30%（以治疗前活性靶肿瘤最大径之和作为参照基线）
PD	活性靶肿瘤最大径之和至少增加 20%（以治疗前活性靶肿瘤最大径之最小总和作为参照基线）
SD	指既不符合 PR 又不符合 PD 的任何情况

　　参照 mRECIST 标准，将射频消融疗效分为以下 4 种情况：①完全消融（complete ablation），术后首次影像学随访提示肿瘤消融区无活性肿瘤且消融边缘充分（0.5~1.0cm），消融区周边伴或不伴同心、匀称、光滑的环形强化带；②部分消融（partial ablation）/肿瘤残余（tumor residual），术后首次影像学随访提示肿瘤消融区存在活性肿瘤；③局部肿瘤进展（local tumor progression），原先判断定为完全消融的消融区内在之后任何一次影像学随访中出现活性肿瘤；④新发肿瘤（new tumor），术后任何一次影像学随访提示原消融区以外的肝实质内出现活性肿瘤。

　　2. 一般状况评价　包括临床症状改善及生存质量（quality of life，QoL）评价等；采用"生活质量评定量表"结合疼痛评分、体力状况评分等进行综合评价。

　　3. 肿瘤标志物评价　AFP、CA19-9、CEA 等肿瘤标识物可辅助评价消融疗效。

　　4. 生存评价　评价指标包括肿瘤进展时间（time to progression，TTP）、无进展生存期（progress free survival，PFS）、总体生存期（overall survival，OS）等。

　　5. 随访

　　（1）建议术后前 3 个月每月行肝脏增强 CT/MRI 及肿瘤标志物检查；如结果阴性则间隔 3 个月重复上述检查。

　　（2）如任何一次复查出现肿瘤残余/局部肿瘤进展/新发肿瘤中的任何一种或多种情况，有消融适应证可再予以消融后继续按上述方案随访；如无消融指征，则采取其他疗法综合治疗。

（王华明　谢　辉　孙文兵　朱康顺　黎海亮　刘瑞宝　任伟新　姜　凯
张洪义　敖国昆　吕维富　李家平　杨维竹　徐辉雄　刘凤永　唐　喆　袁春旺）

参考文献

1. Crocetti L, de Baere T, Lencioni R. Quality improvement guidelines for radiofrequency ablation of liver tumours. Cardiovasc Intervent Radiol, 2010, 33 (1): 11-17.

2. 郑加生, 李宁, 袁春旺. CT 引导肝肿瘤消融治疗学. 北京: 人民卫生出版社, 2011.

3. 郑加生, 李宁, 袁春旺. 影像引导肿瘤消融治疗学. 北京: 人民卫生出版社, 2013.

4. 中华医学会放射学分会介入学组. 经皮肝脏肿瘤射频消融治疗操作规范专家共识. 中华放射学杂志, 2012, 46 (7): 581-585.

5. 国家肿瘤微创治疗产业技术创新战略联盟专家委员会, 中国医师协会介入医师分会消融治疗专家工作指导委员会, 北京医师协会介入医师分会. 影像引导肝脏肿瘤热消融治疗技术临床规范化应用专家共识. 中华医学杂志, 2017, 97 (31): 2420-2424.

6. Lencioni R, Llovet JM. Modified RECIST (mRECIST) Assessment for Hepatocellular Carcinoma. Semin Liver Dis, 2010, 30 (1): 52-60.

7. Nault JC, Sutter O, Nahon P, et al. Percutaneous treatment of hepatocellular carcinoma: State of the art and innovations. J Hepatol, 2018, 68(4): 783-797.

8. 中华人民共和国国家卫生健康委员会医政医管局. 原发性肝癌诊疗规范(2019年版). 中国实用外科杂志, 2020, 40(2): 121-138.

9. Ahmed M, Solbiati L, Brace CL, et al. Image-guided Tumor Ablation: Standardization of Terminology and Reporting Criteria-A 10-Year Update. Radiology, 2014, 273(1): 241-260.

第三节　肝脏肿瘤消融治疗临床应用

一、肝癌

病例1

1. **简要病史**　女性, 60岁, 丙肝病史15年, 定期体检, 因AFP升高(69.5ng/ml)行腹部增强CT, 发现肝脏第Ⅰ段单发病灶, 直径1.2cm(图7-3-1); 消融前1周行TAE治疗, 病灶内可见碘化油沉积; 凝血功能正常, 肝功能Child A级, ECOG PS评分1分。

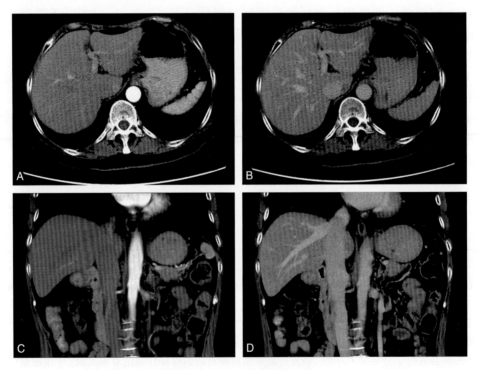

图 7-3-1　术前腹部增强CT

A. 动脉期轴位; B. 实质期轴位; C. 动脉期冠状位; D. 实质期冠状位; 肝脏第Ⅰ段单发病灶, 直径1.2cm

2. **操作步骤**　患者取仰卧位, 腹部消毒铺巾, 静脉镇静、镇痛, 选择剑突下入路, 穿刺点局部麻醉, 22G千叶针引导内冷型单极射频电极针(活性端3cm)分步进针、穿刺至肿瘤中心(图7-3-2), CT扫描确认活性端位置正确后开始消融治疗, 消融条件为120W, 12分钟; 术后即刻增强 CT 扫描显示类圆形无强化的低密度消融区完全覆盖肿瘤,未见残余肿瘤(图 7-3-3)。

3. 经验体会　①肿瘤位于第 I 段,位置深在,紧邻下腔静脉,剑突下为最佳穿刺路径(右侧入路无法避开下腔静脉);②建议 22G 千叶针作为引导针先行穿刺,射频电极针再参照引导针分步进针至预定部位;③射频电极针需经过肝左叶穿刺至尾叶(第 I 段),故射频电极针应在肝左叶内调整好方向、角度(针尖准确指向尾叶病灶)后再果断突破第Ⅲ段背侧肝包膜进入第 I 段病灶部位;④建议条件允许,术后即刻行增强 CT 扫描,旨在确认病灶是否完全消融,消融边缘是否充分,是否有活动性出血等并发症。

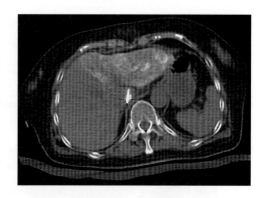

图 7-3-2　术中布针

胸部平扫 CT 示内冷型单极射频电极针(活性端 3cm)穿刺至肿瘤中心

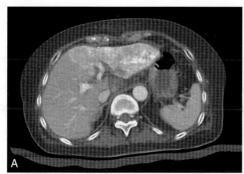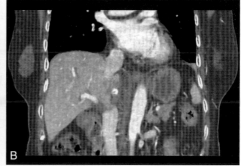

图 7-3-3　术后即刻增强 CT 静脉期

A. 轴位;B. 冠状位;可见无强化的低密度消融区完全覆盖肿瘤,未见残余肿瘤

4. 随访　术后 1 个月(图 7-3-4)、3 年(图 7-3-5)腹部增强 MRI 复查示消融区边界清晰,消融边缘充分,未见残余病灶,相应时间点的 AFP 分别为 26.7ng/ml 和 6.5ng/ml。

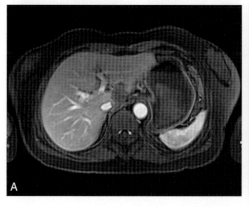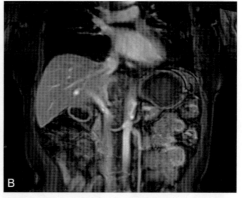

图 7-3-4　术后 1 个月腹部增强 MRI 静脉期

A. 轴位;B. 冠状位;消融区边界清晰,消融边缘充分,未见残余病灶

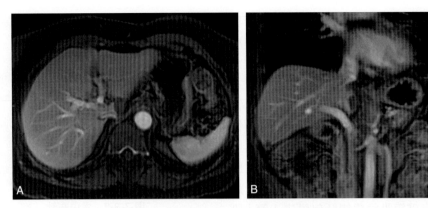

图 7-3-5　术后 9 个月腹部增强 MRI 复查

A. 轴位;B. 冠状位;消融区缩小,边界清晰,消融边缘充分,未见残余病灶

病例 2

1. 简要病史　男性,66 岁,丙肝病史 24 年,1 年前体检腹部超声探及肝左叶低回声结节,AFP 461.4ng/ml,行腹部增强 CT 示第Ⅱ段直径 1.2cm 类圆形病灶,于外院行手术切除,术后病理证实为 HCC。术后 AFP 持续升高(术后 4 个月 527.5ng/ml),腹部增强 CT 示第Ⅷ段新发直径 2.1cm 病灶,患者拒绝手术切除,行 TAE 序贯 RFA 治疗,消融术后 AFP 逐渐下降,45天降至 42.7ng/ml;消融术后 2 个月 AFP 复升至 124.8ng/ml,腹部增强 CT 示第Ⅷ段 2 个新发病灶,第Ⅰ段 1 个新发病灶(图 7-3-6),但患者此时出现皮肤、巩膜黄染,化验 TBIL 118μmol/L,

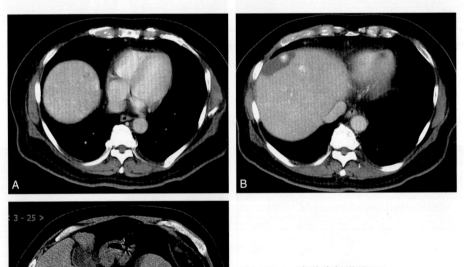

图 7-3-6　术前腹部增强 CT

A、B. 静脉期,肝第Ⅷ段 2 个新发病灶;C. 动脉期,肝第Ⅰ段 1 个新发病灶

追问病史,患者于首次消融后自服中药(具体不详),后经保肝、降黄治疗 2 个月后肝功能恢复至 Child B 级(TBIL 43μmol/L),AFP 已升高至 3 257ng/ml,凝血功能正常,ECOG PS 评分 1 分,消融前 1 周先行 TAE 治疗。

2. 操作步骤　患者取仰卧位,腹部消毒铺巾,静脉镇静、镇痛,穿刺点局部麻醉,首先消融第 I 段病灶,采用单极内冷型射频电极针(活性端 3.0cm)于右侧腹部腋中线入路穿刺,分步进针至预定部位后共布针 3 个位点,CT 扫描确认活性端位置正确后开始消融治疗,消融条件均为 120W,12 分钟(图 7-3-7);2 周后采用双极射频电极针(活性端 3.0cm)分别消融第Ⅷ段 2 个病灶(图 7-3-8),较小病灶采用 1 根射频电极针,条件 30kJ;较大病灶采用 2 根射频电极针,条件 60kJ;术后即刻增强 CT 扫描示 3 个病灶均完全消融,未见残余病灶。

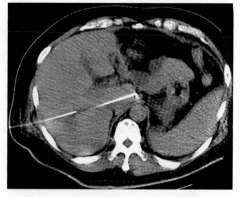

图 7-3-7　消融第 I 段病灶术中布针

腹部平扫 CT 示单极内冷型射频电极针于右侧腹部腋中线入路穿刺至病灶部位

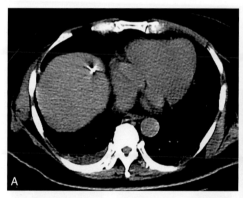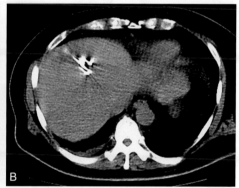

图 7-3-8　消融第Ⅷ段 2 个病灶术中布针

A.1 根射频电极针穿刺至病灶部位;B.2 根射频电极针穿刺至病灶部位

3. 经验体会　①病灶多发,且患者肝功能 Child B 级,故对不同肝段的肿瘤分次予以消融;②消融第 I 段肿瘤,右侧入路为最佳穿刺途径,恰能避开下腔静脉,因路径长,故选择 20cm 射频电极针(活性端 3.0cm);③消融第Ⅷ段肿瘤,采取右侧腋中线入路穿刺,根据病灶大小选择 1 或 2 根射频电极针,以完全消融肿瘤并取得足够的消融边缘。

4. 随访　消融术后 1 个月 AFP 降至正常,术后 2 个月(图 7-3-9)、9 个月(图 7-3-10)腹部增强 CT 复查,病灶完全消融,消融边缘充分。

病例 3

1. 简要病史　男性,65 岁,乙肝病史 30 年,2 个月前体检超声提示肝脏多发占位,腹部增强 CT 示肝脏第Ⅱ、Ⅷ段分别可见 1 个直径 4.2cm 和 3.1cm 病灶(图 7-3-11),AFP 254.7ng/ml,凝血功能正常,肝功能 Child A 级,ECOG PS 评分 0 分;消融前 1 周先行 TAE 治疗。

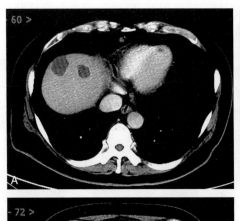

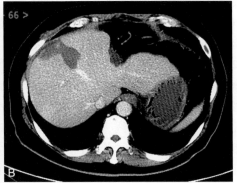

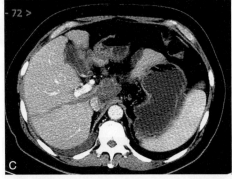

图 7-3-9　术后 2 个月腹部增强 MRI

A~C.静脉期,3 个病灶均完全消融,消融边缘充分

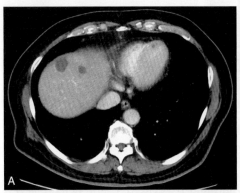

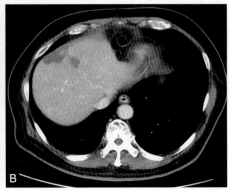

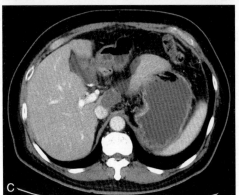

图 7-3-10　术后 9 个月腹部增强 MRI

A~C.静脉期,3 个消融区范围缩小,消融边缘充分,未见残余病灶

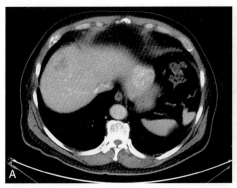
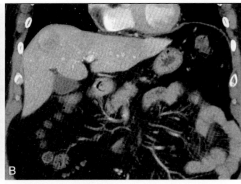

图 7-3-11　术前腹部增强 CT 静脉期

A. 轴位；B. 冠状位；肝脏第Ⅱ段可见直径 4.2cm 不均匀强化病灶，第Ⅷ段可见直径 3.1cm 低密度病灶

2. 操作步骤　两病灶分次进行消融。①首先消融第Ⅷ段病灶：患者取仰卧位，腹部消毒铺巾，静脉镇静、镇痛，穿刺点局部麻醉，于右腹部腋中线入路穿刺，22G 千叶针引导内冷型单极射频电极针（活性端 3.0cm）分步进针穿刺至病灶部位并于病灶头侧、足侧分别布针 1、2 个位点，CT 扫描确认位置正确后进行消融（图 7-3-12），消融条件分别为 150W，12 分钟；150W，6 分钟；150W，6 分钟。术后即刻增强 CT 扫描示类圆形无强化低密度消融区完全覆盖肿瘤，消融边缘充分（图 7-3-13）；②1 周后消融第Ⅱ段病灶：患者取仰卧位，于剑突下入路穿刺，22G 千叶针引导微波天线穿刺第Ⅱ段病灶，于病灶足侧及头侧分别布针 1 个位点，CT 扫描确认活性端位置正确后进行消融（图 7-3-14），消融条件分别为 60W，8 分钟；40W，5 分钟。术后即刻增强 CT 扫描示无强化低密度消融区完全覆盖肿瘤，消融边缘充分（图 7-3-15）。

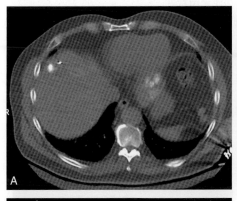
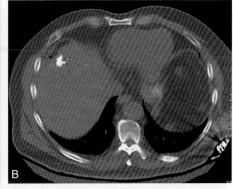
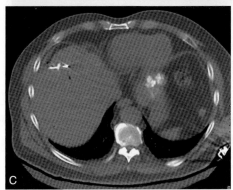

图 7-3-12　第 1 次消融术中布针

A~C. 腹部平扫 CT 示内冷型单极射频电极针于右腹部腋中线入路穿刺至第Ⅷ段病灶部位，并于病灶头侧、足侧分别布针 1、2 个位点

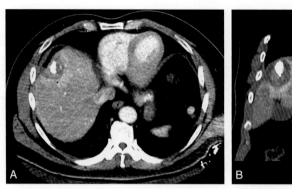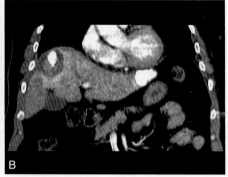

图 7-3-13　第 1 次消融术后即刻增强 CT 静脉期

A.轴位;B.冠状位;类圆形无强化低密度消融区完全覆盖第Ⅷ段肿瘤,消融边缘充分

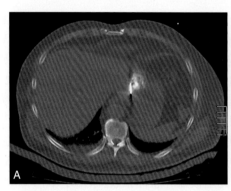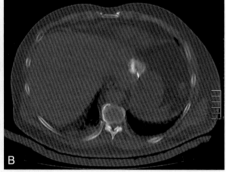

图 7-3-14　第 2 次术中布针

A、B.腹部平扫 CT 示微波天线于剑突下入路穿刺至第Ⅱ段病灶,于足侧和头侧分别布针 1 个位点

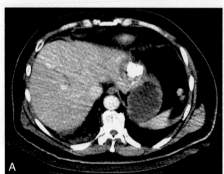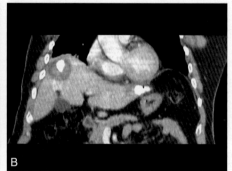

图 7-3-15　第 2 次消融术后即刻增强 CT 静脉期

A.轴位;B.冠状位;无强化低密度消融区完全覆盖第Ⅱ段肿瘤,消融边缘充分

3. 经验体会　①2 个病灶分别位于第Ⅱ、Ⅷ段,分次进行消融;2 个病灶直径均大于 3cm,需要 2~3 个位点的叠加消融才能实现肿瘤完全消融;②消融第Ⅷ段病灶采取右侧腹部腋中线入路,消融针自足侧向头侧斜行穿刺病灶,不建议经肺、经膈肌穿刺病灶,以避免造成肺及膈肌的医源性副损伤;③消融第Ⅱ段肿瘤,采取剑突下入路穿刺,因病灶邻近心脏,须分步进针,避免心脏压塞。

4. 随访 术后 3 个月(图 7-3-16)、6 个月(图 7-3-17)腹部增强 MRI 复查示消融区边界清晰,未见残余病灶,相应的 AFP 分别为 AFP4.4ng/ml 和 4.7ng/ml。

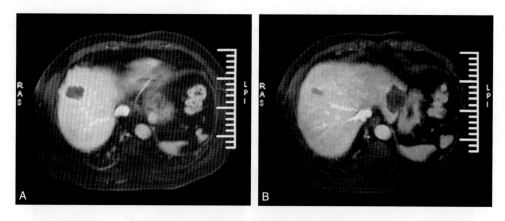

图 7-3-16 术后 3 个月腹部增强 MRI 静脉期
A、B. 消融区边界清晰,未见残余病灶

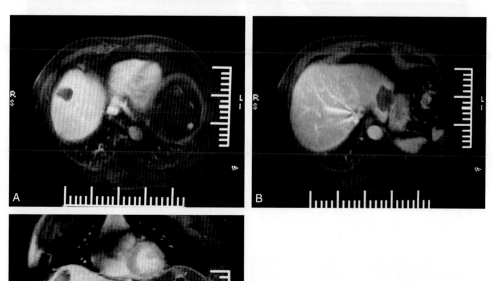

图 7-3-17 术后 6 个月腹部增强 MRI 静脉期
A、B. 轴位;C. 冠状位;消融区较前缩小,边界清晰,未见残余病灶

病例 4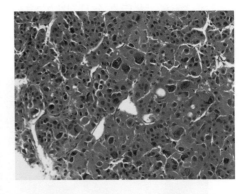

1. 简要病史　男性,60 岁,乙肝病史 9 年,16 个月前因肝右叶多发结节型肝癌行外科开腹 RFA 联合胆囊切除,术后病理证实中低分化 HCC(图 7-3-18)。术后 7 个月腹部增强 CT 示第Ⅲ段新发病灶,AFP 35.9ng/ml,拒绝外科手术行 TACE 治疗,TACE 后 2 个月查 AFP 25.4ng/ml,腹部增强 MRI 示病灶较前增大,直径约 1.2cm(图 7-3-19);凝血功能正常,肝功能 Child A 级,ECOG PS 评分 0 分。

图 7-3-18　病理结果:中低分化 HCC

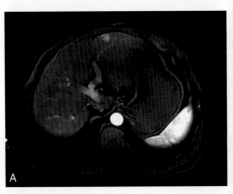
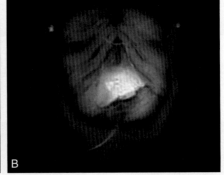

图 7-3-19　术前腹部增强 MRI
A. 动脉期轴位;B. 静脉期冠状位;肝第Ⅲ段可见直径 1.2cm 类圆形不均匀强化灶

2. 操作步骤　患者取仰卧位,腹部消毒铺巾,静脉镇静、镇痛,穿刺点局部麻醉,于剑突下入路穿刺,22G 千叶针引导内冷型单极单束射频电极针(活性端 3cm)穿刺第Ⅲ段病灶部位并布针 2 个位点(图 7-3-20),CT 扫描确认活性端位置正确后进行消融治疗,消融条件分别为 150W,12 分钟;150W,6 分钟。术后即刻增强 CT 扫描示无强化类圆形消融区完全覆盖肿瘤,消融边缘充分(图 7-3-21)。

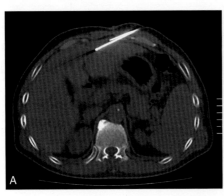
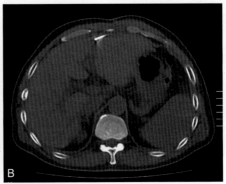

图 7-3-20　术中布针
A、B. 腹部平扫 CT 示内冷型单极单束射频电极针于剑突下入路穿刺至第Ⅲ段病灶部位,并布针 2 个位点

3. 经验体会　①HCC 仅通过 TACE 多无法实现完全灭活，因此联合消融治疗已成共识；②该例病灶 TACE 后 2 个月，病灶内碘化油流失，穿刺定位只能根据肿瘤与周围组织结构（尤其第Ⅲ段门静脉分支）的相对关系确定，采取头、足侧 2 个位点叠加以实现完全消融；③病灶位于肝包膜下，患者术中疼痛明显，采用 22G 千叶针平行射频电极针穿刺至消融针活性端周围，撤出针芯后间断注入少量（1~2ml/ 次）1% 利多卡因后疼痛消失，此法还通过增加电极针的热传导而增大消融范围，须注意通过千叶针注射利多卡因后要将其后撤一定距离，以确保其针尖不与射频电极针活性端接触。

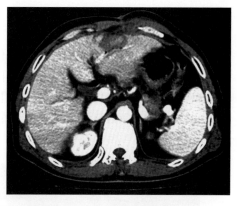

图 7-3-21　术后即刻增强 CT 静脉期

无强化类圆形消融区完全覆盖肿瘤，消融边缘充分

4. 随访　术后 1 个月（图 7-3-22）、4 年（图 7-3-23）增强 MRI 复查示消融区边界清晰，逐渐缩小，未见残余病灶，相应的 AFP 分别为 3.5ng/ml 和 1.2ng/ml。

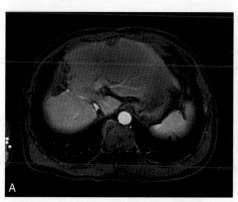
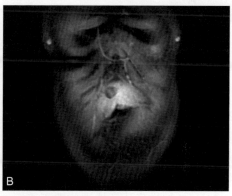

图 7-3-22　术后 1 个月腹部增强 MRI 静脉期

A. 轴位；B. 冠状位；第Ⅲ段病灶消融区边界清晰，未见残余病灶

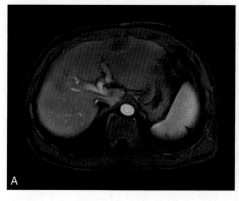
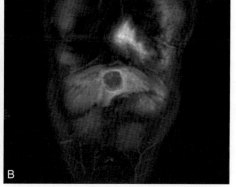

图 7-3-23　术后 4 年腹部增强 MRI 复查

A. 轴位；B. 冠状位；消融区范围缩小，边界清晰，未见残余病灶

病例 5

1. 简要病史　男性,58 岁,3 周前体检发现乙肝"小三阳"(HBsAg、抗 HBe、抗 HBc 阳性),AFP 206.1ng/ml,腹部增强 MRI 示肝脏第Ⅳ段直径约 3.8cm 类圆形病灶(图 7-3-24),穿刺活检病理证实为低分化 HCC,部分具胆管细胞癌免疫表型(图 7-3-25),凝血功能正常,肝功能 Child A 级,ECOG PS 评分 0 分;1 周前行 TAE 治疗,碘化油沉积欠密实。

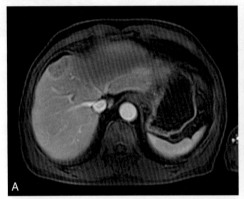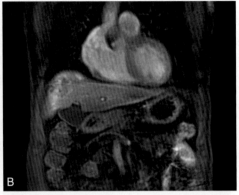

图 7-3-24　术前腹部增强 MRI 静脉期
A. 轴位;B. 冠状位;肝第Ⅳ段可见直径约 3.8cm 类圆形低信号病灶

2. 操作步骤　患者取仰卧位,腹部消毒铺巾,静脉镇静、镇痛,穿刺点局部麻醉,于右侧腹部腋前线入路穿刺,内冷型单极集束射频电极针穿刺至病灶部位,自足侧至头侧布针 7 个位点(图 7-3-26),CT 扫描确认活性端位置正确后进行消融治疗,消融条件分别为 160W,12 分钟 3 个位点;160W,6 分钟 4 个位点。术后即刻增强 CT 扫描显示消融区呈无强化的类圆形低密度改变,完全覆盖肿瘤(图 7-3-27)。

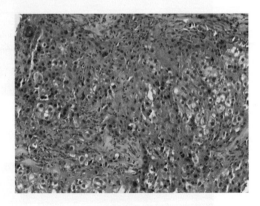

图 7-3-25　病理结果:低分化 HCC

3. 经验体会　①肿瘤位于肝包膜下,分化程度低,选择集束型射频电极针行多点叠加消融,旨在适当扩大消融范围,完全灭活肿瘤,降低局部复发率;②消融针经过肝实质穿刺肿瘤,在靠近肝包膜的肿瘤外侧、头侧,消融针活性端穿刺至距包膜 0.5cm 处,而在肿瘤足侧、内侧,消融针活性端可穿刺至肿瘤边缘 0.5~1cm 处;③通过 22G 千叶针平行射频电极针穿刺至消融针活性端周围间断注入 1% 利多卡因镇痛,效果显著。

4. 随访　术后 2 个月(图 7-3-28)、17 个月(图 7-3-29)增强 MRI 复查示消融区无强化,边界清晰,消融边缘充分,未见残余病灶,相应的 AFP 分别为 AFP 4.0ng/ml 和 1.7ng/ml。

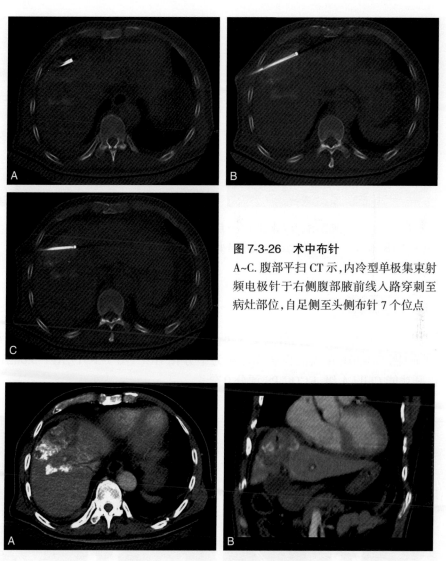

图 7-3-26　术中布针

A~C.腹部平扫 CT 示,内冷型单极集束射频电极针于右侧腹部腋前线入路穿刺至病灶部位,自足侧至头侧布针 7 个位点

图 7-3-27　术后即刻增强 CT 静脉期

A.轴位;B.冠状位;消融区呈无强化的类圆形低密度改变,完全覆盖肿瘤

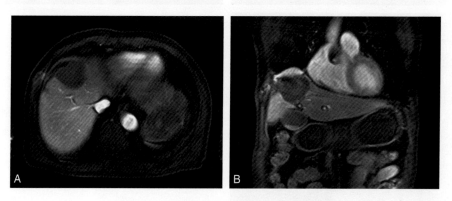

图 7-3-28　术后 2 个月腹部增强 MRI 静脉期

A.轴位;B.冠状位;消融区无强化,边界清晰,消融边缘充分,未见残余病灶

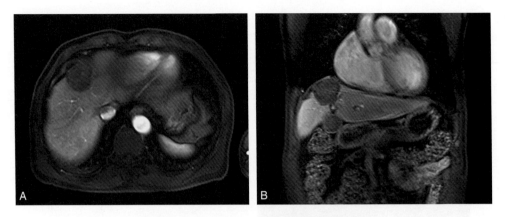

图 7-3-29 术后 17 个月腹部增强 MRI 静脉期

A. 轴位;B. 冠状位;消融区无强化,范围缩小,边界清晰,消融边缘充分,未见残余病灶

病例 6

1. 简要病史 女性,64 岁,丙肝病史 3 年,腹部增强 CT 示肝脏第 V 段单发类圆形病灶,直径约 3.4cm(图 7-3-30),穿刺活检病理证实为中分化 HCC(图 7-3-31),AFP 5.0ng/ml,凝血功能正常,肝功能 Child A 级,ECOG PS 评分 0 分。

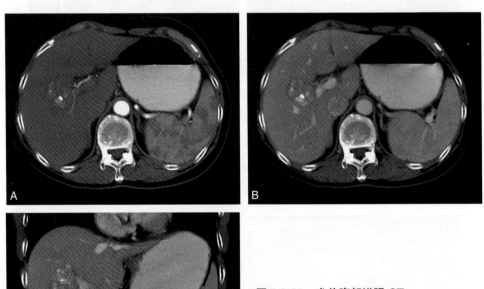

图 7-3-30 术前腹部增强 CT

A. 动脉期轴位;B. 静脉期轴位;C. 静脉期冠状位;肝第 V 段单发类圆形病灶,直径约 3.4cm

2. 操作步骤 患者取仰卧位,腹部消毒铺巾,静脉镇静、镇痛,穿刺点局部麻醉,在磁兼容光学导航系统辅助下,磁兼容单极多尖端可伸展型射频电极针于右侧腹部腋中线经皮穿刺肿瘤并在病灶头侧、足侧、背侧布针3个位点,MRI扫描确认主针位置正确后展开子针(4cm)行消融治疗(图7-3-32),消融条件分别90℃,30分钟;90℃,20分钟;90℃,15分钟。术后即刻增强MRI扫描显示消融区呈稍低信号,完全覆盖病灶(图7-3-33)。

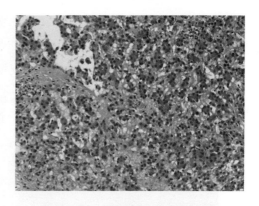

图7-3-31 病理结果:中分化HCC

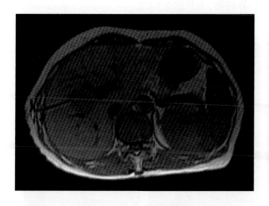

图7-3-32 术中布针
腹部平扫MRI T₁WI示磁兼容单极多尖端可伸展型射频电极针于右侧腹部腋中线穿刺至病灶部位

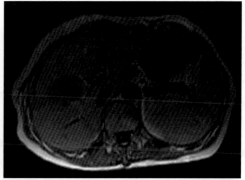

图7-3-33 术后即刻平扫MRI
T₁WI示消融区呈稍低信号,完全覆盖病灶

3. 经验体会 ①肿瘤紧邻第V、Ⅵ段门静脉分支,手术难度较大,关键点在于如何实现既完全消融肿瘤,又不造成脉管系统损伤,尤其是胆管分支;②MRI引导的优势在于平扫即可清晰显示肝内脉管结构且评价消融疗效更准确,因此利于实现脉管系统的保护并准确判断消融终点,但需要磁兼容消融针、监护与急救设备;③为实现肿瘤完全消融,采取肿瘤头侧、足侧、背侧3点"品"字形布针、叠加消融。

4. 随访 间隔3个月定期增强MRI并抽血复查,AFP持续正常;术后1个月增强MRI复查示消融区边界清晰,未见残余病灶(图7-3-34);术后25个月增强CT示原消融区内侧直径1.5cm类圆形活性病灶,邻近门静脉右主干起始部(图7-3-35),予以CT引导单点RFA(采用单极内冷型射频电极针)(图7-3-36)后继续规律间隔3个月复查,术后55个月增强MRI复查示消融区边界清晰,未见残余病灶(图7-3-37)。

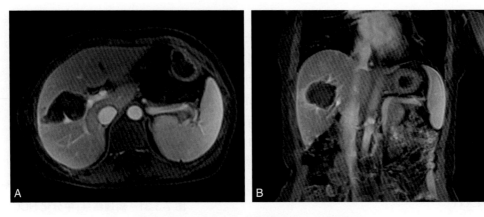

图 7-3-34　术后 1 个月腹部增强 MRI 静脉期

A.轴位;B.冠状位;消融区边界清晰,未见残余病灶

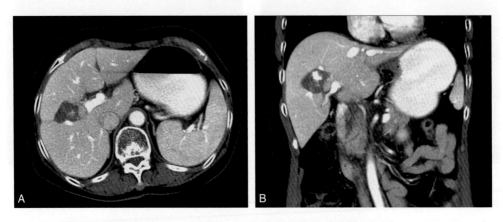

图 7-3-35　术后 25 个月腹部增强 CT 示原消融区复发

A.静脉期轴位;B.静脉期冠状位;原消融区内侧直径 1.5cm 类圆形活性病灶,邻近门静脉右主干起始部

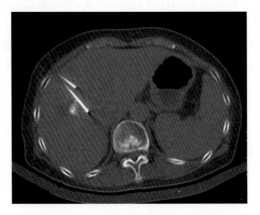

图 7-3-36　复发病灶消融术中布针

腹部平扫 CT 示单极内冷型射频电极针于右侧
腋前线入路穿刺至病灶部位

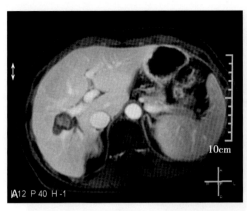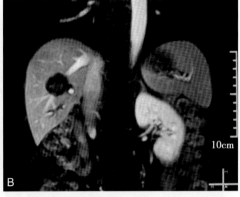

图 7-3-37 术后 55 个月腹部增强 MRI 静脉期

A. 轴位；B. 冠状位；消融区范围缩小，边界清晰，未见残余病灶

病例 7

1. 简要病史 男性，46 岁，乙肝病史 10 年，2 年前发现肝癌，在当地间断行 TACE 治疗 4 次；2 个月前复查：AFP 1 729ng/ml，腹部增强 CT 提示肝脏第 V 段原病灶邻近右侧升结肠，碘化油沉积欠密实，直径 4cm（图 7-3-38），其腹侧出现活性肿瘤并侵犯第 V 段门静脉分支形成癌栓（图 7-3-39），凝血功能正常，肝功能 Child A 级，ECOG PS 评分 0 分。

2. 操作步骤 患者取仰卧位，腹部消毒铺巾，静脉镇静、镇痛，于右侧腹部腋前线入路穿刺，穿刺点局部麻醉，22G 千叶针引导 3 根微波天线平行穿刺至第 V 段部位，CT 扫描确认活性端位置正确后自头侧至足侧共行 10 个位点叠加消融；其中消融原病灶时，将 22G 千叶针

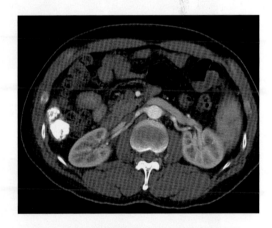

图 7-3-38 腹部增强 CT 示第 V 段原病灶

静脉期，肝第 V 段原病灶邻近右侧升结肠，碘化油沉积欠密实，直径 4cm

穿刺至肿瘤与右侧结肠之间，经千叶针共注入生理盐水 200ml 将两者分开（水分离技术）后对肿瘤进行消融（图 7-3-40），消融条件分别为 70W，6 分钟 3 个位点；70W，5 分钟 3 个位点；60W，5 分钟 3 个位点；70W，3 分钟 1 个位点。术后即刻增强 CT 扫描显示整个第 V 段呈无强化低密度改变，充分覆盖原病灶、新发病灶及第 V 段门静脉分支癌栓（图 7-3-41）。

3. 经验体会 ①肿瘤紧贴结肠时，如无法采取分离技术将两者分开，则不可进行消融；②此例因肿瘤已侵犯第 V 段门静脉分支形成癌栓，参照外科原则，将第 V 段进行消融，以降低肿瘤复发概率；③为确保医疗安全，肝段消融术只能由具有丰富消融经验（1 000 例以上）的医师实施，且须以临床研究的形式经过所在医院学术委员会和伦理委员会批准、备案。

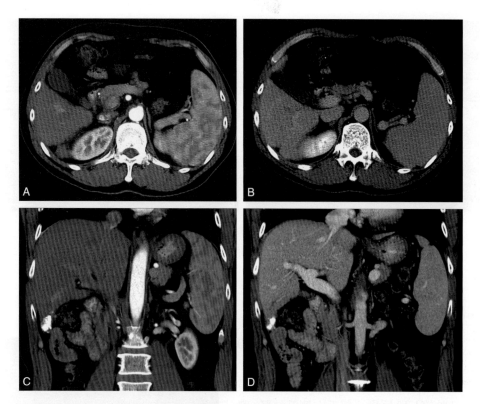

图 7-3-39　术前腹部增强 CT

A. 动脉期轴位；B. 静脉期轴位；C. 动脉期冠状位；D. 静脉期冠状位；原病灶腹侧活性肿瘤并侵犯第Ⅴ段门静脉分支形成癌栓

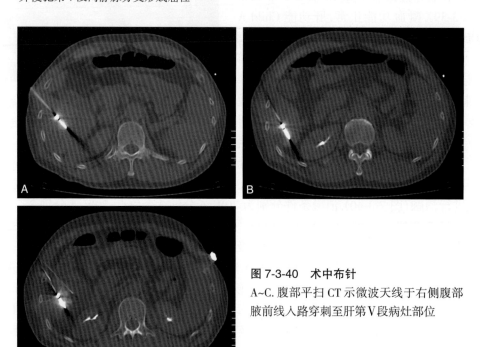

图 7-3-40　术中布针

A~C. 腹部平扫 CT 示微波天线于右侧腹部腋前线入路穿刺至肝第Ⅴ段病灶部位

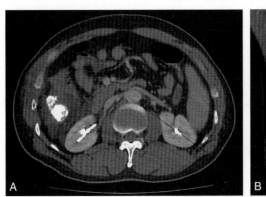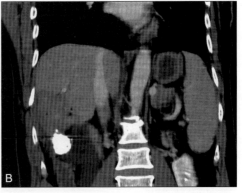

图 7-3-41　术后即刻增强 CT 静脉期

A. 轴位；B. 冠状位；整个第Ⅴ段呈无强化低密度改变，充分覆盖原病灶、新发病灶及第Ⅴ段门静脉分支癌栓

4. 随访　术后定期复查，AFP 持续正常，腹部增强 CT 复查未见残余病灶；末次复查时间为术后 46 个月，增强 CT 复查示消融区边界清晰，未见残余病灶（图 7-3-42）。

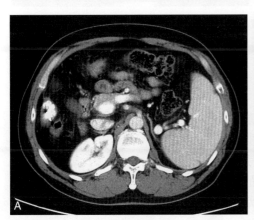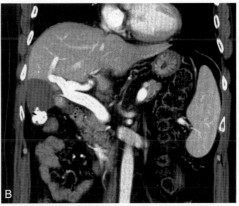

图 7-3-42　术后 46 个月腹部增强 CT 静脉期

A. 轴位；B. 冠状位；消融区边界清晰，未见残余病灶

病例 8

1. 简要病史　男性，57 岁，乙肝病史 11 年，1 个月前因乏力就诊，腹部增强 CT 示肝脏第Ⅷ段 1 个类圆形病灶，直径 3.1cm，第Ⅶ段 2 个类圆形病灶，直径分别为 2.1cm、1.9cm（图 7-3-43），第Ⅷ段肿瘤穿刺活检病理回报：高分化 HCC（图 7-3-44），AFP 27.1ng/ml，消融前 1 周行 TAE 治疗，凝血功能正常，肝功能 Child A 级，ECOG PS 评分 0 分。

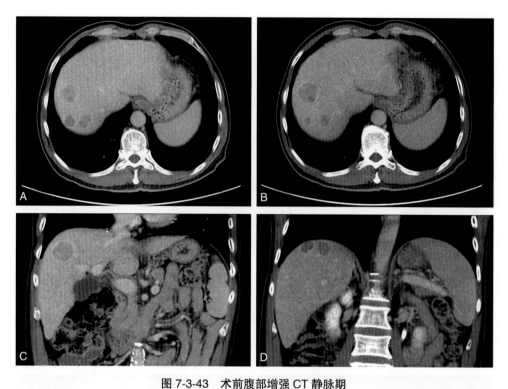

图 7-3-43 术前腹部增强 CT 静脉期

A、B. 轴位;C、D. 冠状位;肝第Ⅷ段 1 个类圆形病灶,直径 3.1cm,第Ⅶ段 2 个类圆形病灶,直径分别为 2.1cm、1.9cm

2. 操作步骤 ①首先消融第Ⅷ段病灶:患者取仰卧位,消毒铺巾,静脉镇静、镇痛,右侧腹部腋中线入路,穿刺点局部麻醉,22G 千叶针引导微波天线穿刺至病灶中心、头侧、足侧呈"品"字形布针 3 个位点(图 7-3-45),CT 扫描确认活性端位置正确后进行消融,消融条件均为 60W,6 分钟;术后即刻增强 CT 扫描显示消融区呈无强化的类圆形低密度改变,完全覆盖肿瘤;②1周后消融第Ⅶ段 2 个病灶,患者取仰卧位,于右侧腹部腋中线入路,穿刺点局部麻醉后,22G 千叶针引导微波天线分别穿刺病灶,围绕病灶周

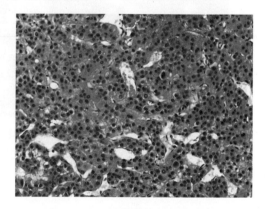

图 7-3-44 病理结果:高分化 HCC

边分别呈"品"字形布针 3 个位点,CT 扫描确认活性端位置正确后进行消融(图 7-3-46),消融条件均为 60W,6 分钟;术后即刻增强 CT 扫描显示 3 个病灶均完全消融,消融边缘充分(图7-3-47)。

3. 经验体会 ①病灶多发,按照病灶大小及所属肝段分 2 次完成消融;②"品"字形布针利于实现完全消融并获取充分的消融边缘。

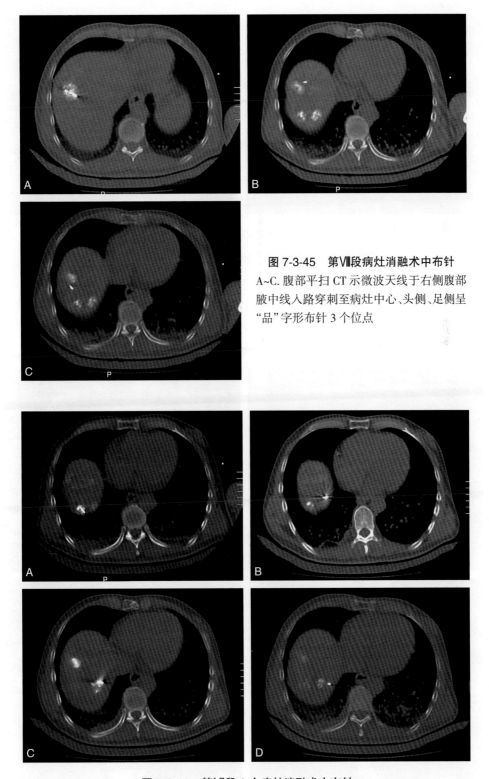

图 7-3-45　第Ⅷ段病灶消融术中布针
A~C. 腹部平扫 CT 示微波天线于右侧腹部腋中线入路穿刺至病灶中心、头侧、足侧呈"品"字形布针 3 个位点

图 7-3-46　第Ⅶ段 2 个病灶消融术中布针
A~D. 腹部平扫 CT 示微波天线于右侧腹部腋中线入路穿刺至病灶部位,围绕病灶周边呈"品"字形布针 3 个位点

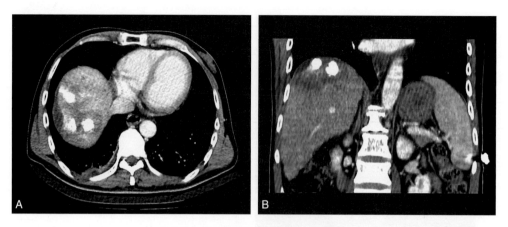

图 7-3-47 术后即刻增强 CT 静脉期
A. 轴位;B. 冠状位;可见 3 个病灶均完全消融,消融边缘充分

4. 随访 术后间隔 3 个月定期随访,AFP 持续正常;术后 1 个月(图 7-3-48)、5 个月(图 7-3-49)腹部增强 CT 复查示消融区边界清晰,未见残余病灶。

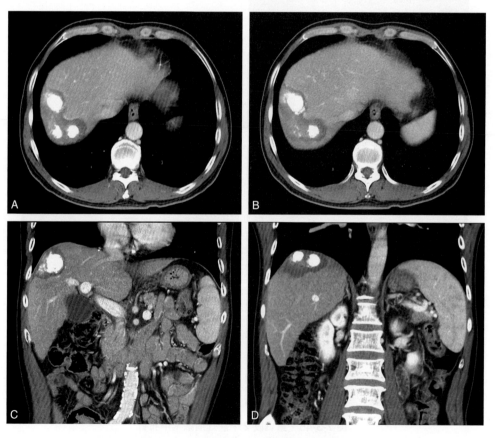

图 7-3-48 术后 1 个月腹部增强 CT 静脉期
A、B. 轴位;C、D. 冠状位;消融区边界清晰,未见残余病灶

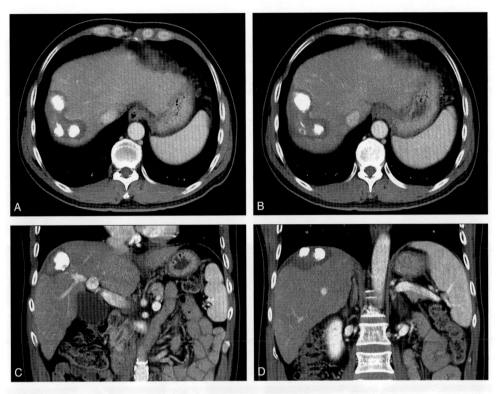

图 7-3-49　术后 5 个月腹部增强 CT 静脉期
A、B. 轴位；C、D. 冠状位；消融区范围缩小，边界清晰，未见残余病灶

病例 9

1. **简要病史**　女性，61 岁，3 年前肝癌手术切除，病理诊断为 HCC。1 周前 CT 检查发现肝脏第 VII 段新发病灶，直径 4.6cm（图 7-3-50），AFP 3.9ng/ml，消融前 1 周行 TAE，可见肿瘤染色明显，碘化油沉积较密实（图 7-3-51），肝功能 Child A 级，凝血功能正常，ECOG PS 评分 1 分。

2. **操作步骤**　患者取仰卧位，腹部消毒铺巾，静脉镇静、镇痛，穿刺点局部麻醉，于右侧腋前线入路穿刺，超导引导下单极多尖端伸展型射频电极针穿刺至病灶部位，展开子针 4cm，行 2 个位点叠加消融，消融条件均为 90℃，25 分钟（图 7-3-52）；术后即刻超声探查可见不均匀高回声消融区完全覆盖肿瘤（图 7-3-53）。

3. **经验体会**　①病灶邻近膈肌及右侧胸腔，射频电极针穿刺时应避开右侧胸膜腔及右肺，同时展开的子针也应避免刺穿膈肌；②消融时密切观察患者的治疗反应，如痛感明显立即停止治疗，超声探查射频电极主针及子针的位置，必要时予以调整，如子针位置正确，可通过主针注射孔间断注入少量（1~2ml）1% 利多卡因；③采用低功率、较低温度、较长消融时间的策略，以达到完全消融肿瘤同时避免膈肌损伤的效果。

4. **随访**　术后定期随访，AFP 持续正常；术后第 4 天腹部增强 CT 检查，显示消融区完全覆盖病灶，消融边缘充分，右侧胸腔少量胸腔积液（图 7-3-54）；消融术后 2 个月（图 7-3-55）和 1 年 9 个月（图 7-3-56）腹部增强 CT 复查，显示消融区逐渐缩小，病灶完全消融，未见残余病灶。

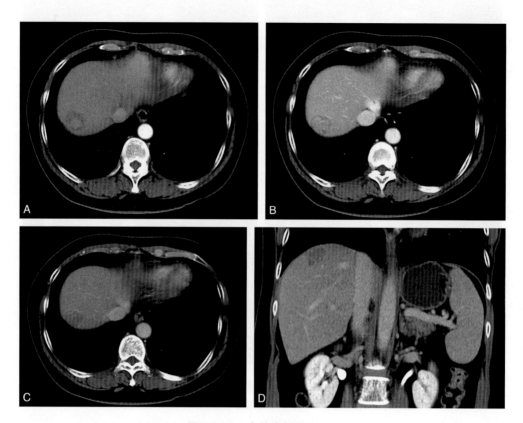

图 7-3-50　术前腹部增强 CT

A. 动脉期轴位；B. 静脉期轴位；C. 实质期轴位；D. 实质期冠状位；可见肝第Ⅶ段新发病灶，直径 4.6cm

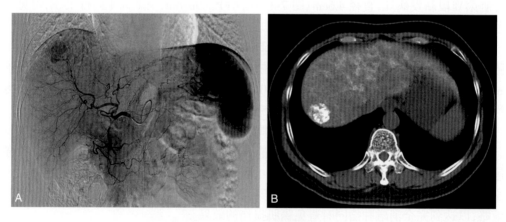

图 7-3-51　TAE 术中及术后 CT

A. TAE 术中造影，可见肿瘤染色明显；B. TAE 术后腹部平扫 CT，可见肿瘤碘化油沉积较密实

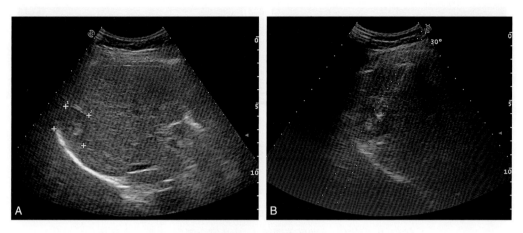

图 7-3-52　术中布针

A、B. 超声引导下单极多尖端伸展型射频电极针于右侧腋前线入路穿刺病灶部位

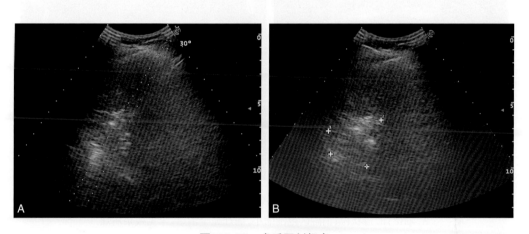

图 7-3-53　术后即刻超声

A、B. 可见不均匀高回声消融区完全覆盖肿瘤

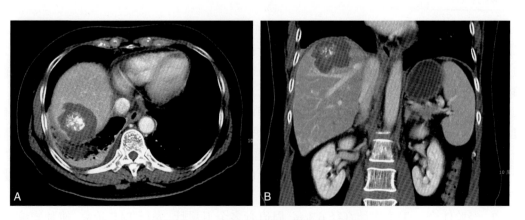

图 7-3-54　术后 4 天腹部增强 CT 静脉期

A. 轴位；B. 冠状位；消融区完全覆盖病灶，消融边缘充分，右侧胸腔少量胸腔积液

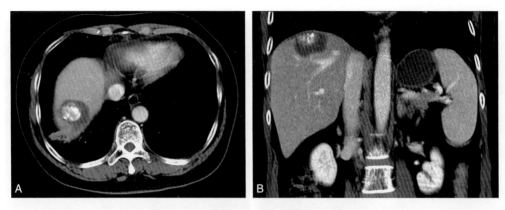

图 7-3-55　术后 2 个月腹部增强 CT 静脉期

A. 轴位；B. 冠状位；消融区范围缩小，病灶完全消融，未见残余病灶

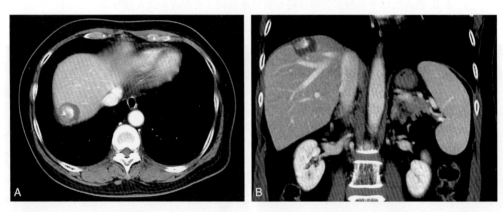

图 7-3-56　术后 1 年 9 个月腹部增强 CT 静脉期

A. 轴位；B. 冠状位；消融区范围缩小，病灶完全消融，未见残余病灶

病例 10

1. **简要病史**　男性，47 岁，3 周前腹部增强 CT 发现肝脏第Ⅳ段多发类圆形低密度病灶，主病灶直径 6.8cm，余病灶直径 7~18mm，分布于主病灶周边（图 7-3-57），AFP 4.3ng/ml，凝血功能正常，肝功能 Child A 级，ECOG PS 评分 0 分，消融前 2 周行 TAE 治疗，肿瘤染色明显，碘化油沉积尚密实（图 7-3-58）。

2. **操作步骤**　患者取仰卧位，腹部消毒铺巾，静脉镇静、镇痛，穿刺点局部麻醉，于右侧腹部腋中线入路，22G 千叶针引导微波天线经皮穿刺病灶，于主病灶中央及其周边共布针 8 个位点，经 CT 扫描确认活性端正确后进行消融治疗（图 7-3-59），消融条件为 70W，8 分钟 4 个位点，50W，12 分钟 2 个位点。术后即刻增强 CT 扫描显示消融区无强化，完全覆盖肿瘤（图 7-3-60）。

3. **经验体会**　①主病灶直径 6.8cm，周边有多个卫星灶，先行 TAE 治疗，使肿瘤缩小，同时减少肿瘤血供；②病灶大，且多发，选择微波多点叠加消融；③主病灶邻近心包，穿刺时应谨慎，分步进针，避免心包损伤；④微波天线邻近心包时，采用低功率、长时间的消融策略。

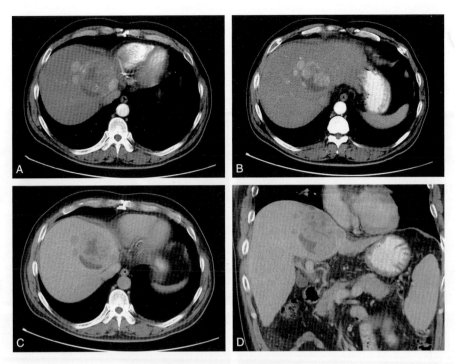

图 7-3-57　术前腹部增强 CT

A、B.动脉期轴位；C.实质期轴位；D.实质期冠状位；肝脏第Ⅳ段多发类圆形低密度病灶，主病灶直径 6.8cm，余病灶直径 7~18mm，分布于主病灶周边

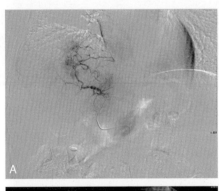

图 7-3-58　TAE 术中及术后

A.TAE术中造影，肿瘤染色明显；B、C.TAE术后 Dyna CT（轴位、冠状位），可见肿瘤部位碘化油沉积尚密实

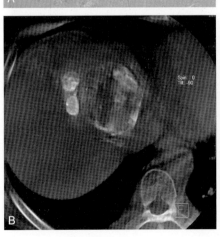

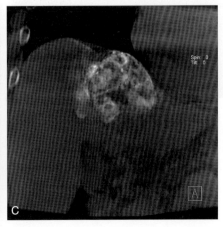

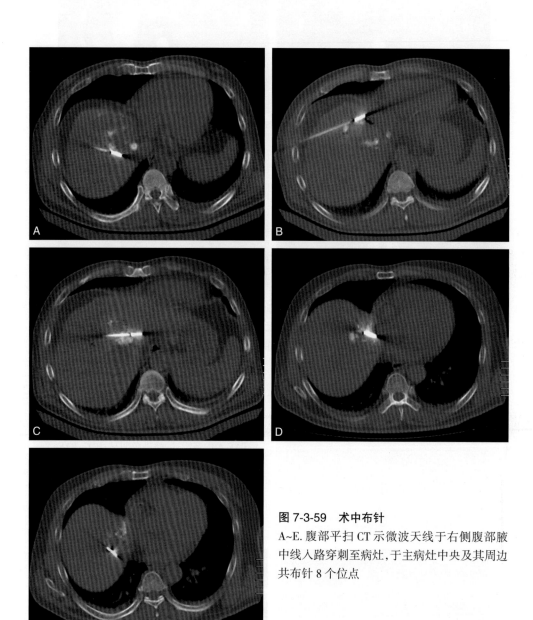

图 7-3-59　术中布针

A~E. 腹部平扫 CT 示微波天线于右侧腹部腋中线入路穿刺至病灶,于主病灶中央及其周边共布针 8 个位点

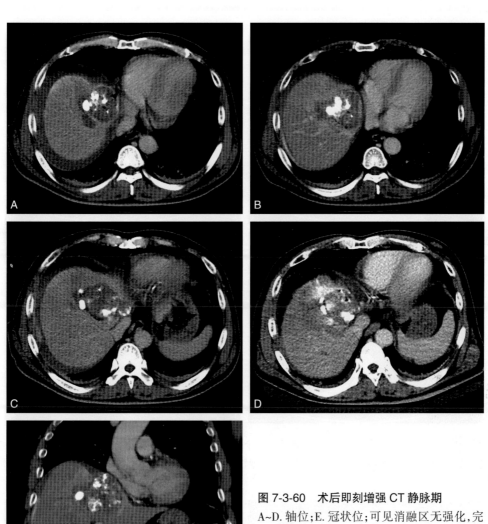

图 7-3-60　术后即刻增强 CT 静脉期
A~D. 轴位；E. 冠状位；可见消融区无强化，完
全覆盖肿瘤

4. 随访　定期随访,AFP 持续正常;术后 1.5 个月增强 CT 复查示消融区边界清晰,消融边缘充分,未见残余病灶(图 7-3-61);术后 12 个月增强 MRI 复查示消融区较前缩小,边缘光滑,未见残余病灶(图 7-3-62);术后 60 个月增强 MRI 复查示消融区较前明显缩小,未见残余病灶(图 7-3-63)。

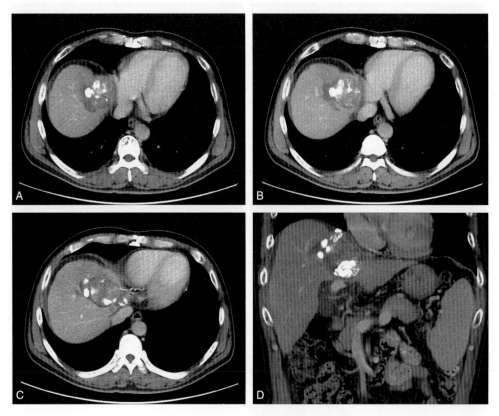

图 7-3-61　术后 1.5 个月腹部增强 CT 静脉期
A~C. 轴位;D. 冠状位;消融区边界清晰,消融边缘充分,未见残余病灶

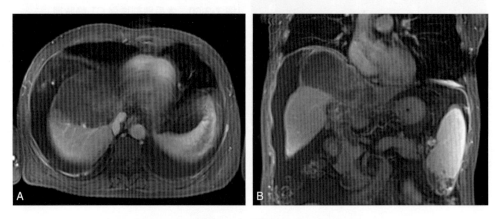

图 7-3-62　术后 12 个月腹部增强 MRI 静脉期
A. 轴位;B. 冠状位;消融区较前缩小,边缘光滑,未见残余病灶

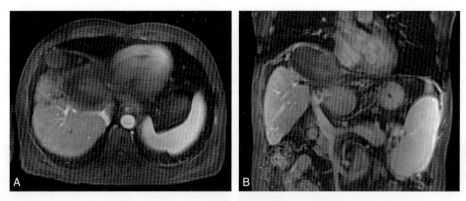

图 7-3-63 术后 60 个月腹部增强 MRI 静脉期
A. 轴位;B.冠状位;消融区较前明显缩小,未见残余病灶

病例 11

1. 简要病史 女性,65 岁,乙肝病史 10 年,1 个月前腹部超声提示肝占位,腹部增强 CT 示肝脏第Ⅷ段单发类圆形病灶,直径 1.5cm,其外侧被门静脉分支包绕(图 7-3-64),AFP 9.7ng/ml,凝血功能正常,肝功能 Child A 级,ECOG PS 评分 0 分,消融前 1 周行 TAE 治疗。

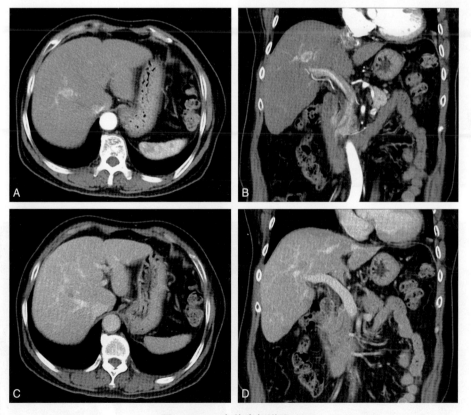

图 7-3-64 术前腹部增强 CT
A.动脉期轴位;B.动脉期冠状位;C.实质期轴位;D.实质期冠状位;肝脏第Ⅷ段单发类圆形病灶,直径 1.5cm,其外侧被门静脉分支包绕

2. 操作步骤　患者取仰卧位,腹部消毒铺巾,静脉镇静、镇痛,选择右侧腹部腋前线入路,穿刺点局部麻醉,22G 千叶针引导微波天线穿刺至病灶部位,共布针 3 个位点,CT 扫描确认活性端位置后进行消融治疗(图 7-3-65),消融条件分别为 40W,3 分钟;40W,2 分钟;40W,6 分钟。术后即刻增强 CT 扫描显示呈无强化低密度消融区完全覆盖肿瘤,消融边缘充分,未见病灶残余(图 7-3-66)。

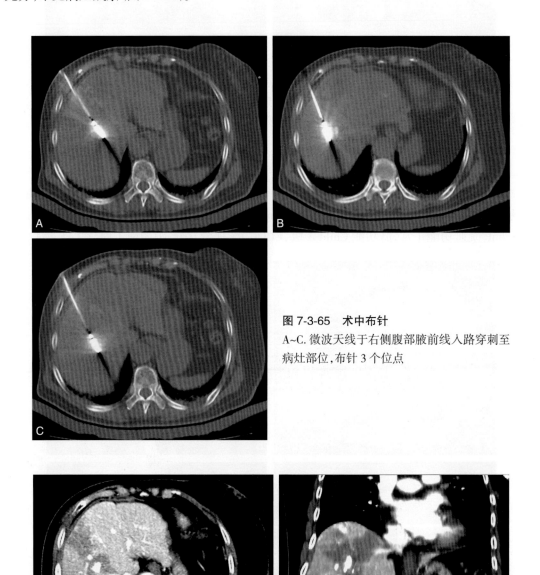

图 7-3-65　术中布针
A~C. 微波天线于右侧腹部腋前线入路穿刺至病灶部位,布针 3 个位点

图 7-3-66　术后即刻增强 CT 静脉期
A. 轴位;B. 冠状位;消融区呈无强化低密度完全覆盖肿瘤,消融边缘充分,未见病灶残余

3. 经验体会 ①病灶外侧被第Ⅷ段门静脉（动脉及胆管）分支包绕，此为本病例穿刺及消融的最大难点，微波天线穿刺时需避开上述脉管结构；②选择微波天线，旨在降低热沉降效应；③为避免热损伤胆管分支，采用低功率、短时间消融策略。

4. 随访 术后定期随访，AFP 持续正常；术后 1 个月（图 7-3-67）、6 个月（图 7-3-68）增强 MRI 复查示消融区边界清晰，消融边缘充分，未见残余病灶。

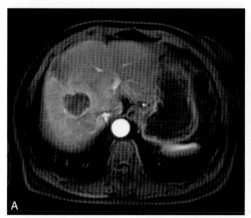
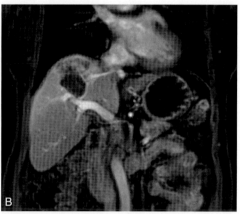

图 7-3-67 术后 1 个月腹部增强 MRI 静脉期
A. 轴位；B. 冠状位；消融区边界清晰，消融边缘充分，未见残余病灶

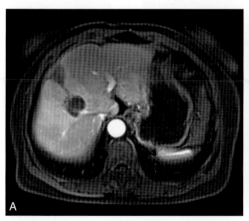
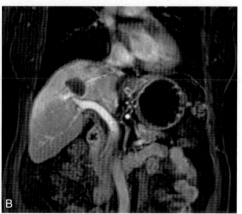

图 7-3-68 术后 6 个月腹部增强 MRI 静脉期
A. 轴位；B. 冠状位；消融区范围缩小，边界清晰，消融边缘充分，未见残余病灶

病例 12

1. 简要病史 男性，44 岁，乙肝病史 11 年，5 年前因肝癌行左肝切除术，3 月前腹部增强 CT 示肝脏第Ⅶ段巨块型病灶，直径 8.1cm（图 7-3-69），穿刺活检病理证实低分化肝细胞癌（图 7-3-70），AFP 102.7ng/ml，消融前先行 TAE 治疗，可见肿瘤染色明显（图 7-3-71），碘化油沉积密实（图 7-3-72），凝血功能正常，肝功能 Child A 级，ECOG PS 评分 0 分。

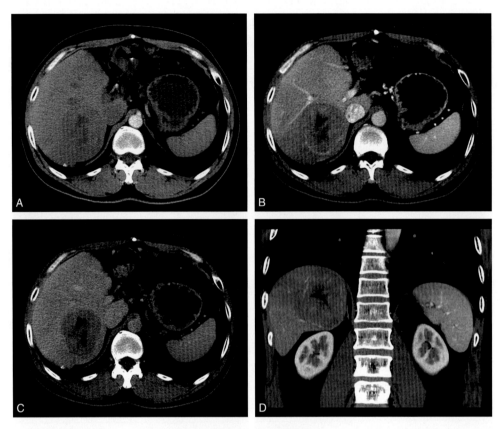

图 7-3-69　术前腹部增强 CT

A.动脉期轴位;B.静脉期轴位;C.实质期轴位;D.静脉期冠状位;肝脏第Ⅶ段巨块型病灶,直径 8.1cm

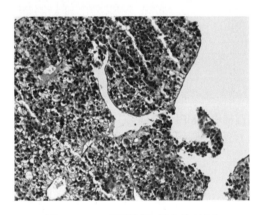

图 7-3-70　病理结果:低分化 HCC

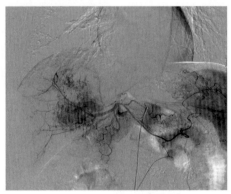

图 7-3-71　TAE 术中造影

可见肿瘤染色明显

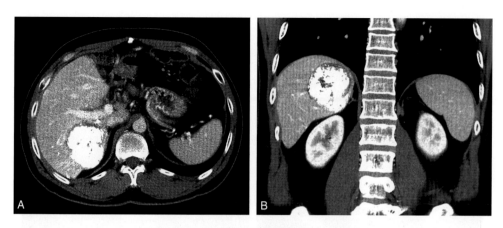

图 7-3-72 TAE 术后腹部增强 CT 静脉期
A. 轴位；B. 冠状位；可见肿瘤部位碘化油沉积密实

2. 操作步骤 患者取仰卧位，腹部消毒铺巾，静脉镇静、镇痛，选择右侧腹部腋中线入路，穿刺点局部麻醉，22G 千叶针引导微波天线穿刺至第Ⅶ段病灶部位，共布针 8 个位点（图 7-3-73），CT 扫描确认活性端位置后进行消融治疗，消融条件为 70W，8 分钟 6 个位点；70W，6 分钟 4 个位点。术后即刻增强 CT 扫描显示呈无强化低密度消融区完全覆盖肿瘤（图 7-3-74）。

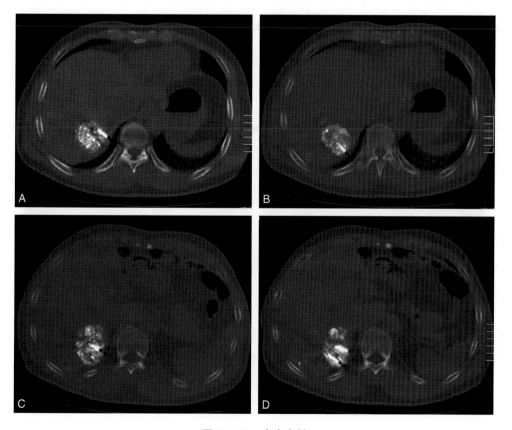

图 7-3-73 术中布针
A~D. 腹部平扫 CT 示微波天线于右侧腹部腋中线入路穿刺至第Ⅶ段病灶部位，共布针 8 个位点

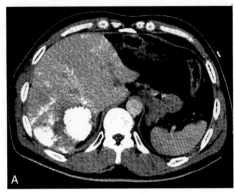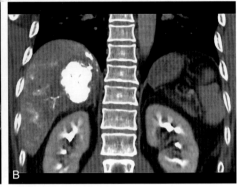

图 7-3-74 术后即刻增强 CT 静脉期
A.轴位;B.冠状位;消融区呈无强化低密度,完全覆盖肿瘤

3. 经验体会 ①病灶直径 6.9cm,先行 TAE 治疗,使肿瘤缩小,并减少肿瘤血供;②选择微波天线进行多点叠加消融;为降低局部残余和复发概率,布针要根据肿瘤形态立体分布,避免局部过密或过疏;③根据微波天线头端距肿瘤外缘的距离,必要时回撤一定距离进行消融,以确保消融边缘充分。

4. 随访 术后间隔 3 个月定期随访,术后 1 个月(图 7-3-75)、80 个月(图 7-3-76)腹部增强 CT 复查示消融区逐渐缩小,消融边界清晰,未见残余病灶;相应时间点分别为 AFP 分别为 1.6g/ml、0.8ng/ml。

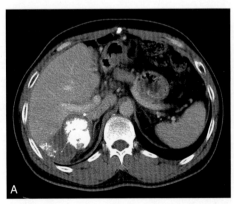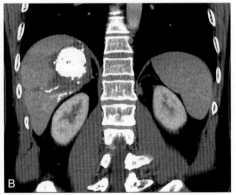

图 7-3-75 术后 1 个月腹部增强 CT 静脉期
A.轴位;B.冠状位;消融区边界清晰,未见残余病灶

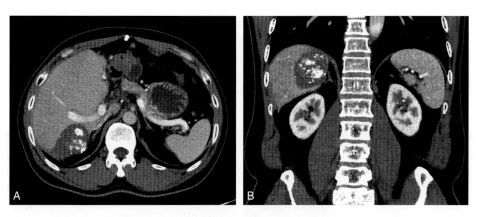

图 7-3-76　术后 80 个月腹部增强 CT 静脉期
A. 轴位；B. 冠状位；消融区范围缩小，消融边界清晰，未见残余病灶

病例 13

1. 简要病史　男性，70 岁，乙肝病史 14 年，2 个月前腹部增强 CT 示肝脏第Ⅵ段结节型肝癌，直径 3.1cm（图 7-3-77），AFP 3 683.0ng/ml，消融前 1 周行 TAE，凝血功能正常，肝功能 Child A 级，ECOG PS 评分 0 分。

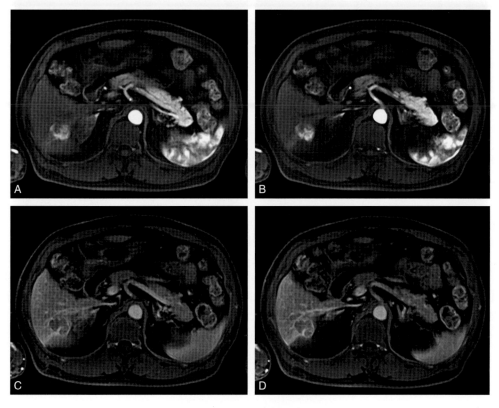

图 7-3-77　术前腹部增强 MRI
A、B. 动脉期；C、D. 实质期；肝脏第Ⅵ段结节型肝癌，直径 3.1cm

2. 操作步骤　患者取仰卧位,腹部消毒铺巾,静脉镇静、镇痛,穿刺点局部麻醉,22G 千叶针经皮穿刺引导 5 根冷冻探针(17G)分步进针穿刺至病灶部位(图 7-3-78),CT 扫描确认冷冻探针位置后进行 2 个循环的冷冻治疗(冷冻 10 分钟,复温 2 分钟);CT 扫描显示冰球完全覆盖肿瘤,消融边缘充分。

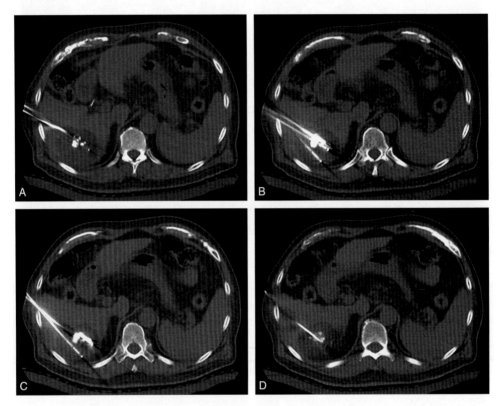

图 7-3-78　术中布针

A~D. 腹部平扫 CT 示 5 根冷冻探针于右侧腋中线入路经皮穿刺至病灶部位

3. 经验体会

(1) 多针组合确保冰球完全覆盖病灶并超出肿瘤 1cm 以上。

(2) 穿刺路径上有肝第Ⅵ段动脉及门静脉分支,注意避开。

4. 随访　术后定期随访,术后 1 个月(图 7-3-79)、术后 12 个月(图 7-3-80)和术后 41 个月(图 7-3-81)增强 CT 复查示消融区逐渐缩小,边界清晰,未见残余病灶,以上 3 个时间点AFP 均正常。

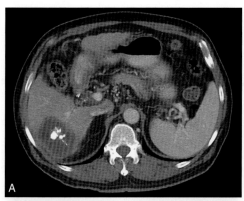
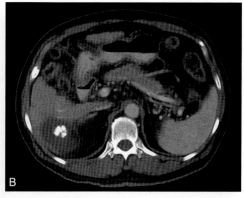
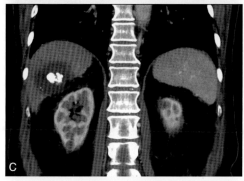

图 7-3-79　术后 1 个月腹部增强 CT 静脉期
A、B. 轴位;C. 冠状位;消融区边界清晰,未见
残余病灶

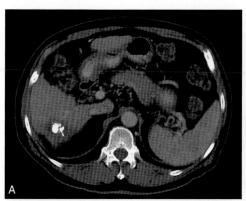
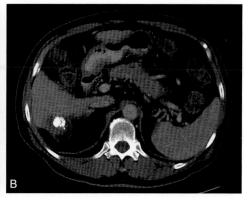
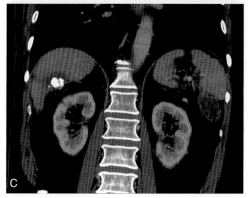

图 7-3-80　术后 12 个月腹部增强 CT 静脉期
A、B. 轴位;C. 冠状位;消融区范围缩小,边界
清晰,未见残余病灶

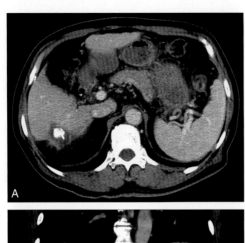
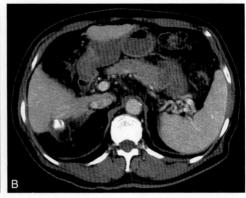
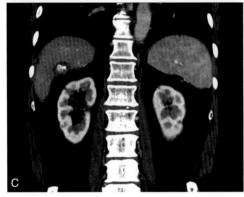

图 7-3-81　术后 41 个月腹部增强 CT 静脉期
A、B. 轴位;C. 冠状位;消融区范围明显缩小,
边界清晰,未见残余病灶

病例 14

1. **简要病史**　男性,70 岁,乙肝病史 4 年,4 天前体检发现肝占位,腹部增强 MRI 示肝脏第Ⅶ段结节型肝癌,直径 3.3cm(图 7-3-82),AFP 10.0ng/ml,消融前 1 周行 TAE,可见肿瘤染色(图 7-3-83),凝血功能正常,肝功能 Child A 级,ECOG PS 评分 0 分。

2. **操作步骤**　患者取仰卧位,腹部消毒铺巾,静脉镇静、镇痛,穿刺点局部麻醉,22G 千叶针经皮穿刺引导 5 根冷冻探针(17G)分步进针穿刺至病灶部位(图 7-3-84),CT 扫描确认冷冻探针位置后进行 2 个循环的冷冻治疗(冷冻 10 分钟,复温 2 分钟);CT 扫描显示冰球完全覆盖肿瘤,消融边缘充分,右侧胸腔可见少量积液。

3. **经验体会**　①多针组合确保冰球完全覆盖病灶并超出肿瘤 1cm 以上;②肿瘤邻近右侧膈肌,冷冻探针经过肝组织、自足侧向头侧斜行穿刺布针,避免直接穿刺右下肺和膈肌;③肿瘤邻近右侧胸膜腔,冷冻消融刺激胸膜而出现胸腔积液不可避免,本例术后第 2 天出现右侧胸腔中量积液(图 7-3-85),利尿治疗后逐渐吸收,中至大量也可予以置管引流。

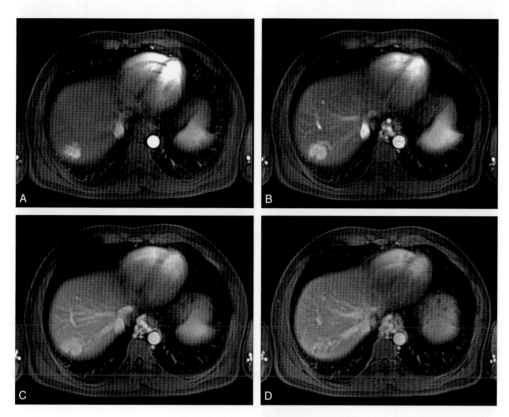

图 7-3-82 术前腹部增强 MRI
A、B. 动脉期;C、D. 静脉期;肝脏第Ⅶ段结节型肝癌,直径 3.3cm

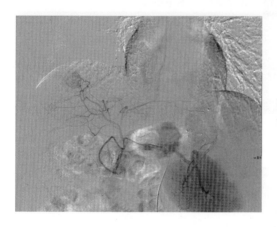

图 7-3-83 TAE 术中造影
可见第Ⅶ段肿瘤染色

4. 随访 术后定期随访,术后 1 个月(图 7-3-86)、12 个月(图 7-3-87)腹部增强 CT 及术后 53 个月(图 7-3-88)腹部增强 MRI 复查示消融区逐渐缩小,边界清晰,未见残余病灶,以上 3 个时间点 AFP 均正常。

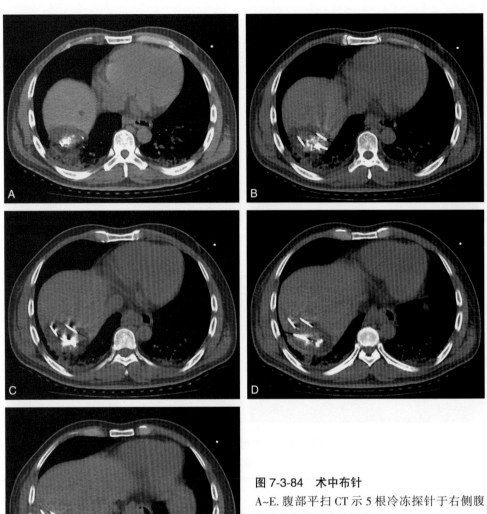

图 7-3-84　术中布针
A~E. 腹部平扫 CT 示 5 根冷冻探针于右侧腹部进针穿刺至病灶部位

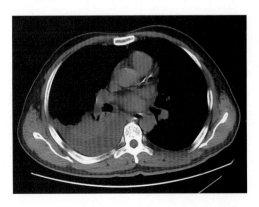

图 7-3-85　术后第 2 天胸部平扫 CT
可见右侧胸腔中量积液

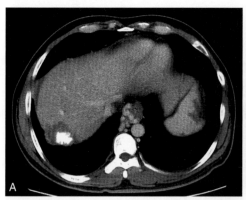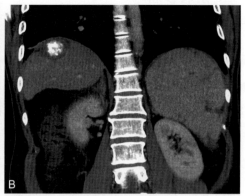

图 7-3-86　术后 1 个月腹部增强 CT 静脉期
A. 轴位；B. 冠状位；消融区边界清晰，未见残余病灶

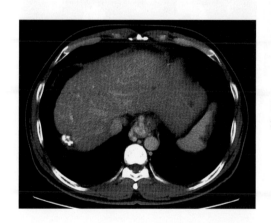

图 7-3-87　术后 12 个月腹部增强 CT 静脉期
消融区范围缩小，边界清晰，未见残余病灶

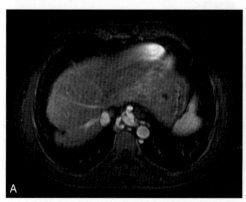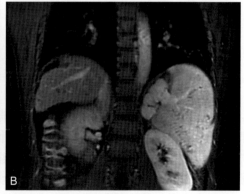

图 7-3-88　术后 53 个月腹部增强 MRI 静脉期
A. 轴位；B. 冠状位；消融区范围明显缩小，边界清晰，未见残余病灶

二、肝转移癌

病例 1

1. 简要病史　男性,62 岁,2 年前因结肠癌行根治手术,术后规律化疗 6 个周期。5 天前腹部超声提示肝左叶占位,腹部增强 CT 示肝脏第Ⅱ段单发类圆形病灶,直径 4.8cm(图 7-3-89),穿刺活检病理证实中分化腺癌,符合结肠癌转移(图 7-3-90),CEA 13.5ng/ml,凝血功能正常,肝功能 Child A 级,ECOG PS 评分 0 分。

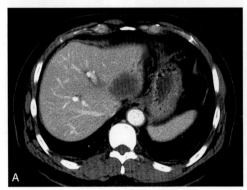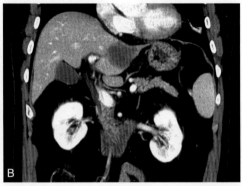

图 7-3-89　术前腹部增强 CT 静脉期
A. 轴位;B. 冠状位;肝脏第Ⅱ段单发类圆形病灶,直径 4.8cm

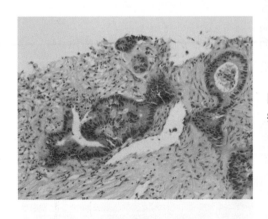

图 7-3-90　病理结果:中分化腺癌,符合结肠癌转移

2. 操作步骤　患者取仰卧位,腹部消毒铺巾,静脉镇静、镇痛,选择剑突下入路,穿刺点局部麻醉,22G 千叶针引导微波天线分步进针穿刺至病灶部位,呈“品”字形布针 3 个位点(图 7-3-91),CT 扫描确认活性端位置后进行消融治疗,消融条件均为 70W,8 分钟;术后即刻增强 CT 扫描显示呈无强化低密度消融区完全覆盖肿瘤,未见残余病灶(图 7-3-92)。

3. 经验体会　①病灶邻近心脏,穿刺布针需格外谨慎,务必分步进针,避免心脏损伤;②“品”字形布针,确保肿瘤完全消融,并获得足够消融边缘。

4. 随访　术后 2 个月(图 7-3-93)增强 MRI 复查示消融区边界清晰,消融边缘充分,未见残余病灶,CEA 1.6ng/ml。

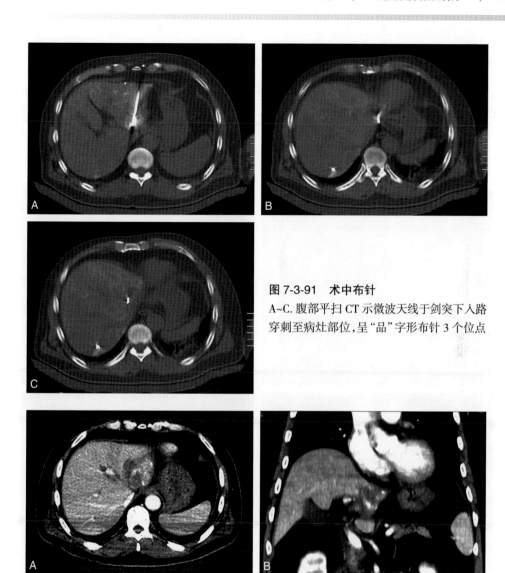

图 7-3-91　术中布针

A~C. 腹部平扫 CT 示微波天线于剑突下入路穿刺至病灶部位,呈"品"字形布针 3 个位点

图 7-3-92　术后即刻增强 CT 静脉期

A. 轴位;B. 冠状位;消融区呈无强化低密度完全覆盖肿瘤,未见残余病灶

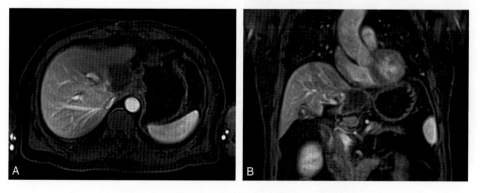

图 7-3-93　术后 2 个月腹部增强 MRI 静脉期

A. 轴位;B. 冠状位;消融区边界清晰,消融边缘充分,未见残余病灶

病例 2

1. 简要病史　女性,43 岁,6 个月前当地医院因结肠癌行手术切除,术后化疗 6 个周期;1 个月前腹部增强 CT 示肝内多发(5 个)占位,考虑为结肠癌肝转移,于当地行 TACE 治疗 1次(具体用药不详);5 天前腹部增强 CT 示肝内病灶较前增大,直径范围 1.7~3.9cm(图 7-3-94),CEA 3.15ng/ml,凝血功能正常,肝功能 Child A 级,ECOG PS 评分 0 分。

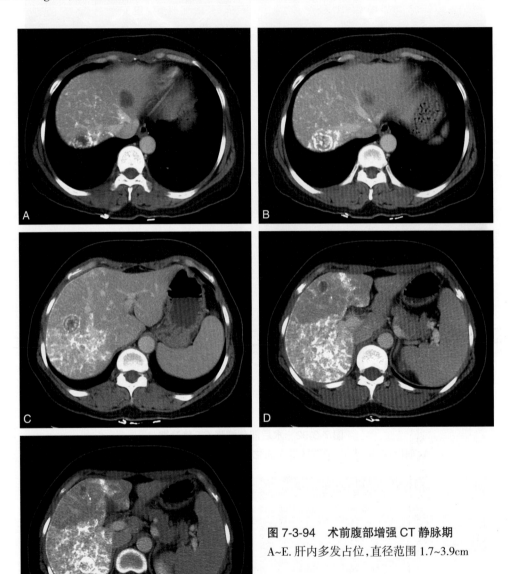

图 7-3-94　术前腹部增强 CT 静脉期
A~E. 肝内多发占位,直径范围 1.7~3.9cm

2. 操作步骤　患者取仰卧位,腹部消毒铺巾,静脉镇静、镇痛,穿刺点局部麻醉。病灶多发,分2次进行消融,首次消融肝右叶病灶,第Ⅴ、Ⅶ段病灶均于右侧腋中线入路,均采用双针单点叠加消融(图7-3-95A、B),CT扫描确认活性端位置后进行消融治疗,消融条件均为50W,6分钟;第Ⅵ段病灶同样右侧腋中线入路穿刺,采用单针行腹、背侧2个位点叠加消融(图7-3-95C、D),消融条件均为50W,6分钟;术后即刻增强CT扫描显示呈无强化低密度消融区完全覆盖肿瘤(图7-3-96)。1周后消融肝左叶病灶,第Ⅱ、Ⅳ段病灶分别于剑突下、右侧腋前线入路,采用单针分别行内、外侧2点叠加消融(图7-3-97A、B)和单点消融(图7-3-97C),CT扫描确认活性段位置后进行消融治疗,消融条件均为60W,8分钟;术后即刻增强CT扫描显示呈无强化低密度消融区完全覆盖肿瘤(图7-3-98)。

3. 经验体会　①3个以上病灶,一般按肝叶或肝段分次进行消融,以增加患者的耐受性和手术安全性;该患者按肝左、右叶分2次进行消融;②直径2cm以下病灶采用单针消融,直径2cm以上病灶采用双针消融。

4. 随访　术后间隔3个月定期随访,CEA持续正常;术后25个月(图7-3-99)腹部增强CT复查示消融区明显缩小,未见残余病灶;目前患者已持续4年肝内无复发及新发病灶。

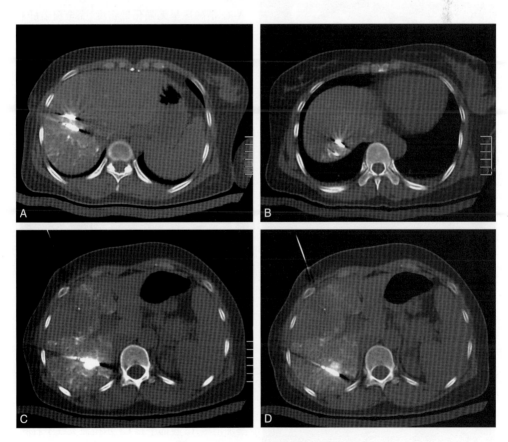

图7-3-95　第1次消融术中布针

A~D.腹部平扫CT示微波天线于右侧腋中线入路分别穿刺至肝右叶肿瘤部位

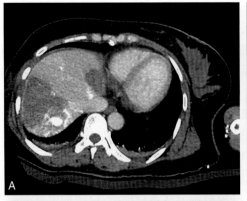

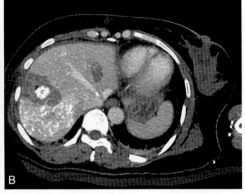

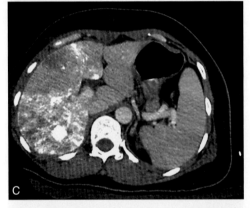

图 7-3-96　第 1 次消融术后即刻增强 CT 静脉期

A~C. 消融区呈无强化低密度,完全覆盖肝右叶肿瘤

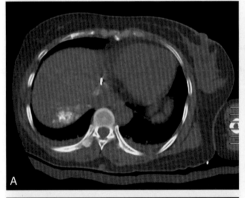

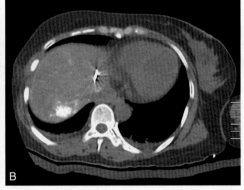

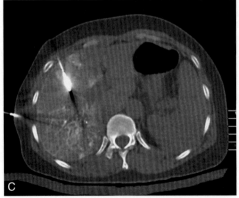

图 7-3-97　第 2 次消融术中布针

A、B. 腹部平扫 CT 示微波天线于剑突下入路穿刺至第Ⅱ段病灶,采用单针行内、外侧 2 点叠加消融;C. 腹部平扫 CT 示微波天线于右侧腋前线入路穿刺至第Ⅳ段病灶中心部位并布针 1 个位点

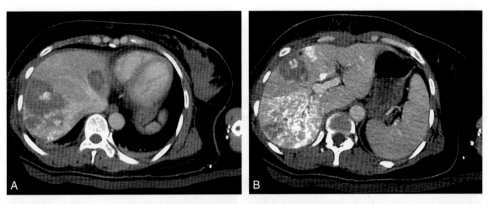

图 7-3-98 第 2 次消融术后即刻增强 CT 静脉期
A、B. 消融区呈无强化低密度,完全覆盖肿瘤

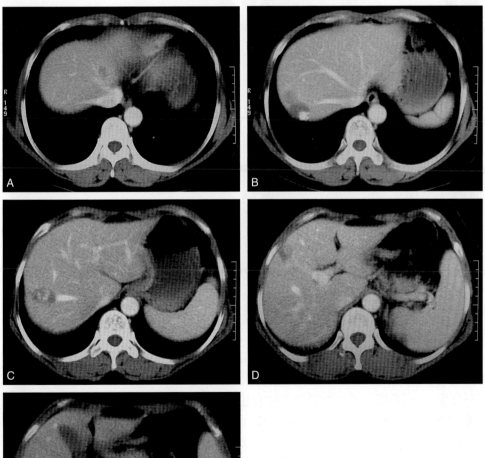

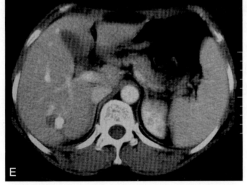

图 7-3-99 术后 25 个月腹部增强 CT 静脉期
A~E. 消融区明显缩小,未见残余病灶

病例 3

1. 简要病史　男性,56 岁,3 个月前因降乙结肠交界癌行切除术,术中探查肝脏多发结节,术后病理证实高分化管状腺癌;术后给予伊立替康、氟尿嘧啶、甲酰叶酸钙 3 药联合化疗,因患者无法耐受而停止;腹部增强 CT 示肝内多发病灶,直径 1.1~5.1cm(图 7-3-100),第Ⅷ段病灶穿刺活检证实中分化腺癌,符合结肠癌肝转移(图 7-3-101),CEA 165.4ng/ml,凝血功能正常,肝功能 Child A 级,ECOG PS 评分 0 分。

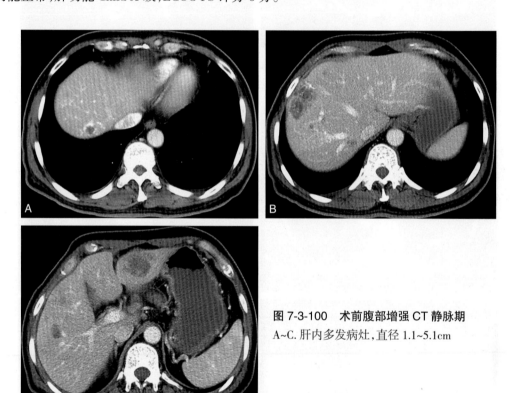

图 7-3-100　术前腹部增强 CT 静脉期
A~C.肝内多发病灶,直径 1.1~5.1cm

2. 操作步骤　病灶多发,分次消融;腹部消毒铺巾,静脉镇静、镇痛,穿刺点局部麻醉,首次消融第Ⅲ、Ⅷ段病灶,采用单极内冷型集束射频电极针,第Ⅲ、Ⅷ段病灶分别于剑突下及右侧腋前线进针穿刺,均分别行 5 个位点叠加消融(图 7-3-102),CT 扫描确认活性端位置后进行消融治疗,消融条件为 120~150W,8~12 分钟;2 周后采用单极多尖端可伸展型射频电极针于右侧腋中线消融肝右叶另外 3 个病灶,依病灶大小分别行 3、2、1 个位点消融(图 7-3-103),CT 扫描确认活性端位置后进行消融治疗,消融条件为 90℃,10~30 分钟。

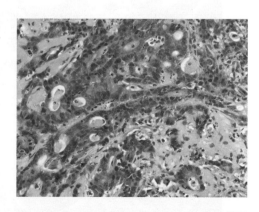

图 7-3-101　病理结果:中分化腺癌,符合结肠癌肝转移

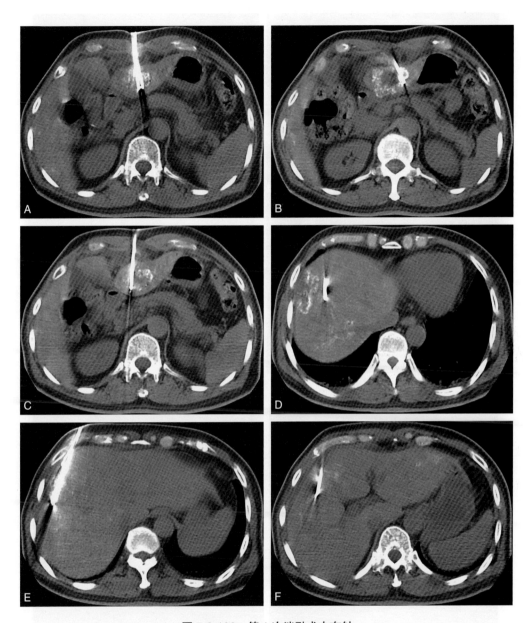

图 7-3-102　第 1 次消融术中布针

A~C. 腹部平扫 CT 示单极内冷型集束射频电极针于剑突下入路穿刺至第Ⅲ段病灶,布针 5 个位点叠加消融;D~F. 腹部平扫 CT 示单极内冷型集束射频电极针于右侧腋前线进针穿刺至第Ⅷ段病灶,行 5 个位点叠加消融

3. 经验体会　①病灶多发,分 2 次消融,先消融 2 个较大病灶,再消融 3 个较小病灶;②大病灶采用单极内冷型集束射频电极针,小病灶采用单极多尖端可伸展型射频电极针;③每个位点的具体消融条件依据术中实际情况设定。

4. 随访　术后间隔 3 个月定期复查,CEA 持续正常;术后 24 个月(图 7-3-104)、102 个月(图 7-3-105)腹部增强 MRI 复查示消融区逐渐缩小,部分吸收,未见残余病灶。

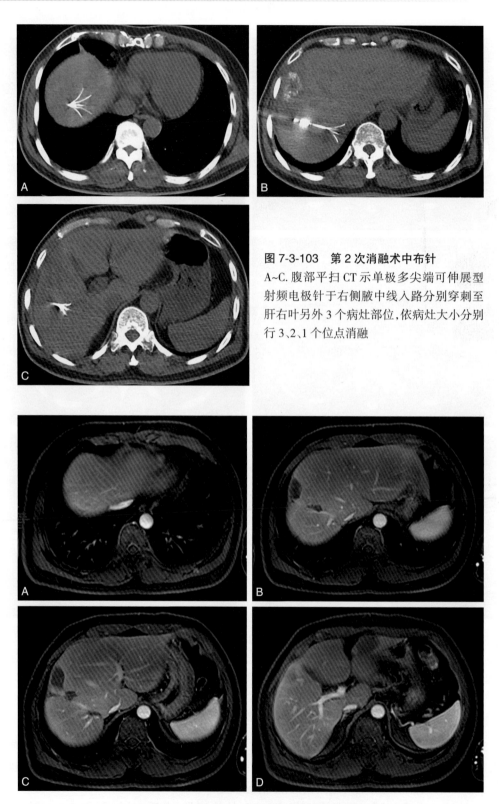

图 7-3-103 第 2 次消融术中布针

A~C. 腹部平扫 CT 示单极多尖端可伸展型
射频电极针于右侧腋中线入路分别穿刺至
肝右叶另外 3 个病灶部位,依病灶大小分别
行 3、2、1 个位点消融

图 7-3-104 术后 24 个月腹部增强 MRI 静脉期

A~D. 消融区边缘清晰,未见残余病灶

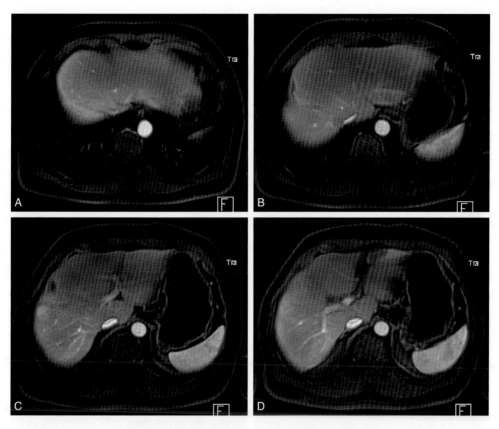

图 7-3-105　术后 102 个月腹部增强 MRI 静脉期
A~D. 消融区逐渐缩小,部分吸收,未见残余病灶

三、肝血管瘤

病例 1

1. 简要病史　男性,40 岁,乙肝病史 11 年;2 年前超声发现肝右叶占位,增强 CT 明确诊断海绵状血管瘤(直径 3.6cm),未治疗;动态观察肿瘤持续增大,1 周前腹部增强 CT 示肝右叶单发类圆形病灶,直径 9.9cm,呈典型"慢进慢出"表现(图 7-3-106),1 周前行 TAE,碘化油沉积于肿瘤周边(图 7-3-107),凝血功能正常,肝功能 Child A 级,ECOG PS 评分 0 分。

2. 操作步骤　患者取仰卧位,消毒铺巾,静脉镇静、镇痛,右侧腹部腋前线入路,穿刺点局部麻醉,2 根微波天线穿刺至第Ⅵ段病灶部位,自头侧至足侧共布针 8 个位点,CT 扫描确认活性端位置后进行消融治疗(图 7-3-108),消融条件均为 70W,8 分钟;术后即刻增强 CT 扫描显示血管瘤明显缩小,未见肿瘤残余(图 7-3-109)。

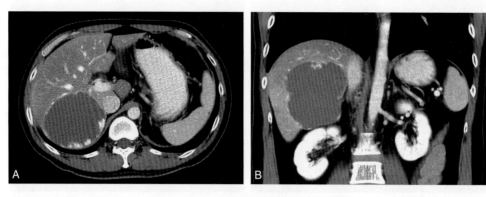

图 7-3-106　术前腹部增强 CT 静脉期

A. 轴位;B. 冠状位;肝右叶单发类圆形病灶,直径 9.9cm,呈典型"慢进慢出"表现

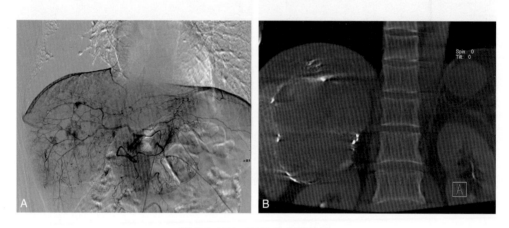

图 7-3-107　TAE 术中及术后

A. TAE 术中造影,可见巨块型肿瘤染色灶;B. TAE 术后 Dyna CT 冠状位示碘化油沉积于肿瘤周边

3. 经验体会　①肝血管瘤一般直径大约 5cm 有相应症状或短期内迅速长大才需要治疗,本例患者血管瘤动态观察持续长大,干预治疗指征明确;②先行 TAE 以减少肿瘤血供,降低消融术中出血风险并减轻热沉降效应;③消融针须经过正常肝实质穿刺血管瘤以降低出血风险(出血为血管瘤穿刺消融的最主要并发症);④一般单次消融不超过 10 个位点,术前采取碳酸氢钠碱化尿液,术后加强全身水化,以减轻热消融所致大量破坏的红细胞堵塞肾小管,造成肾功能损伤。

4. 随访　术后 1.5 个月(图 7-3-110)、9 个月(图 7-3-111)腹部增强 MRI 复查示完全覆盖血管瘤的消融区逐渐缩小,边界清晰,未见肿瘤残余。

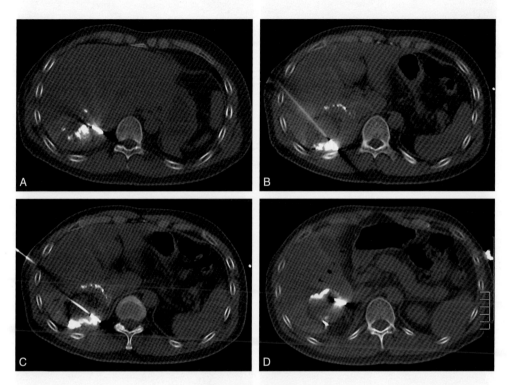

图 7-3-108　术中布针

A~D. 腹部平扫 CT 示 2 根微波天线于右侧腹部腋前线入路穿刺至第Ⅵ段病灶部位,自头侧至足侧共布针 8 个位点

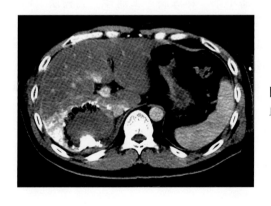

图 7-3-109　术后即刻增强 CT 静脉期

血管瘤明显缩小,未见肿瘤残余

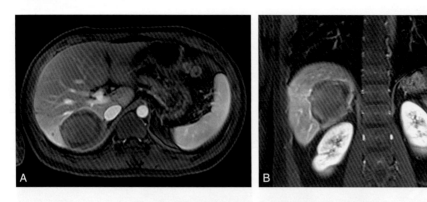

图 7-3-110　术后 1.5 个月腹部增强 MRI 静脉期

A. 轴位;B. 冠状位;完全覆盖血管瘤的消融区范围缩小,边界清晰,未见肿瘤残余

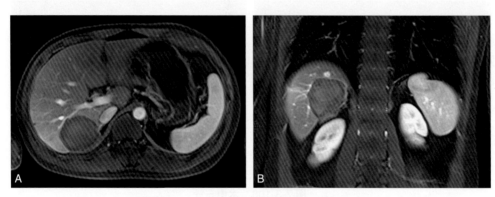

图 7-3-111　术后 9 个月腹部增强 MRI 静脉期

A. 轴位;B. 冠状位;完全覆盖血管瘤的消融区范围缩小,边界清晰,未见肿瘤残余

(袁　敏　季　良　冉江林　陆荫英　潘小平　林海澜　王涌臻　杨树法　胡凯文

赵恒军　张英华　孙军辉　陈京龙　刘玉娥　胡鸿涛　朱晓黎　邵海波

李佳睿　熊　斌　朱海东　柯　山　王　颖　刘凌晓　李泉旺　姜　敏　李文涛

孟志强　刘维民　丁怀银　刘　嵘　关海涛　王　健　袁春旺　谢　波)

(本章组长　郑加生　副组长　姜　凯　陆骊工　秘书　袁春旺)

第八章
胰腺肿瘤消融治疗

第一节　胰腺肿瘤概述

一、流行病学

胰腺癌是恶性程度最高的肿瘤之一,死亡率位居恶性肿瘤第 4 位[1],在男性仅次于肺癌、前列腺癌和结肠癌,在女性仅次于肺癌、乳腺癌和结肠癌。男性发病率高于女性,55~68岁高发。胰腺癌中位生存时间不足 6 个月,5 年生存率小于 6%。

二、病理类型及病因

根据 WHO 分类,胰腺恶性肿瘤按照组织起源可分为上皮来源和非上皮来源,其中上皮来源的肿瘤包括来自导管上皮、腺泡细胞和神经内分泌细胞的导管腺癌、腺泡细胞癌和神经内分泌肿瘤及各种混合性肿瘤[2]。90% 胰腺癌为起源于腺管上皮的导管腺癌,早期确诊率不高,手术死亡率较高,治愈率很低。病因不明,其发生可能与吸烟、饮酒、高脂肪和高蛋白饮食、过量饮用咖啡、职业、地理、环境污染和遗传因素有关。近年发现糖尿病患者、慢性胰腺炎患者的胰腺肿瘤发病率明显高于普通人群[3,4]。

三、诊断

目前认为 40 岁以上、无诱因腹痛、饱胀不适、食欲不振、消瘦、乏力、腹泻、腰背部酸痛、反复发作性胰腺炎或无家族遗传史的突发糖尿病为胰腺癌高危人群,就诊时应警惕胰腺癌。出现顽固性上腹痛,疼痛放射至腰背部,夜间明显,仰卧时加重、蜷曲或前倾坐位疼痛减轻高度提示胰腺癌可能,需进一步检查。

目前超声、CT、MRI、ERCP(经内镜逆行胆胰管成像)、PTCD(经皮肝穿胆道引流)、肿瘤标志物测定、癌基因分析等对胰腺癌的确定诊断和判断能否手术切除意义重大。一般超声、CA19-9、CEA 可作为筛选检查,如筛查怀疑胰腺癌,则行增强 CT/MRI 检查;如患者黄疸明显而增强 CT/MRI 无法明确时可选择 ERCP/PTCD 降黄,同时兼具诊断功能。对于不能手术切除或无姑息手术指征的胰腺癌或壶腹周围癌可行化疗和 / 或放疗,建议放、化疗前进行细针穿刺活检明确诊断。

1. 影像学诊断[5,6]

(1) 超声检查：肿物呈不均质低回声，边界不整，可侵犯邻近正常脂肪组织并伴有周围淋巴结转移，当出现胰管和胆管扩张时超声可早期发现，诊断一般不难。

(2) CT/MRI：肿瘤较小时胰腺轮廓可正常，肿瘤较大时胰腺呈局限隆起或不规则增大；胰腺局部可见低密度或长 T_1、长 T_2 信号病灶；胰周脂肪层受侵消失；典型者出现"双管征"（胰管、胆总管、肝内胆管不同程度扩张，于胰头肿块处骤然截断，此为胰头癌的主要间接征象）。增强扫描动脉期肿瘤强化不及周围胰腺组织，表现为相对低密度/信号；门静脉期肿瘤增强幅度仍较低，但与周围胰腺的增强幅度差较动脉期缩小；癌肿直接侵犯或包埋邻近血管并可能致门静脉或腔静脉内癌栓形成。

(3) PET-CT：可显示肿瘤的代谢活性，在发现胰外转移、评价全身肿瘤负荷方面具有明显优势。

2. 实验室检查

(1) CA19-9：目前最常用的胰腺癌诊断标志物，将血清 CA19-9>37U/ml 作为阳性指标，其诊断灵敏度和特异度分别为78.2%和82.8%[7]。约10%的胰腺癌 CA19-9 阴性，此时可结合其他肿瘤标志物如 CA125 和/或癌胚抗原（carcinoembryonic antigen，CEA）综合判断；对 CA19-9 升高者，在排除胆管梗阻或胆系感染等因素后高度怀疑胰腺癌。

(2) 血糖：血糖变化与胰腺癌发病或进展多有相关性，研究表明空腹血糖每升高0.56mmol/L，胰腺癌发病风险增加14%。年长、体重指数低、无糖尿病家族史的新发糖尿病患者应警惕胰腺癌；既往长期罹患糖尿病，短期出现血糖波动且难以控制者亦应提高警惕。

(3) 其他：外周血 microRNA、ctDNA（循环肿瘤 DNA）、外泌体内 glypican-1（磷脂酰肌醇蛋白聚糖1）等也具有潜在临床应用前景。

四、治疗现状

目前胰腺癌的主要治疗方法包括外科手术、化疗、放疗、微创介入治疗、免疫治疗、对症支持治疗等。

1. 外科手术　外科手术方式包括胰头十二指肠切除术、胰体尾联合脾脏切除术、全胰腺切除术等[7,8]。但因胰腺癌早期诊断困难，手术切除率低，即便切除5年生存率仍低[9]。对存在梗阻性黄疸而不能切除的胰腺癌，可行胆囊或胆管空肠吻合术以减轻黄疸、提高生存质量，也可行 PTCD 或植入支架或内镜下植入支架以缓解梗阻症状。

2. 化疗　化疗前最好获得细胞学或组织病理学证据，策略主要包括术后辅助化疗、新辅助化疗、不可切除或合并远处转移的姑息性化疗等[10]。药物主要包括铂类、紫杉醇、吉西他滨、氟尿嘧啶类药物、四氢叶酸等[11]。

3. 放疗　胰腺癌一般对放疗敏感性较低。胰腺位置深在，周围的肠、胃、肝、肾、脊髓等对射线耐受性差是限制因素[12]。近些年来，随着术中放疗和 CT/MRI 精确定位放疗的开展，适度放疗可有效缓解症状、控制转移灶、改善生存质量、延长生存期[13]。

4. 微创介入治疗　主要手段包括灌注化疗栓塞、放射性粒子植入、局部消融等，此外，还可针对疼痛及黄疸进行疼痛介入治疗和梗阻性黄疸介入治疗；具有定位精准、局部疗效好、恢复快、安全性高、费用低、可与其他技术联合应用等优势[14]，因此尽管手术切除为主，放疗、化疗等为辅的综合治疗是目前胰腺癌治疗的主要方法，但对于不适合手术切除或拒绝手术的患者，局部消融不但能够延长患者生存时间，还可显著提升生活质量，为胰腺癌患者提供新的治疗选择[1-4]。常用局部消融方法包括射频消融、微波消融、冷冻消融、不可逆电穿孔、高强度聚焦超声等。截至目前，胰腺癌局部消融尚处于临床研究与探索阶段，国内外尚无共识，后面将对射频消融、冷冻消融及能量消融（不可逆电穿孔）分别进行较详细阐述，其他消融方法可参照进行。

5. 免疫治疗　PD-1 单克隆抗体对高度微卫星不稳定性（microsatellite instability，MSI-H）或错配修复缺失（deficiency of mismatch repair，dMMR）患者可能具有较好疗效[15,16]。

6. 对症支持治疗　脂肪泻者给予胰酶制剂以帮助消化；顽固性腹痛者给予镇痛药，必要时行腹腔神经丛阻滞或切除；放疗也可使部分患者疼痛缓解；此外，还应加强营养支持治疗[17]。

（张　肖　张啸波　陈永亮）

参考文献

1. Siegel RL，Miller KD，Jemal A. Cancer statistics，2018. CA Cancer J Clin，2018，68（1）：7-30.

2. Chen W，Zheng R，Baade PD，et al. Cancer statistics in China. CA Cancer J Clin，2016，66（2）：115-132.

3. Li D，Morris JS，Liu J，et al. Body mass index and risk，age of onset，and survival in patients with pancreatic cancer. JAMA，2009，301（24）：2553-2562.

4. Bagnardi V，Rota M，Botteri E，et al. Alcohol consumption and site-specific cancer risk：A comprehensive dose-response meta-analysis. Br J Cancer，2015，112（3）：580-593.

5. Al-Hawary MM，Francis IR，Chari ST，et al. Pancreatic ductal adenocarcinoma radiology reporting template：consensus statement of the Society of Abdominal Radiology and the American Pancreatic Association. Radiology，2014，270（1）：248-260.

6. Xu HX，Chen T，Wang WQ，et al. Metabolic tumour burden assessed by 18F-FDG PET/CT associated with serum CA19-9 predicts pancreatic cancer outcome after resection. Eur J Nucl Med Mol Imaging，2014，41（6）：1093-1102.

7. Shen BY，Shi YS. Present situation and prospect of Da Vinci robot-assisted pancreatic surgery. Chin J Dig Surg，2017，16（8）：797-799.

8. Zhang H，Wu X，Zhu F，et al. Systematic review and meta-analysis of minimally invasive versus open approach for pancreaticoduodenectomy. Surg Endosc，2016，30（12）：5173-5184.

9. Cao F，Li J，Li A，et al. Radical antegrade modular pancreatosplenectomy versus standard procedure in the treatment of left-sided pancreatic cancer：A systemic review and meta-analysis. BMC Surg，2017，17（1）：67.

10. Oettle H，Neuhaus P，Hochhaus A，et al. Adjuvant chemotherapy with gemcitabine and long-term outcomes among patients with resected ancreatic cancer：The CONKO-001 randomized trial. JAMA，2013，310（14）：1473-1481.

11. Khorana AA，Mangu PB，Berlin J，et al. Potentially Curable Pancreatic Cancer：American Society of Clinical Oncology Clinical Practice Guideline Update. J Clin Oncol，2017，35（20）：2324-2328.

12. Liu Z，Luo G，Guo M，et al. Lymph node status predicts the benefit of adjuvant chemoradiotherapy for patients with resected pancreatic cancer. Pancreatology，2015，15（3）：253-258.

13. Herman JM, Swartz MJ, HSU CC, et al. Analysis of fluorouracil-based adjuvant chemotherapy and radiation after pancreaticoduodenectomy for ductal adenocarcinoma of the pancreas: Results of a large, prospectively collected database at the Johns Hopkins Hospital. J Clin Oncol, 2008, 26 (21): 3503-3510.

14. Zhang X, Xiao Y, He X, et al. Clinical application of CT-guided percutaneous nanoknife ablation in retroperitoneal tumor. Int J Clin Exp Med, 2016, 9 (6): 8981-8989.

15. Sahin IH, Askan G, Hu ZI, et al. Immunotherapy in pancreatic ductal adenocarcinoma: An emerging entity? Ann Oncol, 2017, 28 (12): 2950-2961.

16. Feng M, Xiong G, Cao Z, et al. PD-1/PD-L1 and immunotherapy for pancreatic cancer. Cancer Lett, 2017, 407: 57-65.

17. Fearon K, Strasser F, Anker SD, et al. Definition and classification of cancer cachexia: An international consensus. Lancet Oncol, 2011, 12 (5): 489-495.

第二节　胰腺癌射频消融治疗

一、适应证

1. 无手术切除指征或拒绝手术切除的晚期胰腺癌且预计生存期 >3 个月。
2. 有外科切除指征但拒绝手术切除。
3. 预计生存期 <3 个月，为缓解持续性腹痛可慎重选择。

二、禁忌证

1. 已发生胰腺外广泛转移。
2. 恶病质。
3. 合并急性胰腺炎。
4. 无法纠正的凝血功能障碍。
5. 血糖控制不满意的糖尿病（血糖 >15.6mmol/L）。
6. 合并菌血症、脓毒血症。

三、术前准备

1. 术前评估

（1）实验室检查：术前 1 周内进行血常规、肝肾功能、出 / 凝血时间、感染筛查、电解质、心电图、心肌酶等检查，评估患者全身状况及主要脏器功能。

（2）影像学检查：术前 1 周内行全腹增强 MRI/CT 扫描，评估病灶及腹腔内转移情况，必要时行 PET-CT 检查，以进行准确 TNM 分期。

（3）推荐获得组织病理学诊断。

2. 患者准备

（1）合并梗阻性黄疸时，先行 PTCD/ERCP 以解除胆道梗阻，同时予药物治疗以尽快恢复肝功能至可以承受麻醉、手术水平。

（2）术前常规应用生长抑素或奥曲肽 2~3 天，并注意补充维生素 K。

（3）其余与普通外科术前准备相同。

3. 药品和器械、设备准备　利多卡因、肾上腺素、止痛、止血等药物,无菌巾单、射频消融仪及相关设备与耗材、急救设备等。

4. 术前护理

(1) 协助患者做好术前检查;带病历和影像资料,护送患者入手术室。

(2) 做好患者心理护理,简要介绍手术目的、方法、步骤、疗效等。

(3) 全麻患者术前禁食 12 小时,禁水 6 小时,局麻患者术前禁食水 6 小时。

(4) 建立静脉通路。

四、操作注意事项

1. 电极针选择　一般采用直针,推荐双极射频电极针(性能更加温和、稳定),根据肿瘤大小必要时多针组合应用。

2. 引导方式、体位及手术路径　推荐 CT 引导,患者多取仰卧位、前入路穿刺,患者可服适量(100ml)稀释一定比例(2% 左右)含碘对比剂,以显示胃肠道与肿瘤的位置关系。

3. 穿刺路径　避开重要脏器及结构等,如胰管、胆管、血管等。

4. 消融参数设定　根据肿瘤大小、位置及射频电极针类型设定参数[1]。

五、术后处理

1. 术后观察和处理　术后禁食 6 小时;心电监护 24 小时;观察患者生命体征,有无腹痛、腹胀等不适和大便颜色;24 小时复查血尿淀粉酶、血脂肪酶,粪便常规和粪便隐血;如有腹腔引流管,注意观察引流量变化并可检测引流液淀粉酶;如穿刺途径经过肝、胃、十二指肠等,术后预防性用抗生素 1~3 天;应用胃肠动力药、胃肠黏膜保护剂、抑制胃酸药物 1 周;预防性应用生长抑素 3 天。

2. 术后护理

(1) 根据病情监测生命体征及伤口出血情况,根据医嘱给予吸氧、止血剂、抗生素等,敷料要保持清洁、干燥并及时更换,防止伤口感染。

(2) 全麻患者按全麻术后护理,经胃肠穿刺、术后禁食水 24 小时。

(3) 术后连续检测体温,注意有无感染发生。

(4) 观察穿刺点局部皮肤有无烫伤、有无腹痛及腹部体征。

六、疗效评价

采用 mRECIST 评价。

七、常见并发症及防治

1. 胰腺炎　多数呈一过性,多在术后 1 周恢复正常,但也有可能发生坏死性胰腺炎,因此术前应进行严格禁食,并予胰酶抑制剂治疗。

2. 胰瘘　穿刺或消融损伤胰管致胰酶释出而发生胰瘘。为此,穿刺应避开胰管,并尽量减少穿刺次数;可尝试穿刺路径涂布生物胶、必要时置管引流;常规使用胰酶抑制剂抑制胰酶分泌。

3. 感染　肿瘤较大、反复穿刺消融的患者易发生且常和胰瘘伴发,术后应常规抗感染治疗。

4. 出血　可发生在术中至术后 40 天范围内,原因包括穿刺机械性损伤、消融损伤胰管或包绕胰管的肿瘤消融后胰管破裂,胰液腐蚀血管;此外,消融区感染破溃也可侵蚀血管导致出血;出血可存留于手术局部,也可进入十二指肠呈消化道出血表现;首先急诊行腹部 CT(推荐增强扫描)检查,初步确定出血部位和范围,积极内科止血治疗,必要时行介入栓塞止血,甚至外科开腹止血。

5. 十二指肠、胆管损伤　多发生在胰头癌消融时,为热损伤所致,表现为肠瘘、胆漏、胆管狭窄等;术中应精准控制消融区范围,必要时降低治疗功率、温度加以避免。

6. 其他并发症　胃排空障碍、发热、腹水、局部疼痛、肝功能异常等,予以对症及相应治疗。

八、随访策略

术后 1 个月,之后间隔 3 个月复查,1 年后间隔 6 个月复查。随访内容包括:

1. 生活质量评分,疼痛评分等。
2. 实验室检查　肝、肾功能,胰腺功能,肿瘤标志物,血常规、凝血功能等。
3. 影像学检查　全腹增强 CT/MRI,必要时行 PET-CT 等。

九、总结

胰腺位置深,与邻近脏器包括血管、空腔脏器关系复杂,故胰腺癌射频消融风险高,胰瘘等并发症处理棘手,故胰腺癌消融应谨慎进行,仍需要系统、规范的随机对照试验和多中心前瞻性研究进一步进行验证疗效及安全性。更合理的方式是将其与介入栓塞、化疗、放疗、^{125}I 粒子植入、免疫治疗等方法进行联合应用才可使患者最大程度获益[1-4]。

十、典型病例

病例

1. 简要病史　男性,78 岁,8 个月前外院诊断胰腺癌,3 次高强度超声聚焦消融(high-intensity focused ultrasound,HIFU)后肿瘤控制不满意,CA19-9 604.80U/ml,上腹部增强 CT 示胰体部类圆形占位,直径 2.6cm,包绕腹腔干和肝外门静脉,与周围组织结构分界不清(图 8-2-1),期间因梗阻性黄疸植入胆道支架 1 枚,无外科手术适应证,无射频消融治疗禁忌证,拟行 CT 引导肿瘤射频消融。

2. 操作步骤

(1) 穿刺点及穿刺路径选择:剑突下入路穿刺。

(2) 消毒铺巾:患者取仰卧位,腹部消毒洞巾。

(3) 麻醉方式:1% 利多卡因局部麻醉联合静脉镇静、镇痛(具体由麻醉师实施)。

(4) 射频电极针穿刺:采用 1 根双极射频电极针活性端 3cm 剑突下分步进针穿刺病灶。

(5) 消融治疗:CT 扫描确认射频电极针到达肿瘤部位后行消融治疗:20kJ、5 分钟;术后即刻 CT 扫描显示消融区局部汽化,呈低密度,基本覆盖肿瘤(图 8-2-2)。

(6) 消融结束,撤针,局部无菌敷料压迫包扎。

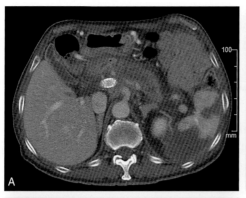

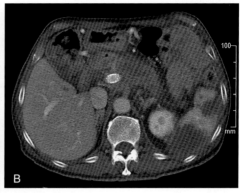

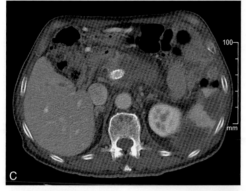

图 8-2-1 术前腹部增强 CT

A~C. 胰体部类圆形占位,直径 2.6cm,包绕腹腔干及肝外门静脉,与周围组织结构分界不清

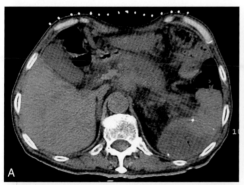

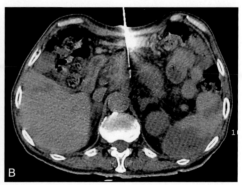

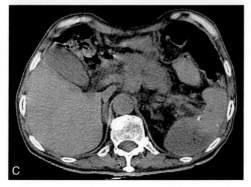

图 8-2-2 CT 引导下胰体部肿瘤 RFA 治疗

A. 术前定位胰体部病灶,规划穿刺路径,确定穿刺点;B. 术中穿刺病灶成功后,复扫 CT 证实射频针位于病灶内,并避开血管;C. 术后明确无急性胰腺炎征象,病灶内无出血

3. 经验体会

(1) 穿刺技巧:病灶位于胰腺体部,最佳路径即经胃穿刺,因胃壁厚且具有蠕动性,穿刺针经胃前先调好角度,一旦角度正确即快速通过胃壁进入胰腺肿瘤;进入胰腺肿瘤后宜缓慢钝性进针,避免损伤被肿瘤包绕的大血管。

(2) 消融针选择及参数设定:胆管内已植入金属支架,因此射频消融只能选择双极射频电极针;肿瘤直径 2.6cm,1 根活性端 3cm 的射频电极针、单点消融即可完全灭活肿瘤,具体消融时间根据术中动态 CT 扫描决定,低密度消融区覆盖病灶即停止消融。

4. 随访　术后 1 个月复查:CA19-9 432.3U/ml,腹部增强 CT(图 8-2-3)未见肿瘤残余;之后每 3 个月进行复查,病情稳定;16 个月后突发胃底静脉破裂出血死亡;从发病至死亡共生存 24 个月。

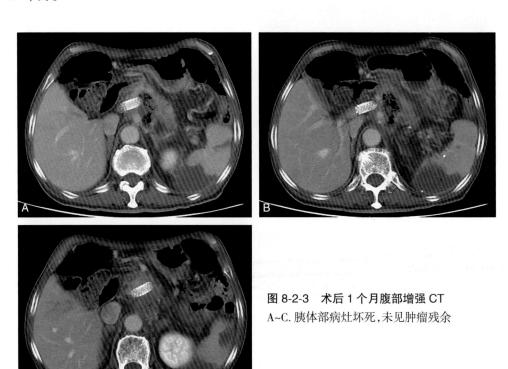

图 8-2-3　术后 1 个月腹部增强 CT
A~C. 胰体部病灶坏死,未见肿瘤残余

(李茂全　许林锋)

参考文献

1. 唐哲,吴育连,方河清,等 . 冷循环射频消融治疗实性肿瘤 102 例临床分析 . 中华普通外科杂志,2005,20 (9):572-574.

2. Cavallini M,La Torre M,Citone M,et al. A novel approach in surgical palliation for unresectable pancreatic cancer with untreatable chronic pain:radiofrequency ablation of pancreatic mass and celiac plexus. Am Surg, 2010,76(8):E108-E109.

3. Thanos L, Poulou LS, Mailli L, et al. Image-guided radiofrequency ablation of a pancreatic tumor with a new triple spiral-shaped electrode. Cardiovasc Intervent Radiol, 2010, 33(1):215-218.

4. 田伏洲, 戴睿武, 郑然, 等. 选择性多极射频热缓释仪治疗不能切除的胰腺癌. 中华外科杂志, 2003, 41(9):716.

第三节　胰腺癌冷冻消融

Cryo-A 治疗胰腺癌的安全性相对较高, Cryo-A 与 RFA、MWA 等热消融相比, Cryo-A 具有冰球在 CT 上清晰可见、易于控制消融范围的优势; 患者术中无痛感, 只需局部麻醉。此外, Cryo-A 后肿瘤细胞会释放肿瘤抗原, 作为 "冷冻免疫" 可激发机体抗肿瘤免疫[1-8]。2001 年, Korpan 教授提出冷冻治疗胰腺癌是一种安全有效的技术, 几乎没有禁忌证, 主张大多数胰腺癌可采用 Cryo-A 代替常规手术切除[9]。徐克成、牛立志等率先报道 CT/超声引导经皮冷冻治疗不能手术切除胰腺癌, 取得了良好效果[10]。其适应证、禁忌证、术前准备、术后处理、经皮操作步骤、注意事项、并发症防治和随访策略与 RFA 基本一致, 在此不再赘述; 不同之处在于 Cryo-A 还可在外科开腹术中直视或在超声引导下实施, 有其一定优势。

典型病例

病例 1

男性, 71 岁, 胰腺颈体腺癌, 大小为 4.5cm×4.6cm×3.8cm, 肿瘤包绕腹腔干血管, 无 Cryo-A 禁忌证, 行 CT 引导下 Cryo-A 治疗, 采用 2 根 17G 冷冻探针, 冰球完全覆盖肿瘤, 术后 45 天增强 CT 复查, 未见明显残余病灶(图 8-3-1)。

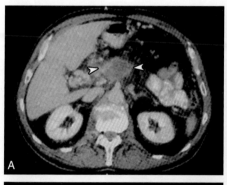
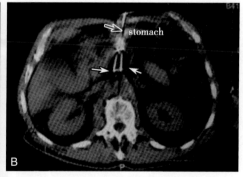
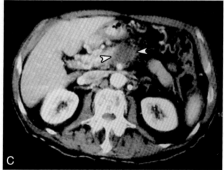

图 8-3-1　胰颈肿瘤冷冻消融
A. 腹部增强 CT 示胰腺颈部肿瘤, 大小为 4.5cm×4.6cm×3.8cm; B. 2 根 17G 冷冻探针穿刺至病灶部位, 所产生冰球完全覆盖肿瘤; C. 消融后 45 天增强 CT 示原肿瘤明显缩小, 无强化

病例 2

　　女性,55 岁,胰头腺癌伴梗阻性黄疸,肿瘤大小 3.7cm×3.6cm×3.1cm,肿瘤包绕腹腔干,先行 PDCT 置管引流,外科评估无手术切除指征,无 Cryo-A 禁忌证,行 CT 引导下 Cryo-A 治疗,术中冰球覆盖肿瘤满意,术后 3 个月增强 CT 复查,未见明显残余病灶(图 8-3-2),患者存活 32 个月。

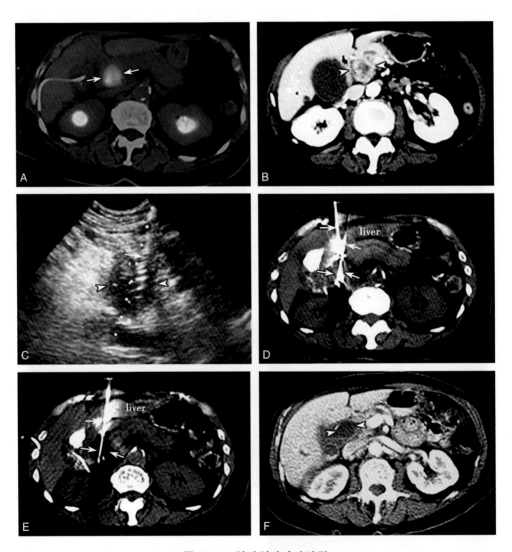

图 8-3-2　胰头肿瘤冷冻消融

A、B. 分别为 PET-CT 及增强 CT,示胰腺头部肿瘤大小为 3.7cm×3.6cm×3.1cm,肿瘤包绕腹腔干血管;C. 超声引导将 2 根 17G 冷冻探针经左肝穿刺入肿瘤;D、E. 冷冻探针位置及冰球完全覆盖肿瘤;F. 消融后 3 个月增强 CT,示肿瘤完全坏死,未见强化

(魏颖恬　钱祝银　牛立志　王徽　杨坡　袁春旺)

参考文献

1. Gu YL, Lan C, Pei H, et al. Applicative Value of Serum CA19-9, CEA, CA125 and CA242 in Diagnosis and Prognosis for Patients with Pancreatic Cancer Treated by Concurrent Chemoradiotherapy. Asian Pac J Cancer Prev, 2015, 16(15): 6569-6573.

2. Xu J, Cao Z, Liu W, et al. Plasma miRNAs Effectively Distinguish Patients With Pancreatic Cancer From Controls: A Multicenter Study. Ann Surg, 2016, 263(6): 1173-1179.

3. Cohen JD, Javed AA, Thoburn C, et al. Combined circulating tumor DNA and protein biomarker-based liquid biopsy for the earlier detection of pancreatic cancers. Proc Natl Acad Sci U S A, 2017, 114(38): 10202-10207.

4. Ma L, Tian X, Guo H, et al. Long noncoding RNA H19 derived miR-675 regulates cell proliferation by down-regulating E2F-1 in human pancreatic ductal adenocarcinoma. J Cancer, 2018, 9(2): 389-399.

5. Okasha HH, Naga MI, Esmat S, et al. Endoscopic Ultrasound-Guided Fine Needle Aspiration versus Percutaneous Ultrasound-Guided Fine Needle Aspiration in Diagnosis of Focal Pancreatic Masses. Endosc ultrasound, 2013, 2(4): 190-193.

6. Tirkes T, Sandrasegaran K, Sanyal R, et al. Secretin-enhanced MR cholangiopancreatography: spectrum of findings. Radiographics, 2013, 33(7): 1889-1906.

7. Wada K, Takada T, Amano H, et al. [Trend in the management of pancreatic adenocarcinoma--Japan vs. US and Europe]. Nihon Geka Gakkai zasshi, 2006, 107(4): 187-191.

8. Wilkowski R, Thoma M, Bruns C, et al. Chemoradiotherapy with gemcitabine and continuous 5-FU in patients with primary inoperable pancreatic cancer. JOP, 2006, 7(4): 349-360.

9. Kovach SJ, Hendrickson RJ, Cappadona CR, et al. Cryoablation of unresectable pancreatic cancer. Surgery, 2002, 131(4): 463-464.

10. Xu KC, Niu LZ, Hu YZ, et al. Cryosurgery with combination of(125)iodine seed implantation for the treatment of locally advanced pancreatic cancer. J Dig Dis, 2008, 9(1): 32-40.

第四节　胰腺肿瘤不可逆电穿孔消融治疗

不可逆电穿孔(irreversible electroporation, IRE)消融作为一项新型治疗方法,通过电极针间高频电脉冲释放使消融区域覆盖的细胞膜上产生多个不可逆纳米级孔道,造成细胞凋亡,永久性破坏肿瘤细胞,而不会对周围血管等重要组织产生严重不可逆损害[1-5]。正是因为这种"选择性"消融特性,使得 IRE 在胰腺癌的治疗中具有独特优势。

IRE 通过在外科开腹术中、影像学(CT/超声)引导经皮穿刺及腔镜下三种方式实施,以前两种方式相对常见。

一、适应证

1. 胰腺单发肿瘤,心肺功能可耐受全身麻醉。
2. 病理诊断胰腺恶性肿瘤,局域淋巴结转移≤3 枚;肿瘤最大径≤5cm。
3. 无法手术切除或拒绝手术切除。
4. 预计生存期 3 个月以上。
5. ECOG PS 评分 0~1 分。

二、禁忌证

1. 严重心律失常、癫痫病史或心脏起搏器植入。
2. 严重心、肺、肾功能不全或不能耐受全身麻醉。
3. 对比剂过敏或因其他原因无法行 CT/MRI 增强扫描。
4. 术前 1 周内血红蛋白 <70g/L 或血小板计数 $<80 \times 10^9$/L。
5. 距离消融区域 2.5cm 内有金属支架、金属夹或其他金属植入物。
6. 术前门静脉系统受侵犯、门静脉主干闭塞、大量腹水。
7. 胆道梗阻明显、总胆红素 ≥40μmol/L。
8. 1 周内服用过抗凝药物或严重的凝血功能异常。
9. 急性感染或慢性感染急性期。
10. 妊娠。
11. 精神异常或有精神病史、不能配合治疗。

三、术前准备

以影像引导经皮穿刺为例进行说明,CT 和超声基本相同,在此一并讲述。

1. 影像学准备
(1) 术前 1 周内腹部增强 CT/MRI,详细了解病灶及其周围结构情况。
(2) 必要时可行 PET-CT 检查。
(3) 心电图、胸片、超声心动图检查。

2. 实验室检查　术前 1 周内的血常规、凝血功能、肝肾功能、血生化、肿瘤标记物等。

3. 术前准备
(1) 胰头部肿瘤合并胆管和胰管梗阻,术前行 ERCP 置入非金属支架或 PTCD。
(2) 术前 1 周内停用抗凝药。
(3) 术前 1 周内行心电图、肺功能并进行麻醉评估。
(4) 术前 1 天给予胰酶抑制剂,禁食水 6 小时,常规清洁灌肠,留置导尿管,必要时留置胃管。
(5) 签署知情同意书。
(6) 无病理诊断者,建议术中同步穿刺活检。

四、治疗计划及操作步骤

1. 引导方式选择　超声引导具有实时性,进针时可准确避开病变周围血管及胰管,避免出血及胰瘘,但因胰腺肿瘤位置深在,常常受到肠管影响而应用受限。CT 引导不受肠管气体影响,图像清晰,但不具备实时性,且有电离辐射;引导方式选择应根据病变位置及医院条件个体化选择,条件允许可多种影像联合引导或图像融合技术引导。

2. 麻醉管理[6,7]　需要全身麻醉,采用丙泊酚诱导,可以空气 / 氧气 / 七氟烷混合气体麻醉维持,芬太尼或瑞芬太尼术中镇痛,术中应同时行血压(桡动脉穿刺监测)、心电、血氧饱和度监测。

高压脉冲电场会引起肌肉收缩,中度以上的后腹膜或横膈膜以及腹壁肌肉刺激性收缩会导致靶器官的位移，从而增加穿刺电极对靶器官的创伤或电极针的移位，因此术中需应用非去极化型神经肌肉阻滞剂（维库溴铵、罗库溴铵等）等实现完全肌松。此外，IRE消融过程中患者出现心率增快、血压增高等应及时调整。

3. 操作步骤

（1）CT引导：根据术前影像资料选取适合体位及穿刺路径，体表定位或机器人辅助导航定位。建立双静脉通道，桡动脉血压监测。麻醉完成后行腹部增强CT扫描（扫描层厚5mm），根据肿瘤大小和位置确定所用消融针的数目（最少不少于2根，最多不超过6根）和进针路径（以路径短、避免损伤重要血管和脏器为原则），必要时可经过肝脏、胃、肠道。

（2）超声引导：根据术前影像资料初步选取适合体位及穿刺路径；建立双静脉通道，桡动脉血压监测；麻醉完成后行超声造影成像（contrast-enhanced ultrasound，CEUS）检查，明确病灶边界、微循环微灌注、周围血管关系和病灶前方血管分布情况，选定合适穿刺路径后，在超声引导下实时穿刺，余同CT引导。

（3）布针原则：消融针为19G单极电极针，长度15cm，活性端长度1.0~1.5cm，针距1.6~2.3cm。尽量两两平行，沿病灶长轴进针，涵盖全部病灶，肿瘤贴近血管时尽量沿血管长轴走行，尽量避免与血管距离<0.5cm或垂直血管穿刺。

（4）消融参数设定[8-10]：消融针位置和距离确认完毕后利用IRE消融仪自有消融计划系统进行消融参数设计以实现消融区完全覆盖瘤体。消融参数一般如下，电压1 500V/cm，脉冲数90~100，脉宽70~90μs；以20个脉冲进行消融测试以观察电流上升情况（电流达25A以上并随时间有上升趋势为测试合格），测试合格即可开始消融治疗。1组循环脉冲释放后查看电流上升幅度达12~15A；最大不能接近50A，否则做相应的参数调整。超声引导时可结合术中超声表现随机调整参数，直径≥2cm的病灶须退针1cm重复消融，直至消融区完全覆盖全部病灶。消融结束后行腹部增强CT或CEUS评估消融疗效及是否有出血、邻近结构损伤等并发症。

4. 术后护理　患者全麻复苏后，如无不适则由麻醉医师护送返回普通病房，继续行心电监护，常规予静脉营养及抗生素预防感染，根据疼痛程度酌情使用止痛药；如患者无出血则术后6小时予以低分子量肝素皮下注射（每12小时5 000IU）预防血栓形成。术后禁食并使用胰酶分泌抑制剂至血清淀粉酶正常为止，然后逐渐开放饮食。

五、疗效评价[11,12]

采用mRECIST评价标准，具体同前。

六、常见并发症及防治

恶心、呕吐，腹胀等为常见并发症，对症处理即可。可能发生的较严重并发症包括心律失常、血栓形成、出血及术后感染、胰瘘、肠瘘等。对于肿瘤毗邻空腔脏器时，术前应充分评估肿瘤侵犯范围，慎行消融治疗；如肿瘤已侵犯肠管及血管壁全层，消融后易发生肠瘘、胰瘘及出血等严重并发症，不建议行消融治疗。

1. 静脉血栓形成　IRE消融的电脉冲可对血管内皮细胞造成可逆性损伤而使血管内膜不光滑、进而血流减慢，因此术后可引起门静脉系统血栓形成，尤其对于术前已有肿瘤侵犯门静脉、管腔狭窄者。为此术后应常规短期使用抗凝药预防血栓形成。

2. 出血　常见原因包括：①术中电极针穿刺损伤血管；②病变侵犯血管壁全层，消融后肿瘤坏死脱落发生出血，常发生于术后1~3天；③动脉血管受肿瘤侵犯部位在消融后形成假性动脉瘤破裂，常发生于术后2~3周。动脉性出血应及时介入栓塞止血。

3. 心律失常　IRE产生的高压电脉冲可引起人体电生理紊乱，诱发心律失常；同时因电脉冲对肌肉及神经组织的刺激可引起严重的肌肉收缩及癫痫发作，故须采取全身麻醉并采用肌松剂和神经阻滞剂维持患者处于完全肌松状态[13]。虽然此类心律失常多为自限性，但为确保安全，术中常规配备除颤装置，必要时予以电除颤急救。

4. 术后感染　胰腺为腹膜后位器官，位置深在，胰头被十二指肠包裹，前方常有胃或结肠阻挡，消融针偶尔需经过胃肠到达病灶，使得术后菌血症风险增加。感染的发生与消融针是否经过胃肠、术前肠道准备是否充分及术者的穿刺经验相关。尽量不经过胃肠、术前充分肠道准备、避免反复调针等有助于降低感染概率。

5. 热损伤　IRE虽为能量消融，但因不同组织阻抗不同、导电性不同，故仍会引起消融区域温度升高，尤以贴近消融针活性端处温度最高；温度升高的程度主要与距活性端远近、消融时间、脉冲时间以及胆管内是否植入金属支架等相关，因此布针时应尽量避免消融针活性端紧贴胰管、肠管及血管等；对胆道梗阻者建议先行引流管引流降黄，消融术后再行支架植入；如胆管内已植入金属支架看可否先取出支架后再择期行消融治疗。

6. 胰瘘、肠瘘[14,15]　同前，此处不再赘述。

7. 其他罕见并发症。

七、随访策略[16-19]

1. 时间间隔　一般术后1周、1个月、3个月、6个月定期复查，以后间隔3~6个月进行随访。

2. 随访内容　血常规、胰淀粉酶、脂肪酶、肿瘤标记物等实验室检查；腹部增强CT/MRI、PET-CT（术后第3个月）影像学检查等。

八、典型病例

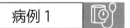

病例1

男性，51岁，胰体尾部胰腺癌IRE消融治疗（图8-4-1）。

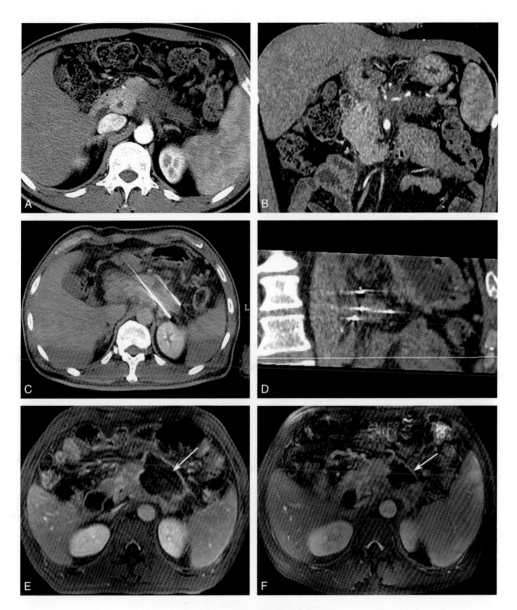

图 8-4-1　胰体尾部胰腺癌 IRE

A、B. 术前腹部增强 CT 轴位和冠状位图像,示胰体尾部乏血供不规则形肿瘤;C. CT 引导术中布针图像,4 根消融针沿病变长轴穿刺至病灶内;D. CT 冠状位重建图像,示 4 根消融针与病灶的位置关系;E. 消融术后 1 个月腹部增强 MRI 图像,示消融区呈无强化低信号改变;F. 消融术后 3 个月腹部增强 MRI 图像,示消融区较前明显缩小,无强化

病例 2

男性,46岁,胰腺癌术后 6 个月术区残留灶复发,CA19-9>2 000ng/L,行 IRE 消融治疗,术后 1 个月腹部增强 MRI 示肿瘤完全消融;术后持续下降,术后 8 个月 CA19-9 降至正常,腹部增强 MRI 示肿瘤完全消融,可见下腔静脉出现血栓,口服利伐沙班 1 个月血栓吸收;术后 11 个月腹部增强 MRI 未见肿瘤残余及复发,但 CA19-9 升高,肝内出现多发转移灶(图 8-4-2)。

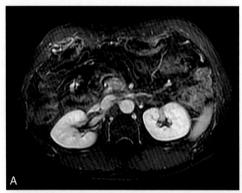

图 8-4-2　胰腺钩突部胰腺癌 IRE
A. 术前腹部增强 MRI 图像,示病灶位于胰腺钩突处,最大径 2.3cm,与周围血管关系密切;
B. 术中穿刺及布针及冠状位、矢状位重建图像并通过冠状位测量针距

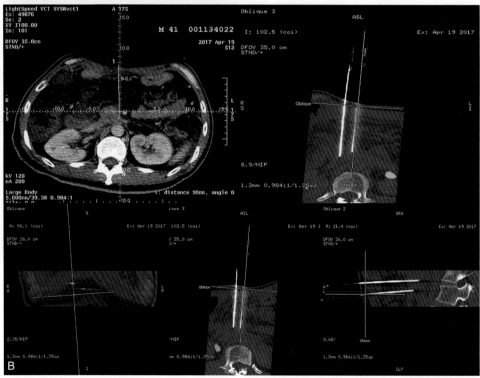

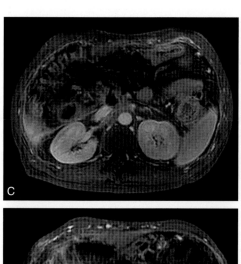

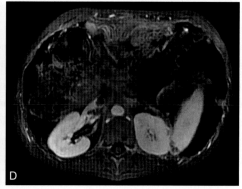

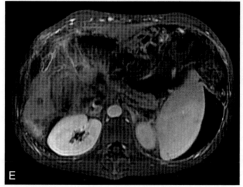

图 8-4-2(续)　胰腺钩突部胰腺癌 IRE

C. 术后 2 个月增强 MRI 图像,示消融区呈无强化低信号改变;D. 术后 8 个月增强 MRI 图像,示消融区呈无强化低信号,较前略缩小,下腔静脉血栓形成;E. 术后 11 个月增强 MRI 图像,示消融区呈无强化低信号,肝内出现多发转移灶

（肖越勇　王忠敏　丁晓毅）

（本章组长　肖越勇　秘书　张啸波）

参考文献

1. Ansari D, Kristoffersson S, Andersson R, et al. The role of irreversible electroporation (IRE) for locally advanced pancreatic cancer: a systematic review of safety and efficacy. Scand J Gastroenterol, 2017, 52 (11): 1165-1171.

2. Thomson KR, Kavnoudias H, Neal RE. Introduction to irreversible electroporation-principles and techniques. Tech Vasc Interv Radiol, 2015, 18 (3): 128-134.

3. Moir J, White SA, French JJ, et al. Systematic review of irreversible electroporation in the treatment of advanced pancreatic cancer. Eur J Surg Oncol, 2014, 40 (12): 1598-1604.

4. Martin RC 2nd, Kwon D, Chalikonda S, et al. Treatment of 200 locally advanced (Stage Ⅲ) pancreatic adenocarcinoma patients with irreversible electroporation: safety and efficacy. Ann Surg, 2015, 262 (3): 486-494.

5. Kamarajah SK, Burns WR, Frankel TL, et al. Validation of the American Joint Commission on Cancer (AJCC) 8th Edition Staging System for Patients with Pancreatic Adenocarcinoma: A Surveillance, Epidemiology and End Results (SEER) Analysis. Ann Surg Oncol, 2017, 24 (7): 2023-2030.

6. Martin RC, Schwartz E, Adams J, et al. Intra-operative Anesthesia Management in Patients Undergoing Surgical Irreversible Electroporation of the Pancreas, Liver, Kidney, and Retroperitoneal Tumors. Anesth Pain Med, 2015, 5 (3): e22786.

7. Nielsen K, Scheffer HJ, Vieveen JM, et al. Anaesthetic management during open and percutaneous irreversible electroporation. Br J Anaesth, 2014, 113 (6): 985-992.

8. 魏颖恬,肖越勇,张肖,等.胰腺癌纳米刀消融参数的设置原则与临床应用.中国介入影像与治疗学, 2017,14(4):252-255.

9. Garcia PA,Rossmeisl JH Jr,Neal RE,et al. A Parametric Study Delineating Irreversible Electroporation from Thermal Damage Based on a Minimally Invasive Intracranial Procedure. Biomed Eng Online,2011,10:34.

10. Ivorra A,Alsakere B,Rubinsky B,et al. In vivo electrical conductivity measurements during and after tumor electroporation:conductivity changes reflect the treatment outcome. Phys Med Biol,2009,54(19):5949-5963.

11. 杜鹏,肖越勇,张欣,等.猪肾纳米刀消融后影像和病理分析.中国介入影像与治疗学,2015,12(5):263-266.

12. Dunki-Jacobs EM,Philips P,Martin RC. Evaluation of thermal injury to liver,pancreas and kidney during irreversible electroporation in an in vivo experimental model. Br J Surg,2014,101(9):1113-1121.

13. Deodhar A,Dickfeld T,Single GW,et al. Irreversible electroporation near the heart:ventricular arrhythmias can be prevented with ECG synchronization. AJR Am J Roentgenol,2011,196(3):W330-W335.

14. Mansson C,Nilsson A,Karlson BM. Severe complications with irreversible electroporation of the pancreas in the presence of a metallic stent:a warning of a procedure that never should be performed. Acta Radiol Short Rep, 2014,3(11):2047981614556409.

15. 魏颖恬,肖越勇,张肖,等.CT引导不可逆电穿孔消融术治疗局部晚期胰腺癌的有效性和安全性.中华 放射学杂志,2016,50(10):789-793.

16. Narayanan G,Hosein PJ,Arora G,et al. Percutaneous irreversible electroporation for downstaging and control of unresectable pancreatic adenocarcinoma. J Vasc Interv Radiol,2012,23(12):1613-1621.

17. Martin RC,Philips P,Ellis S,et al. Irreversible electroporation of unresectable soft tissue tumors with vascular invasion:effective palliation. BMC Cancer,2014,14:540.

18. 张肖,肖越勇,何晓锋,等.CT引导下经皮纳米刀消融术在不可切除胰腺肿瘤中的临床应用.中国介入 影像与治疗学,2015,12(10):583-587.

19. 肖越勇,张肖,张金山.积极稳妥地开展纳米刀肿瘤消融新技术.中国介入影像与治疗学,2015,12(5): 257-258.

第九章

肾及肾上腺肿瘤消融治疗

第一节　肾及肾上腺肿瘤概述

一、肾肿瘤

肾肿瘤在泌尿系肿瘤中较常见,仅次于膀胱肿瘤。肾肿瘤约 95% 为恶性,良性很少见。肾恶性肿瘤依据发病年龄和病理解剖学特点分为两类:①幼儿肾肿瘤,多称为肾胚胎瘤,多发生在 3 岁以前,占幼儿恶性肿瘤的 20%;②成人肾肿瘤,常见于 40 岁以上,占成人恶性肿瘤的 2%~3%。男女发病比例为 2:1。肾癌发病率随年龄增大而升高,高发年龄 40~55 岁[1,2]。随着人们健康意识的增强和影像学检查的普及,我国肾癌检出率逐年增高,2012 年中国大陆确诊肾癌 66 000 例[3]。肾恶性肿瘤病理类型包括透明细胞癌、乳头状细胞癌、嫌色细胞癌以及 Bellini 集合管癌,约占 90%。其中透明细胞癌占 85%。肾良性肿瘤包括腺瘤、血管平滑肌脂肪瘤、血管瘤、脂肪瘤、纤维瘤以及球旁细胞瘤等。

肾细胞癌的临床表现多样,典型者可表现为血尿、疼痛和可能触及的肾脏肿块三联症,通常 10% 患者出现典型症状,常见于晚期患者,大多数为偶然发现;肾癌患者还可表现为肾外表现,如发热、肝功能异常、贫血、高血压、红细胞增多症和高钙血症等;有时也可出现肺、骨等转移。

肾癌患者早期可无自觉症状,早期肾癌多由健康体检或其他原因行超声检查偶然发现。近年随着超声、CT、MRI 等影像检查的普及,早期肾癌的检出率不断提高。

肾癌对放疗、化疗、激素治疗等均不敏感。对于局限性肾肿瘤,手术切除是最有效的治疗手段。保留肾单位肾部分切除术(nephron sparing surgery,NSS)是目前治疗小肾癌(肿瘤直径 <4cm)的首选方案。与传统肾癌根治术相比,NSS 具有创伤小、最大程度保留肾功能等优势,但其并不适用于所有肾肿瘤患者,特别是发生孤立肾的肾肿瘤、双肾多发肿瘤、严重肾功能不全以及年老体弱无法耐受手术的患者。在此背景下,RFA、Cryo-A、MWA 等创伤更小的疗法相继应用于肾肿瘤并取得了较好的临床疗效。2017 年美国国立综合癌症网络(National Comprehensive Cancer Network,NCCN)指南已将局部消融治疗推荐为 pT1a 期肾癌一线治疗方法[4]。

二、肾上腺肿瘤

肾上腺肿瘤包括原发性及转移性肿瘤两大类。原发性肾上腺肿瘤大多发生于肾上腺皮质或髓质细胞,亦可发生于肾上腺其他组织,如神经鞘瘤、神经纤维瘤、脂肪瘤、平滑肌瘤等,但均罕见。肾上腺也是各种恶性肿瘤转移的好发部位,根据肿瘤有无内分泌功能,肾上腺转移瘤分为功能性肾上腺转移瘤和非功能性肾上腺转移瘤。

（一）原发性肾上腺肿瘤

1. 肾上腺皮质肿瘤　主要有皮质腺瘤和腺癌,多数具有内分泌功能。根据肿瘤发生部位及其分泌的主要激素可有不同的临床表现,如发生于球状带的肿瘤表现为醛固酮增多症;发生于束状带的肿瘤表现为皮质醇增多症;肿瘤累及网状带时表现为肾上腺性征异常。少数肿瘤无内分泌功能,临床上称为"无功能性皮质肿瘤"。

2. 肾上腺髓质肿瘤　主要有嗜铬细胞瘤、节细胞神经瘤和神经母细胞瘤(好发于婴幼儿)。嗜铬细胞瘤大多良性,恶性约占 10%,多为功能性肿瘤。肾上腺节细胞神经瘤是由交感神经母细胞分化而来的良性肿瘤,居髓质肿瘤第 2 位,儿童和成人中都有发生;节细胞神经瘤最常见的发生部位为后纵隔和腹膜后,有些具有化学感受器功能或内分泌活性。神经母细胞瘤属于恶性肿瘤,一般无内分泌活性。

（二）肾上腺转移瘤

肾上腺血供丰富,是常见的转移瘤好发部位之一,尸检发生率 9%。最常见的原发肿瘤来源为肺癌,其次为肾癌、黑色素瘤、胃肠道肿瘤、乳腺癌和肝胆管肿瘤(肝恶性肿瘤和胆系恶性肿瘤)等。大多数转移瘤临床上无功能,极少数能产生激素,即为功能性肿瘤,约 1/3 肾上腺转移瘤可引起肾上腺皮质功能减退。

目前,原发性肾上腺肿瘤临床上多采取手术切除,包括开放性手术及腹腔镜手术[5-8],传统放化疗患者往往获益有限[9]。开放性手术创伤大、恢复时间长、并发症多、费用高且不适合年老体弱或合并其他严重疾病的患者。相对于开放性手术,腹腔镜手术具有创伤小、术后疼痛轻、并发症少、康复快等优点,甚至被认为是肾上腺肿瘤治疗的"金标准",但由于肾上腺解剖位置复杂,而腹腔镜下术野狭小,对于较大的肿瘤有一定的局限性。

近年来,影像引导局部消融治疗逐步应用于肾上腺肿瘤,具有创伤小、安全性高和疗效确切等优点[10-16]。

（郭宏骞　赵晓智　邢文阁　于海鹏）

参考文献

1. Siegel RL, Miller KD, Jemal A. Cancer statistics, 2016. CA Cancer J Clin, 2016, 66(1): 7-30.

2. King SC, Pollack LA, Li J, et al. Continued increase in incidence of renal cell carcinoma, especially in young patients and high grade disease: United States 2001 to 2010. J Urol, 2014, 191(6): 1665-1670.

3. Chen W, Zheng R, Zeng H, et al. Annual report on status of cancer in China, 2011. Clin J Cancer Res, 2015, 27(1): 2-12.

4. Motzer RJ, Jonasch E, Agarwal N, et al. Kidney Cancer, Version 2.2017, NCCN Clinical Practice Guidelines in Oncology. J Natl Compr Canc Netw, 2017, 15(6): 804-834.

5. Sywak M, Pasieka JL. Long-term follow-up and cost benefit of adrenalectomy in patients with primary

hyperaldosteronism. Br J Surg, 2002, 89 (12): 1587-1593.

6. Paul CA, Virgo KS, Wade TP, et al. Adrenalectomy for isolated adrenal metastases from non-adrenal cancer. Int J Oncol, 2000, 17 (1): 181-187.

7. Raeburn CD, McIntyre RC Jr. Laparoscopic approach to adrenal and endocrine pancreatic tumors. Surg Clin North Am, 2000, 80 (5): 1427-1441.

8. Jacobsen NE, Campbell JB, Hobart MG. Laparoscopic versus open adrenalectomy for surgical adrenal disease. Can J Urol, 2003, 10 (5): 1995-1999.

9. Yamakado K, Anai H, Takaki H, et al. Adrenal metastasis from hepatocellular carcinoma: radiofrequency ablation combined with adrenal arterial chemoembolization in six patients. AJR Am J Roentgenol, 2009, 192 (6): W300-W305.

10. Wood BJ, Abraham J, Hvizda JL, et al. Radiofrequency ablation of adrenal tumors and adrenocortical carcinoma metastases. Cancer, 2003, 97 (3): 554-560.

11. Mayo-Smith WW, Dupuy DE. Adrenal neoplasms: CT-guided radiofrequency ablation-preliminary results. Radiology, 2004, 231 (1): 225-230.

12. Li X, Fan W, Zhang L, et al. CT-guided percutaneous microwave ablation of adrenal malignant carcinoma: preliminary results. Cancer, 2011, 117 (22): 5182-5188.

13. Wang Y, Liang P, Yu X, et al. Ultrasound-guided percutaneous microwave ablation of adrenal metastasis: preliminary results. Int J Hyperthermia, 2009, 25 (6): 455-461.

14. Men M, Ye X, Fan W, et al. Short-Term Outcomes and Safety of Computed Tomography-Guided Percutaneous Microwave Ablation of Solitary Adrenal Metastasis from Lung Cancer: A Multi-Center Retrospective Study. Korean J Radiol, 2016, 17 (6): 864-873.

15. Xiao YY, Tian JL, Li JK, et al. CT-guided percutaneous chemical ablation of adrenal neoplasms. AJR Am J Roentgenol, 2008, 190 (1): 105-110.

16. Pacella CM, Stasi R, Bizzarri G, et al. Percutaneous laser ablation of unresectable primary and metastatic adrenocortical carcinoma. Eur J Radiol, 2008, 66 (1): 88-94.

第二节　肾肿瘤射频消融治疗

一、适应证

虽然多个回顾性研究均证实 RFA 治疗肾肿瘤安全有效，与标准的肾部分切除术治疗效果相当，但关于肾癌 RFA 的适应证尚未达成共识。2017 年美国 NCCN 指南将消融治疗推荐为 pT1a 期肾癌的一线治疗[1]。2015 年欧洲泌尿外科协会推荐 RFA 可用于预期寿命较短的老年患者或不能耐受手术的小肾癌患者[2]。2014 年欧洲临床肿瘤协会认为直径小于 3cm 的肾肿瘤可行 RFA 治疗，尤其适用体弱、手术风险高以及孤立肾、肾功能不全、遗传性及多发肾肿瘤患者。综合以上内容，肾癌 RFA 适应证如下：①双侧肾癌、孤立肾或对侧肾脏功能不全的肾肿瘤，肿瘤切除后可能引起肾功能急剧恶化，有可能导致尿毒症等严重并发症的患者；②年老体弱、伴有严重心脑血管疾病、不可控糖尿病等不能耐受常规手术的患者。

二、禁忌证

凝血功能异常是 RFA 的唯一绝对禁忌证,相对禁忌证包括伴发严重感染、近期急性发作的不稳定型心绞痛或急性心肌梗死、急性脑血管意外等。此外,肿瘤贴近肠管、大血管等部位时慎行 RFA。

三、术前准备

1. 严格掌握适应证,综合评价患者一般状况,完善体格检查及必需的实验室检查、心肺功能检查及影像学检查(术前 2 周内的肾脏增强 CT 或增强 MRI)等。根据病灶的大小、位置、数目等因素,制定合理的治疗方案,并签署知情同意书。

2. 引导方式 CT、超声、MRI 各有优劣,根据本单位和操作者实际情况进行选择。CT 实用性强,无应用死角和盲区,能清晰地显示病变及毗邻结构或器官,存在电离辐射。超声可实现实时引导穿刺,但容易受到肋骨、肺和肠管影响,消融后汽化影也一定程度干扰消融疗效评价。MRI 可清晰显示肿瘤毗邻结构,可任意平面成像,可监测消融区温度变化,使消融治疗更加精准安全[3],但需磁兼容设备与耗材,成本稍高,普及度不够。

3. 患者准备

(1) 术前应明确诊断,必要时行穿刺活检病理诊断。

(2) 术前 1 周内的血、尿、粪便常规,肝、肾功能,凝血功能,肿瘤标志物,血型检查和感染筛查以及心电图、肺功能等检查。

(3) 术前禁食 8 小时以上,禁水 4~6 小时。

四、术前治疗计划

1. 肿瘤部位 确定肿瘤位置、大小、形态、与邻近器官的毗邻关系。

2. 选择合适体位及穿刺点。

3. 选择合理的穿刺路径 包括进针路线、角度和深度。

4. 初步拟定消融参数。

五、CT/MRI 引导操作步骤

1. 麻醉方式 根据患者的状况、肿瘤的位置,选择局部麻醉或全身麻醉。

2. 患者体位及穿刺要点 患者一般取俯卧位或侧卧位,穿刺路径尽量少经过正常肾组织。

3. 消融策略 根据病灶大小、位置、与邻近脏器关系以及所用消融设备及针具性能设定消融参数,较大肿瘤多点叠加消融,直径 2cm 以下小肿瘤一般单点消融即可。

4. 术中注意事项 消融过程中密切观察患者的生命体征和治疗反应,消融计划完成,初步判断消融区(平扫 CT 呈低密度,MRI 图像 T_1WI 呈高信号)完全覆盖肿瘤后结束消融;建议行增强扫描评价即刻消融疗效;若有肿瘤残留即行补充消融。消融完毕行针道消融后撤出消融针。

5. 术后即刻扫描(推荐增强扫描) 观察有无腹腔出血、气胸等并发症的出现,并评价消融疗效。

6. 术后观察　心电监护 24 小时,监测患者生命体征,必要时给予降压、止血、止痛等对症处理。

六、超声引导下操作步骤

1. 术前超声检查　术前对肾肿瘤进行二维常规超声、彩色多普勒血流成像(CDFI),推荐行超声造影成像(CEUS)检查,明确病灶的位置、大小、形态、血供情况及其与周围组织的解剖关系。利用超声可灵活进行多角度、多切面实时探查,制订穿刺进针路径及消融计划。穿刺点及进针路径应遵循便捷、安全、短距离原则。进针路径需避开重要脏器和较大血管,根据肿瘤位置、大小、形态及毗邻关系确定单针单点、单针多点、双针或多针多点等消融模式。

2. 麻醉方式的选择　根据患者的状况、肿瘤的位置、选择局部麻醉或全身麻醉。

3. 消融策略　对于邻近重要脏器和大血管的病灶,可于消融前在超声引导下在肿瘤与相邻脏器(如肠管等)、血管、神经等重要结构间注入生理盐水(或灭菌注射用水)加以分离,以保护重要脏器、结构免受热损伤。沿着术前制订的进针路径在超声实时引导下布针,布针时需显示全部针道,特别是针尖的位置,每次布针完毕行超声切面交叉探查确定消融针位置正确。避免不必要的反复穿刺,以降低肿瘤种植、邻近组织损伤或肿瘤破裂出血等风险;较大肿瘤消融时一般先消融远侧肿瘤部分,再退针消融近侧肿瘤部分。

4. 术中注意事项　消融过程中密切观察患者的生命体征和治疗反应,消融计划完成,强回声区完全覆盖瘤体后结束消融;建议行超声造影评价即刻消融疗效;若有肿瘤残留即行补充消融。撤出消融针前行超声探查,观察针道有无渗血,必要时行压迫或消融止血;超声探查无异常,则边消融针道边撤出消融针。

5. 消融后管理　心电监护 24 小时,监测患者生命体征,必要时给予降压、止血、止痛等对症处理。

七、疗效评价

1. 局部疗效　采用 mRECIST 标准进行评价。一般于消融术后 1 个月、3 个月行增强 CT/MRI 检查,第 3 个月复查若无残余肿瘤,则在第 1 年内间隔 3 个月进行上述检查;之后间隔 6 个月进行复查[4]。

(1) 完全消融(complete response,CR):增强 CT/MRI 随访,肿瘤消融区无异常强化灶,或 PET-CT 随访示肿瘤消融区无异常放射性浓聚。

(2) 不完全消融(incomplete response,ICR):增强 CT/MRI 随访,肿瘤消融区可见异常强化灶,或 PET-CT 随访示肿瘤消融区可见异常放射性浓聚。

(3) 局部肿瘤进展(local tumor progression):先前判定为完全消融的肿瘤内或与其相连部位出现新发异常强化或放射性浓聚。

2. 临床疗效评估　在局部疗效评价的基础上,定期随访。技术成功和安全性评价至少随访 6 个月;近期临床疗效评价至少随访 1 年;中期临床疗效评价至少随访 3 年;长期临床疗效评价至少随访 5 年。生存时间是最重要的临床疗效指标,要记录患者 1 年、2 年、

3 年、5 年的生存情况。对于姑息性消融的患者要观察患者生存质量和临床症状改善情况等。

八、常见并发症及防治

1. 疼痛　消融治疗后疼痛常见,个体差异较大,主要表现为腹背部消融区域疼痛,不能耐受者可给予非甾体镇痛药止痛,严重者可给予吗啡类强镇痛剂。

2. 消融后综合征　约 2/3 患者可发生,由于坏死物质的吸收和炎性因子的释放引起,主要表现为低热、乏力、全身不适、恶心、呕吐等,一般持续 3~5 天,少部分持续 2 周左右,一般对症处理即可。

3. 出血　原因包括穿刺损伤脾动静脉、肾动静脉、下腔静脉、膈动脉,肿瘤破裂等。多表现为肾周血肿、血尿等,通常为自限性,无须特殊处理,注意观察患者血压、呼吸、脉搏等生命体征,必要时行 CT 或超声检查,内科治疗效果差时可介入栓塞或中转外科手术。

4. 胃肠道穿孔　肿瘤邻近胃肠道时有可能发生,术前应充分评估,术中可采取水分离技术,如确实无法将肿瘤与肠管分开则不能进行消融,可考虑腔镜下进行消融;一旦发生胃肠道穿孔应及时外科干预。

5. 肾功能受损　常发生于较大肿瘤单次消融体积较大的情况,由于大量破坏的红细胞及坏死物质入血,阻塞肾小管,导致血红蛋白尿及肾功能损害,严重者可出现高尿酸、高钾血症、高钙低磷血症等肿瘤崩解综合征。因此,较大肿瘤消融后应给予水化及利尿处理。

6. 气胸、血气胸　肾上极病灶邻近膈肌,穿刺时可能损伤胸膜腔或肺组织导致气胸或血气胸;少量气胸无须处理,中至大量气胸应穿刺抽吸或胸腔闭式引流;伴胸腔出血时按出血并发症处理。

7. 肾盂或输尿管损伤　邻近肾盂或输尿管的肿瘤,消融时容易导致肾盂或输尿管损伤;早期可表现为输尿管穿孔、输尿管瘘等,严重者可引起急性腹膜炎、麻痹性肠梗阻等;慢性期可表现为输尿管狭窄并伴有泌尿系反复感染、肾盂积水以及肾萎缩等。轻症者可通过放置输尿管支架等改善症状或治愈,重症者须接受肾盂输尿管整形术。

8. 皮肤灼伤　穿刺局部烫伤或采用单极射频电极针消融时,负极板与皮肤接触不良时易局部皮肤灼伤。

9. 其他少见情况。

九、典型病例

女性,68 岁,左肾癌根治性切除术后 13 年,发现右肾占位 1 个月余。孤立肾肿瘤患者,外科手术导致肾衰风险大;患者无消融禁忌,ECOG PS 评分 1 分,经多学科讨论,确定行介入栓塞同步 CT 引导穿刺活检 +RFA 治疗(图 9-2-1)。

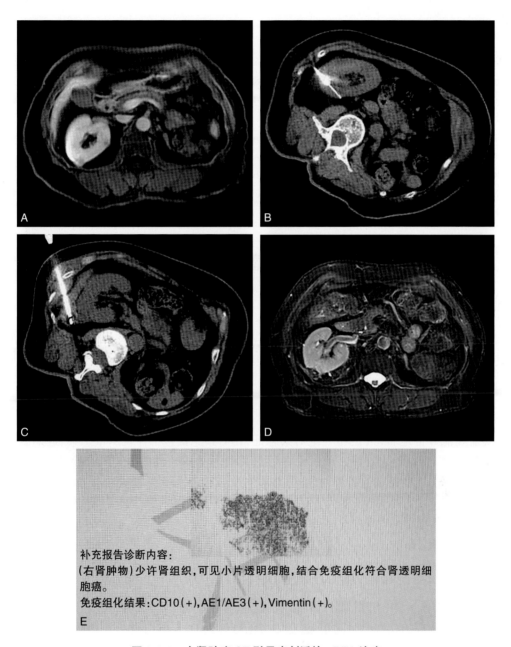

补充报告诊断内容：
（右肾肿物）少许肾组织，可见小片透明细胞，结合免疫组化符合肾透明细胞癌。
免疫组化结果：CD10（+），AE1/AE3（+），Vimentin（+）。

图 9-2-1　右肾肿瘤 CT 引导穿刺活检 +RFA 治疗

A. 术前增强 MRI 实质期，示右肾中极皮质大小 8mm 病灶呈低信号改变；B. CT 引导活检针穿刺至病灶内；C. 术中双极射频电极针穿刺至肿瘤中心，可见肾周少量出血；D. 消融术后 2 个月增强 MRI，示病灶完全消融，呈无强化低信号；E. 术后病理，明确诊断肾透明细胞癌

（潘　杰　李晓光　袁春旺）

参考文献

1. Motzer RJ, Jonasch E, Agarwal N, et al. Kidney Cancer, Version 2.2017, NCCN Clinical Practice Guidelines in Oncology. J Natl Compr Canc Netw, 2017, 15 (6): 804-834.

2. Ljungberg B, Bensalah K, Canfield S, et al. EAU guidelines on renal cell carcinoma: 2014 update. Eur Urol, 2015, 67 (5): 913-924.

3. Nunes TF, Szejnfeld D, Szejnfeld J, et al. Assessment of Early Treatment Response With DWI After CT-Guided Radiofrequency Ablation of Functioning Adrenal Adenomas. AJR Am J Roentgenol, 2016, 207 (4): 804-810.

4. Olweny EO, Park SK, Tan YK, et al. Radiofrequency ablation versus partial nephrectomy in patients with solitary clinical T1a renal cell carcinoma: comparable oncologic outcomes at a minimum of 5 years of follow-up. Eur Urol, 2012, 61 (6): 1156-1161.

第三节　肾肿瘤微波消融治疗

一、适应证

与肾肿瘤 RFA 相同,仍推荐针对 T1 期的肾癌行 MWA 治疗。但由于 MWA 消融范围较 RFA 大,有的研究报道将 MWA 应用于直径 >4cm 的肾肿瘤消融,也取得了不错的临床效果[1,2]。

二、禁忌证

凝血功能异常是 MWA 的唯一绝对禁忌证,相对禁忌证包括伴发严重感染、近期急性发作的不稳定型心绞痛或急性心肌梗死、急性脑血管意外等。此外,由于 MWA 较 RFA 升温更快,范围更大,当肿瘤贴近肠管、大血管等部位时,行 MWA 须谨慎。

三、术前准备

同射频消融。

四、消融操作步骤、方法、注意事项及治疗计划

MWA 的操作步骤、方法、注意事项及治疗计划基本与 RFA 相同,需要注意的是:MWA 的消融范围与选择的功率和时间相关,在制订治疗计划时,需结合肿瘤大小,血供丰富与否,与周围肠管、大血管的位置关系等综合考虑[3]。

五、随访及疗效评价

同射频消融。

六、常见并发症防治

同射频消融。

(李晓光　潘　杰　袁春旺)

参考文献

1. Yu J, Liang P, Yu XL, et al. US-guided percutaneous microwave ablation of renal cell carcinoma: intermediate-term results. Radiology, 2012, 263(3): 900-908.

2. Castle SM, Salas N, Leveillee RJ. Initial experience using microwave ablation therapy for renal tumor treatment: 18-month follow-up. Urology, 2011, 77(4): 792-797.

3. Cornelis FH, Marcelin C, Bernhard JC. Microwave ablation of renal tumors: A narrative review of technical considerations and clinical results. Diagn Interv Imaging, 2017, 98(4): 287-297.

第四节 肾肿瘤冷冻消融治疗

近 10 年来,RFA、Cryo-A、MWA 作为肾肿瘤治疗的手段得到迅速发展,但仍缺乏更多的临床数据支持。MWA 肾肿瘤具有非常好的前景,但是目前数据非常有限。RFA、Cryo-A 应用比较广泛,具体选择 RFA 或 Cryo-A 主要由术者根据自身经验决定,每种治疗方式都存在优势和不足[1-5]。最近 1 项荟萃分析显示 Cryo-A 较 RFA 更有优势:周期更短且局部进展率更低;当然该项荟萃分析纳入病例中的 65% 采用腹腔镜下手术。其他多项研究显示经皮途径与腹腔镜途径 Cryo-A 的并发症均非常低且无明显差异,但经皮途径花费更低、住院时间更短。

一、适应证

1. 因年龄、其他系统疾病等原因不适合手术切除或拒绝外科手术。
2. 直径小于 4cm。
3. 肾功能不全无法耐受手术或不能接受麻醉风险。
4. 孤立肾、移植肾或术后局部复发。
5. VHL 病(希佩尔 - 林道病)或其他遗传性多灶性肾肿瘤。
6. 肿瘤直径大于 4cm 可行姑息性消融或多针组合根治消融[6]。

二、禁忌证

1. 无法纠正的凝血功能障碍。
2. 多系统广泛转移。
3. 合并严重的心、脑、肝、肾等器官功能障碍。

三、术前准备

1. 实验室检查 1 周内的血、尿、粪便常规,肝肾功能,电解质,凝血功能,血型,感染筛查等。
2. 影像学检查 2 周内的腹部增强 CT/MRI,术前增强 MRI 对分期可提供更详细信息。
3. 患者与药物准备 患者术前禁食水,需准备局麻药、镇静药、止血药物、急救药物等药品;必要时请麻醉医师会诊。

四、治疗计划

1. 消融方式选择 可采取外科开腹手术、腹腔镜、经皮穿刺途径实施,视具体情况而定。

2. 影像引导方式选择 可采用超声、CT、MRI进行引导,具体视医院情况而定。

超声可实时成像、无电离辐射,但对肾肿瘤邻近的输尿管、肠道以及其他周围结构的显示不及CT或MRI,冷冻消融过程中冰球的声影往往干扰周围结构的显示,因此超声多用于引导穿刺。CT是目前最常用的引导方式,能清晰显示肿瘤与周围结构的关系,同时可清晰显示冰球范围,缺点在于存在电离辐射、不能实时成像。MRI的优势在于软组织分辨率高,无电离辐射,可任意平面成像,评价疗效更准确,此外,MRI还具有测温功能,使得消融更加精准。缺点在于需磁兼容消融设备与耗材,体内植入心脏起搏器者应用受限等。

五、操作步骤

1. CT引导[7]

(1)麻醉:一般采用局麻,可给予镇静处理,特殊患者可全麻。

(2)患者体位:患者多采取仰卧位、俯卧位、侧卧位。确保患者舒适并易于穿刺,还需要考虑肿瘤与肠管、肺、膈肌、肝脏、脾脏的位置关系。一般消融肾脏背侧的肿瘤患者多取俯卧位,消融腹侧、外侧肿瘤多采取仰卧位等。

(3)穿刺路径:结合术前增强CT/MRI及术中扫描所见确定最佳穿刺路径,穿刺路径需避开血管、肠管等重要结构。

(4)冷冻探针穿刺与消融:根据肿瘤大小确定所用冷冻探针数目,CT扫描监视冰球范围,确保冰球完全覆盖肿瘤的同时又与肾盂、输尿管、肠管等周围重要组织结构保持一定距离;2个循环冷冻复温后撤针,局部加压包扎。

2. MRI引导下冷冻消融

(1)器械准备:磁兼容设备与冷冻探针等。

(2)操作方法:与CT引导基本相同,只是MRI可进行轴位、矢状位、冠状位和任意平面成像,更利于确定最佳穿刺路径;此外,MRI上冰球的信号特点(冰球呈信号缺失改变)非常利于监控冰球范围;同时MRI的温度成像技术还可监测冰球及其周围的温度。

六、辅助技术

成功的水分离技术能够有效分离肿瘤与周边邻近的重要结构,如肠道、胰腺、输尿管等,对于肾肿瘤消融而言,生理盐水等液体通常注射至肾周脂肪间隙。如果肿瘤邻近腹壁,也可采用水分离技术进行保护[8]。

七、术后管理

留院观察,心电监护24小时以上,观察有无发热、疼痛、血尿、排尿障碍等表现。建议消融后3天内给予患者适当水化。

八、疗效评价

同肾肿瘤RFA,采用mRECIST标准进行评价。

九、常见并发症及其防治[6,9,10]

基本与肾肿瘤 RFA 相同,有下面几点需要特殊说明:

1. 神经损伤或感觉异常　冰球累及神经可导致其所支配区域感觉异常和肌肉麻木,甚至萎缩。①髂腹股沟神经走行于腰大肌表面、肾脏内侧方,冰球累及腰大肌时可能会使同侧腹股沟区域产生感觉异常或障碍;②穿刺致肋间神经损伤,导致所支配范围感觉异常或障碍;③其他可能受累的神经包括:生殖股神经、髂腹下神经、股外侧皮神经(沿腰大肌和腰方肌前表面走行)。

2. 肿瘤溶解综合征和冷休克　此为罕见并发症,发生率小于1%,可能与冷冻范围有关。冷冻消融后坏死物质释放入血,其可通过血液循环到达全身,进而导致全身炎症反应及严重的凝血功能障碍、血小板减少、弥散性血管内凝血、休克、肺损伤和多器官功能衰竭等。

3. 肿瘤种植转移　罕见。

十、随访策略

同肾肿瘤 RFA。

十一、典型病例

病例 1:孤立肾肾癌

1. 简要病史　男性,54岁,右肾癌切除术后5年,发现左肾肿瘤2个月,腹部 CT 示左肾下极类圆形肿瘤,最大径3cm(图9-4-1);无血尿、尿频、尿急、尿痛症状。经多学科会诊和患者治疗意愿拟行 CT 引导冷冻消融治疗。

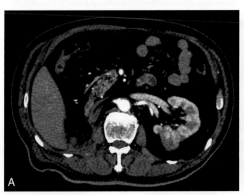
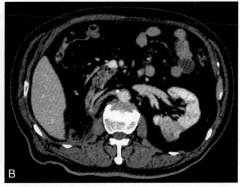

图 9-4-1　术前腹部增强 CT

A. 动脉期;B. 静脉期;可见左肾下极直径 3cm 的类圆形肿瘤,动脉期不均匀强化,静脉期呈低密度

2. 操作步骤与体会　患者取俯卧位,CT 扫描后确定进针路线,2 根冷冻探针联合应用,2 个冷冻循环(15 分钟冷冻,10 分钟复温)后冰球完全覆盖肿瘤(图9-4-2)。该患者为孤立肾肾癌,治疗重点是如何完全灭活肿瘤的同时最大程度保护正常的肾组织,因此,冷冻消融过程中应密切观察冰球范围,实现肿瘤的精准适形消融。

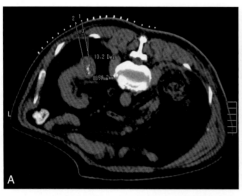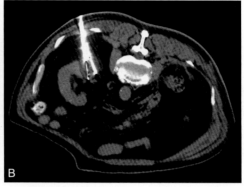

图 9-4-2　术中布针及术后即刻评估

A.进针路线设计;B.术后即刻 CT 评估消融范围

3. 随访　术后 6 个月增强 CT 示肿瘤完全坏死,左肾残留组织强化良好(图 9-4-3)。

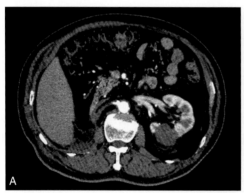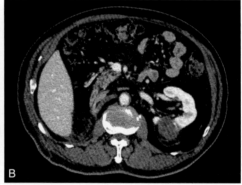

图 9-4-3　术后 6 个月腹部增强 CT

A.动脉期;B.静脉期;可见左肾消融区呈均匀低密度

病例 2:左肾下极小肾癌

1. 简要病史　男性,54 岁,体检发现左肾小肾癌。腹部 CT 示左肾下极类圆形肿瘤,最大径 2.0cm(图 9-4-4),无血尿、尿频、尿急、尿痛等症状。

2. 操作步骤与体会　患者取俯卧位,2 根冷冻探针联合应用(图 9-4-5A),2 个冷冻循环(15 分钟冷冻,10 分钟复温)后冰球完全覆盖肿瘤(图 9-4-5B)。病灶位于肾脏下极并向外突出,受呼吸影响较大,因此穿刺过程中需训练患者呼吸屏气;此外,为完全消融肿瘤给予 2 根冷冻探针联合应用以实现肿瘤完全灭活。

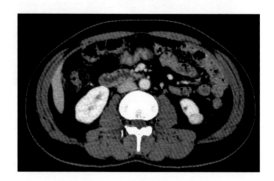

图 9-4-4　术前腹部增强 CT

静脉期示左肾类圆形低密度肿瘤,直径 2cm

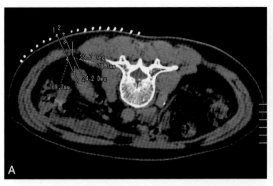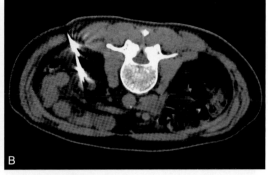

图 9-4-5　术中布针及术后即刻评估
A.进针路线设计;B.术后即刻 CT 评估消融范围

3. 随访　术后 10 个月增强 CT 示左肾肿瘤完全坏死(图 9-4-6)。

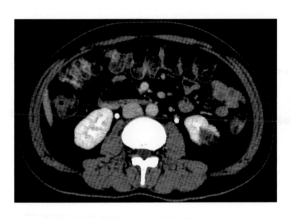

图 9-4-6　术后 10 个月腹部增强 CT
静脉期可见左肾无强化消融区完全覆盖肿瘤,未见残余活性肿瘤

病例 3:左肾癌

1. 简要病史　女性,64 岁,因血尿就诊,腹部 CT 示左肾下极类圆形肿瘤,最大径 3.5cm(图 9-4-7);无尿频、尿急、尿痛等症状。

2. 操作步骤与体会　患者取俯卧位,3 根冷冻探针联合,2 个冷冻循环(15 分钟冷冻,10 分钟复温)后冰球完全覆盖肿瘤(图 9-4-8)。病灶位于肾脏中部,并向肾盂突出,肾门血管受压向前移位,穿刺过程中需注意避免损伤肾脏血管,同时对于直径大于 3cm 的肿瘤,采取 3 根探针组合应用,力争肿瘤完全消融。

3. 随访　术后 2 个月增强 CT 示左肾肿瘤完全坏死(图 9-4-9)。

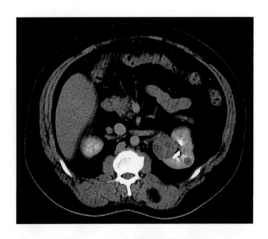

图 9-4-7　术前腹部增强 CT
静脉期示左肾类圆形不均匀低密度肿瘤,直径 3.5cm

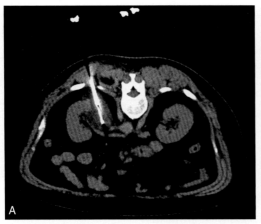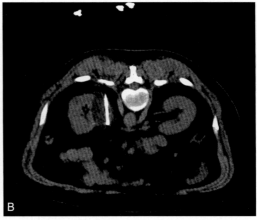

图 9-4-8 术中布针及术后即刻评估

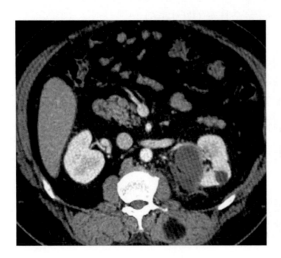

图 9-4-9 术后 2 个月腹部增强 CT
静脉期可见左肾消融区域完全覆盖原肿瘤,未见残留活性病灶成分

 病例 4:右肾肿瘤

1. 简要病史　女性,54 岁,腹部增强 CT 示右肾中部类圆形肿瘤,最大径 2.5cm(图 9-4-10)。

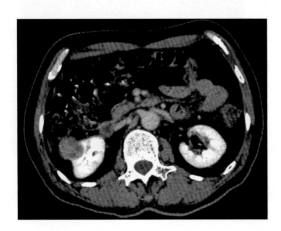

图 9-4-10 术前腹部增强 CT
静脉期示右肾类圆形不均匀低密度肿瘤,直径 2.5cm

2. 操作步骤与体会　患者取侧卧位,2 根冷冻探针联合,2 个冷冻循环(15 分钟冷冻,10 分钟复温)后冰球完全覆盖肿瘤(图 9-4-11);肾癌向外突出并邻近结肠肝曲,消融前 4 小时口服稀释对比剂 200ml 以清晰显示结肠肝曲,术中密切监测冰球大小,确保冰球完全覆盖肿瘤的同时避免损伤结肠,术后禁食、水 24 小时以最大程度保护结肠,降低肠瘘风险。

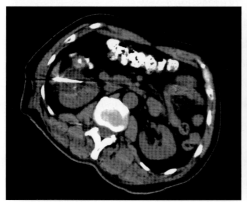 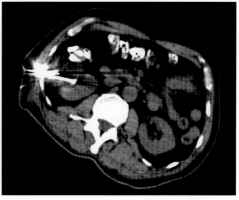

图 9-4-11　术中布针及术后即刻评估

3. 随访　术后 2 个月增强 CT 示右肾肿瘤完全坏死(图 9-4-12)。

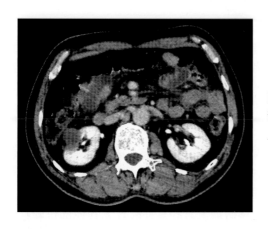

图 9-4-12　术后 2 个月腹部增强 CT
静脉期可见右肾消融区域完全覆盖原病灶,未见肿瘤残余

(邢文阁　于海鹏　司同国　袁春旺　郑加生)

参考文献

1. Permpongkosol S,Link RE,Kavoussi LR,et al. Percutaneous computerized tomography guided cryoablation for localized renal cell carcinoma:factors influencing success. J Urol,2006,176(5):1963-1968.

2. Weld KJ,Figenshau RS,Venkatesh R,et al. Laparoscopic cryoablation for small renal masses:three-year follow-up. Urology,2007,69(3):448-451.

3. Nguyen CT,Campbell SC. Salvage of local recurrence after primary thermal ablation for small renal masses. Expert Rev Anticancer Ther,2008,8(12):1899-1905.

4. Turna B,Kaouk JH,Frota R,et al. Minimally invasive nephron sparing management for renal tumors in solitary kidneys. J Urol,2009,182(5):2150-2157.

5. Schmit GD,Atwell TD,Leibovich BC,et al. Percutaneous cryoablation of anterior renal masses:technique, efficacy,and safety. AJR Am J Roentgenol,2010,195(6):1418-1422.

6. Schmit GD,Atwell TD,Callstrom MR,et al. Percutaneous cryoablation of renal masses >or=3cm:efficacy and safety in treatment of 108 patients. J Endourol,2010,24(8):1255-1262.

7. Yamanaka T,Yamakado K,Yamada T,et al. CT-Guided Percutaneous Cryoablation in Renal Cell Carcinoma: Factors Affecting Local Tumor Control. J Vasc Interv Radiol,2015,26(8):1147-1153.

8. West B,Keheila M,Smith JC,et al. Efficacy of antegrade and retrograde warm saline pyeloperfusion during renal cryoablation for ureteral preservation. Turk J Urol,2018,44(2):142-147.

9. Rosenberg MD,Kim CY,Tsivian M,et al. Percutaneous cryoablation of renal lesions with radiographic ice ball involvement of the renal sinus:analysis of hemorrhagic and collecting system complications. AJR Am J Roentgenol,2011,196(4):935-939.

10. Schmit GD,Schenck LA,Thompson RH,et al. Predicting renal cryoablation complications:new risk score based on tumor size and location and patient history. Radiology,2014,272(3):903-910.

第五节　肾上腺肿瘤射频消融治疗

一、适应证

1. 良性肿瘤　①明确诊断原发性无功能性肾上腺良性肿瘤,有外科手术指征但不能耐受手术或拒绝手术;②不适合外科切除、术后复发或拒绝外科手术者,须在内分泌科指导、麻醉科严密监护下行消融治疗;消融以改善患者临床症状为主要目的,肿瘤完全消融为次要目的。

2. 恶性肿瘤

(1) 治愈性消融(curative ablation):以完全灭活肿瘤为目的。

1) 肾上腺原发性肿瘤:患者因心肺功能差或高龄不能耐受手术切除;拒绝手术切除;手术切除后复发或其他局部治疗后复发;肿瘤最大径≤3cm且无其他部位转移[1]。

2) 肾上腺转移性肿瘤:某些生物学特征显示预后较好的肾上腺转移瘤,如果原发肿瘤能够得到有效治疗,可行转移瘤消融治疗。转移瘤最大直径≤3cm且无其他部位转移或其他部位转移灶可控[2]。

(2) 姑息性消融(palliative ablation):目的在于最大限度减轻肿瘤负荷、缓解肿瘤引起的症状并改善患者生活质量。

二、禁忌证

1. 活动性感染未很好控制,穿刺部位皮肤感染、破溃。
2. 有高血压危象风险且不能有效控制,并伴有严重心脑血管疾病。
3. 血小板小于 $50×10^9$/L 和无法纠正的凝血功能障碍。
4. 肝、肾、心、肺、脑功能严重不全者。
5. 严重贫血、脱水和营养代谢严重紊乱,无法在短期内纠正或改善。

6. 发热（体温 >38.5℃ ）。

7. 有广泛转移,预期生存期 <3 个月。

8. 美国东部肿瘤协作组（ECOG）体力状况（physical strength,PS）评分≥2 分。

9. 植入心脏起搏器患者避免 RFA（双极射频电极针除外）,可选择冷冻消融或微波消融。

三、术前准备

严格把握适应证,完善术前检查,综合评价患者全身情况,认真复习病史、体格检查及近期（2 周内的腹部增强 CT/MRI）影像资料。建议多学科（泌尿外科、内分泌科、介入科、介入超声科、肿瘤内科、放疗科、影像科、麻醉科等）讨论制定治疗策略、把握适应证[3]。

1. 引导方式选择　同肾肿瘤 RFA。

2. 患者准备

（1）消融术前应明确临床诊断,必要时行穿刺活检明确病理诊断。但需注意穿刺活检本身可诱发高血压危象（特别是嗜铬细胞瘤）,另外细针活检因获取组织有限,明确病理诊断困难。

（2）术前 1 周需完成血、尿、粪便常规,肝、肾功能,凝血功能,肿瘤标志物,血型检查、感染筛查以及心电图、肺功能等检查。对于肾上腺功能性肿瘤,术前应检测血、尿儿茶酚胺或肾上腺皮质激素水平及其他相关内分泌检查。

（3）功能性肿瘤患者必要时由内分泌科及麻醉科会诊。

（4）术前禁食 8 小时以上,禁水 4~6 小时。

四、术前治疗计划

1. 肿瘤部位　确定病灶位置、大小、形态、与邻近器官的毗邻关系。

2. 选择合适体位及皮肤穿刺点。

3. 穿刺路径　包括进针路线、角度及深度。

4. 初步拟定消融参数。

五、CT/MRI 引导消融操作步骤

1. 体位及穿刺路径　绝大多数的肾上腺肿瘤选择俯卧位经背部入路穿刺消融;患侧卧位经背部入路也是比较常用的体位,该体位可降低同侧肺组织活动度进而降低肺的穿刺损伤风险;仰卧位经过肝脏穿刺右侧肾上腺也是可以选择的进针路径。具体体位和穿刺路径应根据肿瘤大小、毗邻器官而定。

2. 麻醉方式　根据患者状况、肿瘤的位置和特性（如有无内分泌功能）,采用局麻或全身麻醉;推荐由麻醉医师实施麻醉并实时监测患者生命体征。

3. 穿刺要点　根据术前影像资料及术中 CT/MRI 扫描所见,避开血管、肺、肠管等分步进针穿刺病灶。

4. 消融策略　①根据病灶大小、位置及与邻近脏器的关系,设定消融参数;②较大肿瘤多点叠加消融,具体参数（温度、功率、时间等）根据不同设备进行具体设定;③消融过程中密切注意观察患者生命体征及治疗反应,尤其是患者血压、心率等,消融术中进行动脉连续测

压,若出现不可控血压骤升或高血压危象,应暂停消融并予以处理;④功能性肿瘤可采取间断消融方式(消融 1~2 分钟暂停 5~10 分钟,血压、心率稳定再启动消融);⑤消融计划完成进行扫描评价疗效(建议增强扫描),若肿瘤残留必要时补充消融;⑥功能性肿瘤以改善症状为首要目的,术中根据患者生命体征变化(血压、心率等)决定是否终止消融。

5. 撤针　消融完毕行针道消融后撤出消融针,观察有无出血(必要时针道消融止血)、气胸等并发症。

6. 术后观察　心电监护 24 小时,监测患者生命体征,必要时给予降压、止血、止痛等对症处理。

六、超声引导操作步骤

基本同 CT 引导,可参考超声引导肾肿瘤射频消融。

七、疗效评价及随访策略

1. 局部疗效　同样采用 mRECIST 评价局部疗效,检查方法及时间间隔同肾肿瘤消融治疗;肾上腺转移瘤一般要结合原发肿瘤进行相关检查;此外,肾上腺功能性肿瘤要对相关激素水平进行动态监测。

2. 临床疗效评估　同肾肿瘤消融治疗。

八、常见并发症及防治

除肾肿瘤消融并发症外,还包括:

1. 高血压危象　收缩压超过 180mmHg 或者舒张压超过 110mmHg,为高血压危象。高血压危象是肾上腺肿瘤消融最常见的并发症[1-3],发生原因可能为热损伤或刺激正常肾上腺组织,使大量儿茶酚胺释放入血液循环中,导致心动过速、心律失常、心脏后负荷快速增加,导致心肌缺血、舒张功能异常和肺水肿等。严重高血压危象可致中枢神经系统出血性卒中。因此消融过程中要严密监测患者的生命体征,尤其肾上腺功能性肿瘤消融时更应格外注意,如患者出现剧烈头痛、面色苍白、大汗淋漓、血压增高、心动过速时,要警惕高血压危象。一旦发生应立即暂停消融,并给予急救处理(建议有麻醉师在场,确保患者及手术安全)。

2. 肾上腺功能不全及肾上腺危象　多见于对侧肾上腺已外科切除或双侧肾上腺肿瘤同时消融术后;临床表现类似艾迪生(Addison)病,最特征性表现为全身皮肤色素加深;术后需长期口服糖/盐皮质激素替代治疗。对消融术后出现循环衰竭、脱水、不明原因低血糖、呕吐等表现的患者,应考虑肾上腺危象可能。一旦发生应积极抢救,建议及时请内分泌科会诊。

九、典型病例

女性,67 岁,肾上腺皮质癌术后,左侧肾上腺新发结节灶,PET-CT 提示恶性病变,患者拒绝手术,经多学科会诊拟行 CT 引导 RFA。病灶较小,紧邻脾脏、膈肌、脾动脉、主动脉。采用全麻,患者取俯卧位,增强扫描确认进针路径和周围重要血管位置,自脊柱旁入路,分步进针穿刺病灶。

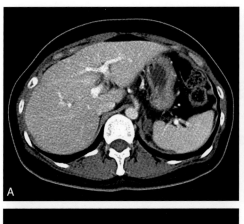
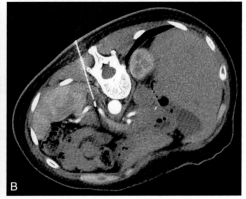
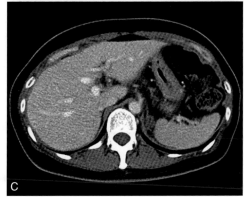

图 9-5-1　左侧肾上腺新发结节 RFA
A. 术前增强 MRI, 示左侧肾上腺肿瘤, 呈类圆形, 最大径 8mm; B. 术中增强 CT, 示双极射频电极针穿刺至病灶中心区, 脾动脉位于针尖前方; C. 消融术后 3 个月增强 CT, 示原病灶呈无强化低密度

（潘 杰　李晓光　龙 江　史勤生）

参考文献

1. Zhou K, Pan J, Yang N, et al. Effectiveness and safety of CT-guided percutaneous radiofrequency ablation of adrenal metastases. Br J Radiol, 2018, 91(1085): 20170607.

2. Mouracade P, Dettloff H, Schneider M, et al. Radio-frequency ablation of solitary adrenal gland metastasis from renal cell carcinoma. Urology, 2009, 74(6): 1341-1343.

3. Uppot RN, Gervais DA. Imaging-guided adrenal tumor ablation. AJR Am J Roentgenol, 2013, 200(6): 1226-1233.

第六节　肾上腺肿瘤微波消融

肾上腺肿瘤 MWA、RFA 同属热消融技术, 与 RFA 不同之处在于 MWA 升温更快, 能达到更高的温度, 消融范围更大, 消融时间更短, 无须负极板。但另一方面, 由于肾上腺解剖位置的特殊性, 周围有很多重要的脏器。因此, MWA 应用于肾上腺消融时更应小心谨慎[1-3]。

一、适应证和禁忌证

MWA 治疗肾上腺肿瘤的适应证和禁忌证与 RFA 相同。

二、术前准备

同 RFA。

三、消融操作步骤、方法、注意事项和治疗计划

MWA 的操作步骤、方法、注意事项及治疗计划基本与 RFA 相同,需要注意消融范围由功率与时间而定,在实际消融时应结合肿瘤大小、血供情况及与周围肠管、血管的位置关系设定消融参数。

四、随访及疗效评价

同 RFA。

五、常见并发症及处理

同 RFA。

六、典型病例

病例

1. 简要病史　男性,49 岁,肝右叶巨块型肝癌 MWA 后 5 个月 CT 复查,左侧肾上腺区可见大小为 3.5cm 类圆形轻度强化病灶,肝肿瘤完全消融(图 9-6-1A),左侧肾上腺病灶穿刺活检病理诊断为肝细胞肝癌左侧肾上腺转移,无消融治疗禁忌,拟行 MWA。

2. 治疗过程　具体见图 9-6-1B。

3. 注意事项　①患者采取俯卧位,微波天线后入路穿刺;②穿刺路径避开左下肺、左肾上极;③予以 2 个位点叠加消融,每一位点消融条件宜采用较低功率,较短时间策略;④注意观察患者生命体征,尤其需警惕高血压危象。

4. 随访　消融术后 6 个月增强 CT 扫描,示左侧肾上腺病灶完全消融,呈无强化均匀低密度,未见肿瘤残余(图 9-6-1C)。

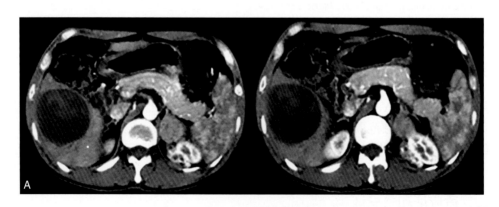

图 9-6-1　肝癌左侧肾上腺转移病灶 MWA

A. 术前腹部增强 CT,左侧肾上腺区可见大小类圆形轻度强化病灶,直径 3.5cm;

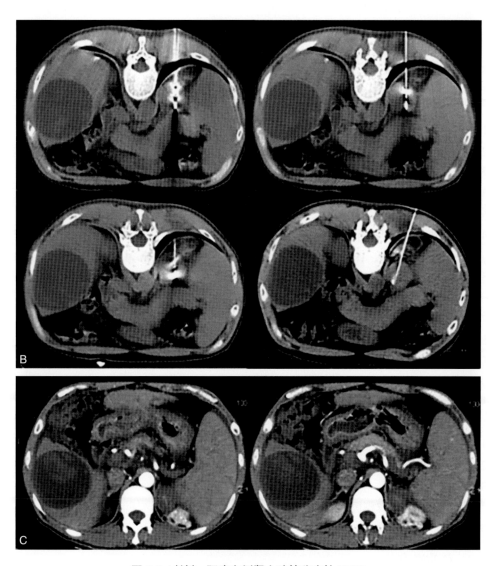

图 9-6-1(续)　肝癌左侧肾上腺转移病灶 MWA
B. 术中布针;C. 术后 6 个月腹部增强 CT,左侧肾上腺原病灶呈无强化均匀低密度,未见残留肿瘤

(李晓光　杨武威　范　勇　袁春旺)

参考文献

1. Yamakado K. Image-guided ablation of adrenal lesions. Semin Intervent Radiol,2014,31(2):149-156.

2. Wolf FJ,Dupuy DE,Machan JT,et al. Adrenal neoplasms:Effectiveness and safety of CT-guided ablation of 23 tumors in 22 patients. Eur J Radiol,2012,81(8):1717-1723.

3. Li X,Fan W,Zhang L,et al. CT-guided percutaneous microwave ablation of adrenal malignant carcinoma: preliminary results. Cancer,2011,117(22):5182-5188.

第七节　腹腔镜下肾肿瘤射频消融治疗

一、适应证

1. 肿瘤直径≤4cm(T1a 期)[1]。

2. 中央型肾肿瘤[2]；解剖位置特别复杂的中央型肾肿瘤，有条件的单位可行机器人辅助腹腔镜下射频消融[3]。

3. 肿瘤位于肾脏前唇或邻近大血管、输尿管、肠管、肝脏、脾脏等重要器官，需在腹腔镜下充分暴露[4]。

4. 肾肿瘤生长于解剖性或功能性孤立肾；或一侧肾因肾癌切除，另一侧肾出现转移病灶。

5. 双肾肿瘤。

6. 肾脏转移瘤。

7. 肾功能不全或多囊肾伴发肾肿瘤。

8. 对侧肾存在某些良性疾病，如肾结石、慢性肾盂肾炎或存在其他可能导致肾功能恶化的疾病(如高血压、糖尿病、肾动脉狭窄等)。

9. 有症状的肾脏良性肿瘤，如错构瘤[4]。

二、禁忌证[4]

1. 严重肝肾功能衰竭。

2. 心肺功能差。

3. 凝血功能障碍。

4. 因广泛肠粘连或腹膜炎病史而无法建立气腹者。

5. 有肺部疾病而致 CO_2 潴留者。

三、术前准备

1. 询问病史，近期有脑卒中或心梗病史者，手术应相应推迟(脑卒中患者推迟 6 周，心梗患者推迟 6 个月)；吸烟患者需戒烟 1 周以上；高血压患者血压得到有效控制，糖尿患者血糖降至合理水平。

2. 完善实验室检查(感染筛查、血常规、尿常规、粪便常规、凝血功能、血生化等)和术前常规检查(心电图、胸片、泌尿系超声等)；肾脏增强 CT/ 增强 MRI 检查(2 周内)；检测肾小球滤过率(GFR)记录肾功能基线状态。

3. 有血管支架置入或换瓣病史并且口服抗凝药治疗者，可用短效抗凝药替代桥接，术前 24 小时停用抗凝药；凝血功能障碍者，术前予以纠正。

4. 术前 6 小时禁食、术前 4 小时禁水。

5. 肿瘤紧邻集合系统者，可于消融前患侧输尿管置入 1 根 5F 输尿管导管，消融开始后经导管持续给予肾盂低温生理盐水灌注，以降低集合系统热损伤风险[3]。

四、治疗步骤

1. 消融针选择　肿瘤直径≤2.5cm,一般采取单针消融(以双极射频电极针为例);肿瘤直径 >2.5cm,可采取双针消融或单针多点消融[4,5]。

2. 采用腹腔镜联合超声定位,在超声引导下置入射频电极针,消融前行超声造影观察肾肿瘤血流状态;消融开始前先行肿瘤穿刺,留取组织送病理检查。

3. 消融结束再次行超声造影判断病灶毁损情况.

4. 术后第 1、第 3、第 7 天查肾功能(建议包括 GFR);术后第 1 年,每 3 个月复查增强CT/ 增强 MRI 及肾功能;术后第 2~3 年,间隔 6 个月复查上述项目,之后间隔 1 年复查。

五、常见并发症及防治

Vincent 等[6]比较了美国国立癌症研究院数据库中 2000 年至 2009 年的临床 T1a 期肾癌腹腔镜下射频消融和经皮射频消融术后 30 天内并发症发生情况,发现腹腔镜途径射频消融的并发症与经皮消融相比无统计学差异。Lian 等[7]对比分析了单中心肾肿瘤腹腔镜下射频消融和经皮射频消融的并发症发生率,提出无论是总并发症发生率还是根据并发症分级系统分层后的并发症发生率,均无显著差异。

腹腔镜肾肿瘤射频消融治疗的主要并发症包括:①出血,可表现为肾周血肿、镜下或肉眼血尿。肾周血肿较常见,发生率为 2%~5%[8]。少量的肾周出血可以自行吸收,大量肾周出血罕见。消融结束后常规针道炭化,使针尖温度上升至 90~100℃,可有效地防止针道渗血的发生。腹腔镜途径可直视下定位肾肿瘤的位置,射频电极针穿刺进针角度灵活,必要时可移动肾脏,有条件可采用腔镜下超声辅助,监测射频电极针的位置;且腹腔镜下可早期观察到针道出血,并可及时处理,相较于经皮消融术后出血风险降低。一般术后少量出血可自行停止,大量出血可采取 DSA 下肾动脉选择性栓塞止血、开放手术止血等措施。②肾集合系统、输尿管损伤,可表现为漏尿,尿液囊肿,肾积水,肾盂挛缩,输尿管狭窄。报道提示中央型肾肿瘤射频消融导致肾集合系统损伤的风险增加[9],如术中消融区域覆盖肾集合系统,则术后发生尿漏或尿液囊肿的可能增加。采用术中超声监测电极针插入组织的深度,控制作用时间可减少漏尿的发生。Marshall 等[10]分析肿瘤深度、位置与腹腔镜下射频消融并发症的关系,发现当肿瘤靠近肾集合系统,肾盂输尿管移行部(ureteropelvic junction,UPJ)或输尿管,采用瘤体周围实时温度监测,能够减少尿漏或者肾盂输尿管梗阻的发生。当肾肿瘤紧邻集合系统时,消融同时向肾盂持续输注 4℃生理盐水,可大大降低此并发症的发生率。肾盂或输尿管损伤导致肾积水较重者可行肾造瘘,肾周尿液性囊肿严重者必要时可采取引流。机器人辅助腹腔镜高频超声探头较传统腹腔镜下探头成像更为清晰,同时机械手臂能更灵活控制电极的置入角度和深度,能更有效避免肾集合系统损伤,减少漏尿或尿液囊肿的发生[3]。肿瘤的大小以及和集合系统关系是并发症的风险因素[11],因此术前需充分评估肿瘤的复杂性,选择合适的治疗策略,尽可能减少并发症风险。③针道种植。射频消融结束后常规针道消融,既可有效止血,又可预防肿瘤针道种植,且射频消融电极可经腹腔镜操作通道插入,针道种植鲜有报道。④邻近器官组织损伤,如结肠穿孔、胰腺损伤、肝脏损伤等,发生率很低。邻近输尿管、肠管、肝脏、脾脏等重要器官的肿瘤,腹腔镜下可以充分暴露瘤体,使其远离邻近器官,减少了消融过程中损伤的概率。Ezekiel 等[11]报道肠管、输尿管及大血管等重要脏器在腹腔镜途径下可更好得到保护,因而较大的或位于腹侧的肿瘤常优先采取腹腔镜途径消融。⑤肾梗死也有少量报道,术中或术后出现肾梗死很少发生,且一般不累及整个肾脏,靠近射频消融区的小动脉热损伤是可能的原因,故术前对瘤体周围血管的识别非常必要,尤其对于肾功能不全的患者[7]。⑥其他较轻微并发症包括射频消融后发热,局部疼痛,局部皮肤麻木感,肠梗阻等,这些症状一般对症治疗后即可缓解。

六、疗效评价及术后随访

腹腔镜下肾肿瘤射频消融作为一种创伤相对较小、疗效确切的手术治疗方式,正在被越来越多的医生和患者所接受。术后随访对于及时发现肿瘤的残留和复发至关重要。Matin 等[12]进行的 7 家机构的多中心调查结果显示,行射频消融治疗的 616 例肾脏肿瘤患者中,有 63 例(10.2%)存在肿瘤残留或复发,经过二次射频消融治疗后此发生率降至4.2%。

影像学检查在术后随访中至关重要,增强 CT 成像清晰,可较准确显示消融区范围及肿瘤消融情况,故可用于临床疗效随访。但对于肾功能不全的患者或对含碘对比剂过敏者,增强 CT 无法作为常规随访手段,可采用增强 MRI 进行随访[13]。

超声检查价格低廉、移动方便,且无电离辐射,应用较广泛。是射频消融后较理想的检查工具[14]。如毁损区出现持续血流灌注或超声造影示消融毁损区出现微气泡影像,可初步考虑复发可能,需进一步检查。

患者接受肿瘤射频消融术后的最佳随访时机尚存争议。大部分学者建议每 6 个月进行相应的影像学与生化检查。根据长期生存患者的随访经验,我们推荐在术后的第 1 年每 3 个月进行增强 CT 或者增强 MRI 检查,也可增加超声造影检查,对比检查结果。此外,并不常规推荐对消融区进行穿刺活检来判断肿瘤是否残留[15]。

七、典型病例

病例 1

1. 简要病史 男,36 岁,体检发现左肾占位 5 天,查体无特殊。腹部增强 CT 示左肾中极占位,直径约 1.8cm,右肾发育不良(图 9-7-1);术后病理为肾透明细胞癌(图 9-7-2)。

2. 手术计划 拟行机器人辅助腹腔镜下左肾肿瘤射频消融治疗。

3. 手术步骤与操作技巧 患者右侧卧位,常规消毒铺无菌单。全麻下于脐旁(A 点)切开皮肤约 2cm,作为镜头孔,分别于左锁骨中线附近,距离镜头孔 10cm(B 点)、髂前上极水平(C 点)切开 1.5cm 并穿刺作为左右器械孔,取患者正中线脐下,距离镜头孔 10cm(D 点)切开 2cm,置入套管,并取剑突下切开 2cm(E 点),作为辅助孔。建立气腹后,在电视镜监视下机器人手臂进入腹腔,固定机器人手臂于各鞘卡内,连接机器人手术操作系统,锐性分离扩大腹腔。打开结肠旁沟,显露肾脏中极腹侧瘤体及肾门血管,局部可见肿瘤稍突出肾脏表面,行超声探查及超声造影确定肿瘤位置、大小和血供,首先经皮利用 16G 活检针行左肾肿瘤穿刺活检,活检组织送病理检查;再将活性端 3cm 的射频电极针经皮穿刺至肿瘤部位,确认消融针位置正确后行单点消融:最大功率,时间 15 分钟,能量 20kJ,电视镜下可见肿瘤迅速收缩、固化;再行超声造影,确认肿瘤完全消融(图 9-7-3)。

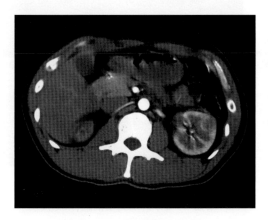

图 9-7-1 术前增强 CT 动脉期

显示左肾中部腹侧类圆形明显强化病灶,直径约
1.8cm,边界清晰

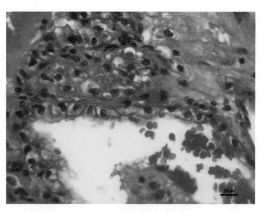

图 9-7-2 术后病理提示肾透明细胞癌

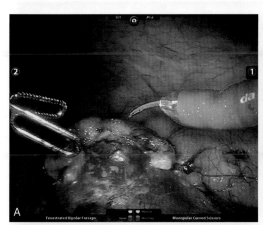

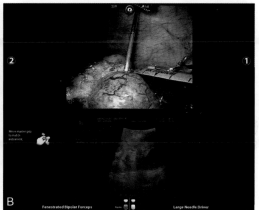

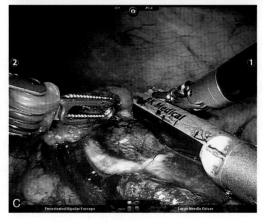

图 9-7-3 机器人辅助腹腔镜肾肿瘤射频消融术

A. 示机器人暴露患侧肾脏及拟穿刺区域;B. 射频
电极针穿刺进入肿瘤内,超声探查确定穿刺深度
及位置,确保电极针位于肿瘤中央;C. 射频消融结
束行超声造影,即刻评价消融范围

4. 病例特点及经验体会　该患者的肾肿瘤位于左侧孤立肾中部腹侧,呈内生性生长,直径 1.8cm;如行常规肾部分切除术需阻断左侧肾蒂血管,可能对肾脏功能造成不可逆损伤,而行射频消融则可实现根治疗效,并可最大程度保护肾功能、明显降低手术风险。

5. 随访　术后定期随访肾功能及增强 CT,肾功能持续正常,增强 CT 均提示肿瘤完全消融,未见肿瘤残余(图 9-7-4)。

病例 2

1. 简要病史　男,46 岁,体检发现右肾占位。查体无特殊。腹部增强 CT 提示右肾下极

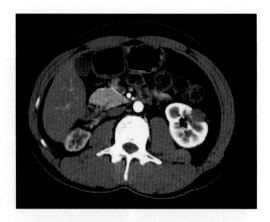

图 9-7-4　消融术后 6 个月
增强 CT 显示肿瘤完全消融,未见残余

占位,直径约 2.5cm(图 9-7-5);术后病理为肾透明细胞癌(图 9-7-6)。

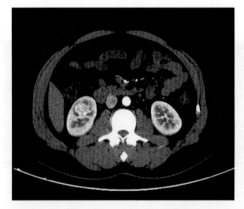

图 9-7-5　术前增强 CT 动脉期
显示右肾下极完全内生性明显强化病灶,直径约 2.5cm,边界清晰

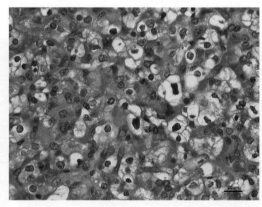

图 9-7-6　术后病理提示肾透明细胞癌

2. 手术计划　拟行机器人辅助腹腔镜下右肾肿瘤射频消融。

3. 手术步骤与操作技巧　患者左侧卧位,常规消毒铺无菌单,全麻下于脐旁(A 点)切开皮肤约 2cm,作为镜头孔,分别于右锁骨中线附近,距离镜头孔 10cm(B 点)、髂前上极水平(C 点)切开 1.5cm 并穿刺作为左右器械孔,取患者正中线脐下,距离镜头孔 10cm(D 点)切开 2cm,置入套管,并取剑突下切开 2cm(E 点),作为辅助孔。建立气腹后,在电视镜监视下机器人手臂进入腹腔,固定机器人手臂于各鞘卡内,连接机器人手术操作系统,锐性分离扩大腹腔。打开结肠旁沟,肾门血管,肾脏表面无法查见肿瘤,行超声探查及超声造影确定肿瘤位置、大小和血供,首先经皮利用 16G 活检针行左肾肿瘤穿刺活检,活检组织送病理检查;再将活性端 3cm 的射频电极针经皮穿刺至肿瘤部位,确认消融针位置正确后行单点消融,最大功率,时间 18 分钟,能量 23kJ,电视镜下可见肿瘤迅速收缩、固化;再行超声造影,确认肿瘤完全消融(图 9-7-7)。

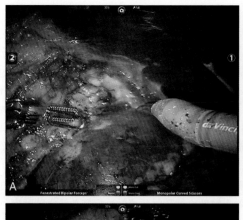
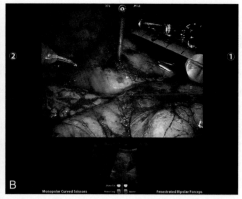
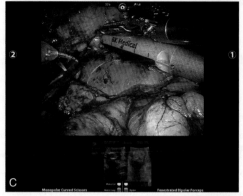

图 9-7-7 机器人辅助腹腔镜肾肿瘤射频消融

A. 示机器人暴露患侧肾脏及拟穿刺区域,超声探头明确肿瘤部位及范围;B. 超声监视下射频电极针穿刺进入肿瘤内,确保电极针位于肿瘤中央部位;C. 射频消融结束行超声造影,即刻评价消融范围

4. 病例特点及经验体会 该肿瘤位于右肾下极,为完全内生性肿瘤,大小约 2.5cm,单纯肾部分切除手术风险相对较大,且术中需要阻断肾动脉,有可能影响肾功能;而射频消融疗效确切,对小肾癌可以达到和肾部分切除同等疗效。

5. 随访 术后定期随访肾功能及增强 CT,肾功能持续正常,增强 CT 均提示肿瘤完全消融,未见肿瘤残余(图 9-7-8)。

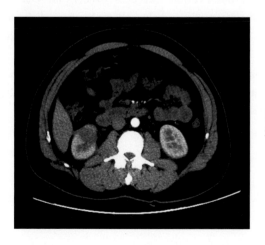

图 9-7-8 消融术后 6 个月

增强 CT 显示肿瘤完全消融,未见残余

(赵晓智 陆群 王鑫 郭宏骞)

(本章组长 郭宏骞 副组长 邢文阁 秘书 赵晓智)

参考文献

1. Olweny EO, Park SK, Tan YK, et al. Radiofrequency ablation versus partial nephrectomy in patients with solitary clinical T1a renal cell carcinoma: comparable oncologic outcomes at a minimum of 5 years of follow-up. Eur Urol, 2012, 61(6): 1156-1161.

2. 姚东伟, 屈峰, 郑金榆, 等. 腹腔镜下射频消融治疗中央型肾肿瘤. 中华外科杂志, 2015, 53(6): 446-449.

3. 杨阳, 赵晓智, 姚林方, 等. 机器人辅助腹腔镜下射频消融术治疗肾肿瘤的临床观察. 临床泌尿外科杂志, 2018(2): 152-155.

4. 郭宏骞, 燕翔, 纪长威, 等. 腹腔镜辅助下冷循环射频消融治疗肾脏肿瘤. 江苏医药, 2008(12): 1220-1222.

5. 杨荣, 李友健, 刘天遥, 等. 肾动脉低温灌注联合机器人辅助冷循环射频消融治疗复杂性肾脏肿瘤. 临床泌尿外科杂志, 2018(6): 428-431.

6. Trudeau V, Larcher A, Boehm K, et al. Comparison of Postoperative Complications and Mortality Between Laparoscopic and Percutaneous Local Tumor Ablation for T1a Renal Cell Carcinoma: A Population-based Study. Urology, 2016, 89: 63-67.

7. Lian H, Guo H, Zhang G, et al. Single-center comparison of complications in laparoscopic and percutaneous radiofrequency ablation with ultrasound guidance for renal tumors. Urology, 2012, 80(1): 119-124.

8. Johnson DB, Solomon SB, Su LM, et al. Defining the complications of cryoablation and radio frequency ablation of small renal tumors: a multi-institutional review. J Urol, 2004, 172(3): 874-877.

9. Wah TM, Koenig P, Irving HC, et al. Radiofrequency ablation of a central renal tumor: protection of the collecting system with a retrograde cold dextrose pyeloperfusion technique. J Vasc Interv Radiol, 2005, 16(11): 1551-1555.

10. Wingo MS, Leveillee RJ. Central and deep renal tumors can be effectively ablated: radiofrequency ablation outcomes with fiberoptic peripheral temperature monitoring. J Endourol, 2008, 22(6): 1261-1267.

11. Young EE, Castle SM, Gorbatiy V, et al. Comparison of safety, renal function outcomes and efficacy of laparoscopic and percutaneous radio frequency ablation of renal masses. J Urol, 2012, 187(4): 1177-1182.

12. Matin SF, Ahrar K, Cadeddu JA, et al. Residual and recurrent disease following renal energy ablative therapy: a multi-institutional study. J Urol, 2006, 176(5): 1973-1977.

13. 徐涛, 郭宏骞. 射频消融在肾脏肿瘤的治疗中质量控制和疗效评价. 现代医学, 2011(4): 487-490.

14. Kong WT, Zhang WW, Guo HQ, et al. Application of contrast-enhanced ultrasonography after radiofrequency ablation for renal cell carcinoma: is it sufficient for assessment of therapeutic response?. Abdom Imaging, 2011, 36(3): 342-347.

15. Meloni MF, Bertolotto M, Alberzoni C, et al. Follow-up after percutaneous radiofrequency ablation of renal cell carcinoma: contrast-enhanced sonography versus contrast-enhanced CT or MRI. AJR Am J Roentgenol, 2008, 191(4): 1233-1238.

第十章
前列腺肿瘤消融治疗

第一节　前列腺肿瘤概述

前列腺癌是最常见的恶性肿瘤之一,在美国,前列腺癌发病已居男性恶性肿瘤第 1 位(28%)[1],确诊年龄平均 66 岁[2]。在我国,前列腺癌发病逐年升高[3],前列腺特异性抗原(PSA)检测、经直肠超声、磁共振和超声引导前列腺穿刺活检的日益普及,使早期前列腺癌的检出成为可能。

前列腺癌治疗现状如下:外科根治术仍是首选;内分泌治疗(手术或药物去势 + 雄激素阻断)多用于高龄患者;包括粒子植入在内的放疗也有较好疗效;化疗(紫杉醇等)为三线治疗,但上述疗法均存在一些缺陷,根治术创伤较大,并发症较多,往往对患者生活质量造成较大影响;内分泌及去势术仅为姑息性治疗,并未切除肿瘤,肿瘤易复发;粒子植入也属于姑息性治疗且存在粒子迁移相关并发症[4]。

随着微创理念深入人心,冷冻消融、射频消融、HIFU(高强度聚焦超声)、激光消融[5]等局部消融疗法逐渐被应用于治疗前列腺癌并初步取得了较好疗效。但目前前列腺癌消融多用于以减瘤、减症为主要目的姑息性治疗。

(胡　兵)

参考文献

1. Katanoda K, Matsuda T. Five-year relative survival rate of testis cancer in the USA, Europe and Japan. Jpn J Clin Oncol, 2014, 44(12):1248.

2. Miller KD, Siegel RL, Lin CC, et al. Cancer treatment and survivorship statistics, 2016. CA Cancer J Clin, 2016, 66(4):271-289.

3. 梁朝朝,陈先国,周骏,等. 前列腺癌治疗中应该重视的几个问题. 中华临床医师杂志, 2011, 5(18):5256-5258.

4. Bostwick DG, Waters DJ, Farley ER, et al. Group consensus reports from the Consensus Conference on Focal Treatment of Prostatic Carcinoma, Celebration, Florida, February 24, 2006. Urology, 2007, 70(6 Suppl):42-44.

5. 陈旖旎,陈磊,胡兵.超声引导下经会阴前列腺癌激光消融(附病例报告).肿瘤影像学,2016,25(2):137-142.

第二节　前列腺肿瘤射频消融治疗

一、适应证

1. 局限性前列腺癌。
2. 存在外科手术禁忌或无法耐受手术。
3. 内分泌治疗或放疗失败。

二、禁忌证

1. 无法纠正的凝血机制障碍。
2. 急性感染期。
3. 一般状况差,不能耐受手术和麻醉。

三、治疗计划

主要根据前列腺病灶分期、分级与具体位置而定。根据治疗目的有以下几种方式:单纯病灶消融(仅对直径 1.5cm 以内的病灶进行消融)、区域消融(对前列腺单侧约 1/2 区域进行消融)、单侧消融(对前列腺单侧进行消融)和双侧消融(对前列腺双侧进行消融)[1-4]。前 3 种消融模式可以重复进行,后 2 种消融模式均要求同时消融包括尿道后方的边缘区前列腺组织。单侧消融时遵循先消融前部和远侧,再就近消融的布针顺序。具体消融方式的选择根据前列腺体积、病灶大小、分布及操作者经验而定。近年来迅猛发展的融合成像技术也可应用于前列腺消融,充分利用磁共振成像信息指导布针使消融更加精准。

前列腺形态特殊,毗邻结构复杂,实施消融难度较大。消融范围与并发症及疗效呈正相关[4],因此如何实现最大程度消融病灶又不损伤周围组织结构是前列腺肿瘤消融的关键。前列腺癌常为多灶性生长,一侧发生肿瘤时,另一侧也可能存在影像学无法分辨的微小病灶,故传统全腺体治疗理论认为仅对影像学可见病灶及周缘区进行治疗往往不够,但近年来索引病变(Index lesion)理论(即前列腺内最大的肿瘤驱动前列腺癌的自然进程)为前列腺癌微创治疗提供了理论依据,该理论认为只有体积 >0.5ml 的主病灶才会对 Gleason 评分及预后产生影响,而平均体积 0.3ml 的次要病灶往往不需要治疗[5,6]。因此只要充分灭活主病灶,其疗效相当于全腺体切除。虽然这一假说还需进一步验证,但这并不妨碍前列腺局部消融概念的提出和个体化治疗的临床实践。

四、术前准备

1. 患者准备

(1) 超声引导前列腺穿刺活检,明确前列腺癌病理分级。

(2) 盆腔 MRI 检查,明确前列腺癌肿瘤分别及盆腔淋巴结转移情况。

(3) 全身骨扫描除外骨转移,必要时行胸部 CT 除外肺转移。

(4) 实验室检查[血常规、二便常规、感染筛查、肝肾功能、凝血功能、PSA 和游离 PSA（fPSA）等]。

(5) 胸片、心电图等，必要时行心脏超声以及肺功能或血气分析除外手术或麻醉禁忌证。

(6) 治疗糖尿病、高血压等慢性疾病达到手术要求。

(7) 服用抗凝药者，术前 1 周停用抗凝药。

(8) 会阴部备皮，术前 1 晚清洁灌肠。

(9) 术前 6 小时禁食水；术前半小时苯巴比妥 + 阿托品肌内注射。

2. 医生准备

(1) 熟悉病历和患者查体，复习影像资料和实验室检查，必要时和病理科医生探讨患者病理 Gleason 评分，以制定合理消融方案。

(2) 签署手术知情同意书。

(3) 麻醉医师访视，签署麻醉知情同意书。

3. 仪器设备和器械

(1) 彩色多普勒超声仪（双平面直肠探头，中心频率 7.5/5.0MHz 左右，可超声造影）。

(2) 射频仪及配套射频电极针。

(3) 麻醉配套装置。

(4) 无菌探头套、无菌罩（遮盖超声仪操作面板）和手术消毒包（消毒器械、无菌巾、止血钳、尖头手术刀、纱布等）。

五、超声引导消融操作步骤

1. 生命体征监测　心率、血压、血氧饱和度等。

2. 麻醉　连续硬脊膜外腔麻醉、骶管阻滞麻醉或静脉镇痛（芬太尼 + 丙泊酚），麻醉医师全程监测生命体征。

3. 患者体位　采取膀胱截石位，垫高臀部，托起阴囊。负极板（双极射频电极针无须负极板）贴于患者大腿两侧肌肉发达处。

4. 留置导尿　常规消毒、铺巾，经尿道留置三腔导尿管；准备低温平衡液（用于消融过程中持续灌注，以保护尿道和膀胱）。

5. 射频电极针穿刺　双平面直肠超声探头置入肛管引导射频电极针经会阴穿刺及布针，超声纵切面与水平切面变换以确认电极针在前列腺内的空间位置，确保位置正确。

6. 对周缘区后部消融时要注意保护直肠，可采用在前列腺后包膜后方注入蒸馏水的方法减弱热量传导至直肠，必要时可在超声探头外包水囊，内用低温循环水以带走热量。

7. 消融参数　根据前列腺肿瘤大小、位置、预消融范围设定。

8. 消融结束　超声探查高回声区覆盖预消融靶区，必要时超声造影明确消融范围满意后结束消融。

9. 术后处理　①卧床并心电监护 6 小时以上（腰麻或者连续硬脊膜外麻醉、骶管阻滞麻醉者去枕平卧），必要时予镇痛处理；②术后 2 小时、24 小时超声检查，观察盆腔有无积液；③术后常规给予止血药 3 天，膀胱留置导尿 3~7 天。

六、并发症及处理

1. 血尿　一般程度较轻。

2. 发热　一般不超过 38.5℃。

3. 尿失禁　多为暂时性;尤其曾行放射治疗或粒子植入者因膜部组织硬化似乎更易出现尿失禁。

4. 尿道旁积液　患者表现为轻度尿失禁伴排尿困难,长期内分泌治疗、体质较弱、分级较高、癌灶范围较广、累及膜尖部尿道周围的患者为高危因素。必要时泌尿外科行尿道修补术。

5. 排尿困难　前列腺增生严重者更明显。

6. 其他　逆行性射精、勃起功能障碍,均极少见。

七、疗效评估和随访

1. 即刻疗效评价　术后 15 分钟行经直肠前列腺超声造影,明确消融范围。

2. 长期疗效评价　主要通过 PSA 监测、盆腔增强 MRI 及经直肠前列腺超声。

(1) 目前疗效评估尚无统一标准,一般将 "PSA 较术前下降 50%" 判断为治疗有效,术后患者需要定期复查 PSA,一般每月 1 次,至 PSA 稳定后每 3 个月一次。

(2) 每年复查 1 次盆腔增强 MRI。

(3) 如怀疑生化复发,可根据需要增加复查频率以及骨扫描等辅助检查。

(4) 一般以 "PSA 较术后最低值升高≥2ng/ml 或穿刺病理证实或影像学发现新发病灶" 为标准判断治疗失败[7]。

(5) 由于前列腺消融术后残留前列腺组织大小不一,而 PSA 值与前列腺体积大小有关,故将 PSA 密度值(PSAD)作为随访指标似乎更合理,一般正常值小于 0.15。

八、典型病例

病例 1

1. 简要病史　男性,67 岁,既往因真性红细胞增多症多次化疗,近期 PSA 持续增高(10.69ng/ml),B 超提示前列腺体积增大伴右侧周缘体尖部后部低回声,盆腔增强 MRI 示右侧周围区腺癌伴前列腺增生,病灶直径 5mm(图10-2-1),双侧耻骨支、坐骨、髂骨、腰骶椎多发转移。超声引导穿刺活检病理诊断前列腺癌,Gleason 评分 9 分,无外科手术指征,拟行超声引导肿瘤 RFA。

2. 操作步骤与体会　患者取截石位,会阴部常规消毒,超声引导定位,1% 利多卡因局麻,静脉镇痛;生命体征监测。消融前超声造影进

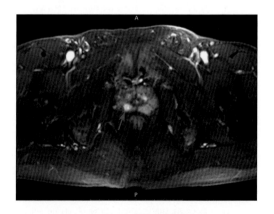

图 10-2-1　术前盆腔增强 MRI

前列腺右侧周围区结节(红色箭头所指),直径 5mm,考虑前列腺癌

一步确认肿瘤范围(图10-2-2),超声引导射频电极针(活性端1cm)穿刺至右侧缘病灶部位并布针2个位点,通过纵切面与水平切面超声探查确认消融针位置正确后行消融治疗,超声实时动态观察肿块消融过程,消融结束后行针道消融后撤针,可见高回声消融区覆盖病灶,15分钟后行超声造影可见低信号无强化区覆盖原肿瘤(图10-2-3)。术后患者平卧,禁食水4小时,密切观察血压等生命体征,术后2小时、24小时复查超声观察盆腹腔有无积液。

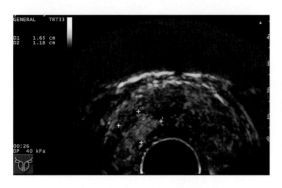

图10-2-2　术前超声造影图像
前列腺右侧叶病灶(测量区域)

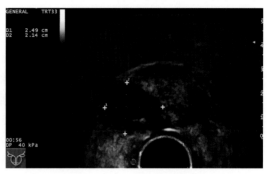

图10-2-3　术后超声造影图像
右侧消融区域未见对比剂增强(测量区域)

　　患者为老年男性,前列腺癌Gleason评分9分,已有多处骨转移,既往患真性红细胞增多症并多次化疗,身体情况欠佳,无手术切除指征,故拟行前列腺右侧叶病灶消融治疗。由于病灶小且前列腺形态不规则,采取活性端1cm的射频电极针仅对病灶进行2个位点叠加消融,达到完全灭活肿瘤的同时未出现明显并发症的效果。

　　3. 随访　术后1周增强MRI复查(图10-2-4)示前列腺右侧消融区呈无强化低信号改变;PSA 13.28ng/ml,1个月后复查PSA 1.45ng/ml;4个月后复查PSA 0.38ng/ml,超声示消融区较前缩小,回声杂乱,超声造影未见强化。

病例2

　　1. 简要病史　男性,71岁,体检发现PSA升高(PSA 13.54ng/ml)1年余入院,前列腺超声示前列腺右侧周缘区体尖部偏低回声区结节,前列腺增强MRI示前列腺右侧周围带明显强化结节,直径11mm(图10-2-5),伴前列腺肥大与结节状增生。超声引导前列腺穿刺活检病理诊断前列腺腺癌伴神经周围癌浸润,Gleason评分6分。

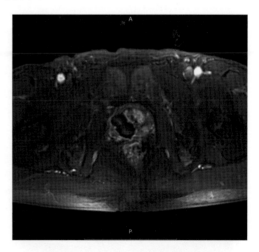

图10-2-4　术后1周盆腔增强MRI
前列腺右侧消融区呈无强化低信号改变,边缘可见强化

　　2. 手术操作步骤与体会　患者取截石位,会阴部常规消毒、铺巾,超声引导定位,1%利多卡因局麻,静脉镇痛给药;生命体征监测,因前尿道狭窄(距尿道外口2~3cm处),予以超声引导尿道扩张后导入16F双腔导尿管。超声引导射频电极针穿刺行右侧叶消融,消融前通

过纵切面与水平切面超声探查确认消融针位置
正确后进行消融,术中采用尿道灌注法保护尿
道,超声实时动态观察肿块消融过程,消融结束
后行针道消融后撤针,可见高回声消融区覆盖病
灶,15 分钟后行超声造影可见低信号无强化区
覆盖原肿瘤。术后患者平卧,禁食水 4 小时,密
切观察血压等生命体征,术后 2 小时、24 小时复
查超声观察盆腹腔有无积液。

前列腺癌消融要充分考虑肿瘤分期、病灶
大小及位置。该患者前列腺癌诊断明确,影像学
检查未显示骨、肺转移,故考虑行前列腺单侧消
融,以最大程度实现肿瘤完全灭活并减低复发风
险。由于病灶小且前列腺形态不规则,推荐使用
活性端 1cm 的射频电极针,术中进行多点叠加
消融,先消融前部和远侧,再退针就近消融。布
针时保证电极针距尿道和前列腺包膜 1cm 以上。

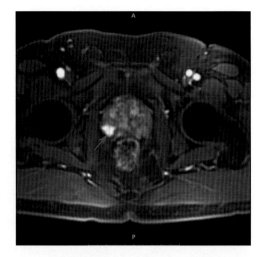

图 10-2-5　术前盆腔增强 MRI
前列腺右侧周围带明显强化结节,直径 11mm
(红色箭头所指)

15 分钟后超声造影评价疗效,如未到达预期消融范围,可补充消融。

3. 随访　术后 1 个月增强 MRI 示右侧前列腺外周带及部分中央带消融区无强化(图
10-2-6);术后 10 个月增强 MRI 示右侧原消融区明显缩小,中央带不均匀强化(图 10-2-7);术
后 5 天 PSA 62.52ng/ml,术后 1 个月 PSA 2.7ng/ml,术后 4 个月 PSA 1.48ng/ml,术后 10 个月
PSA 1.58ng/ml。

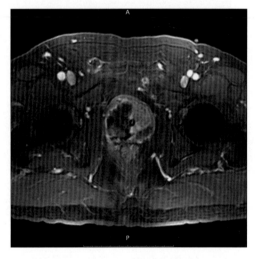

图 10-2-6　术后 1 个月盆腔增强 MRI
右侧前列腺外周带及部分中央带消融区呈无强
化低信号改变,边缘可见强化

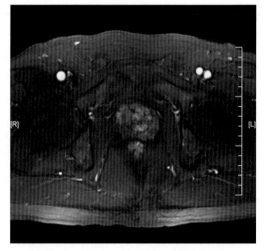

图 10-2-7　术后 10 个月盆腔增强 MRI
右侧原消融区明显缩小,中央带不均匀强化

(胡　兵　陈　磊　陈旖旎)

参考文献

1. 胡兵,周永昌.关于前列腺经直肠实时灰阶超声谐波造影技术的现状及思考.声学技术,2004,23(z4):7-8.

2. 胡兵,周永昌.经直肠前列腺超声显像//刘吉斌.现代介入性超声诊断与治疗.北京:科学技术文献出版社,2004:377-381.

3. 胡兵.前列腺癌射频微创治疗及超声造影//周永昌,陈亚青.男性生殖系疾病超声诊断与介入治疗.北京:科学技术文献出版社,2013:113-119.

4. 胡兵,李佳.泌尿超声进展:肾、前列腺射频消融基础与临床研究.中华医学超声杂志,2011,8(3):463-467.

5. Polascik TJ,Mayes JM,Schroeck FR,et al. Patient selection for hemiablative focal therapy of prostate cancer: variables predictive of tumor unilaterality based upon radical prostatectomy. Cancer,2009,115(10):2104-2110.

6. Satake N,Ohori M,Yu C,et al. Development and internal validation of a nomogram predicting extracapsular extension in radical prostatectomy specimens. Int J Urol,2010,17(3):267-272.

7. Al Ekish S,Nayeemuddin M,Maddox M,et al. The role of cryosurgery of the prostate for nonsurgical candidates. JSLS,2013,17(3):423-428.

第三节 前列腺肿瘤冷冻消融治疗

一、简介

在临床实践中,前列腺癌 Cryo-A 与其他实体肿瘤 Cryo-A 一样,一般采用 2 个冷冻复温循环,以实现对肿瘤组织破坏效果的最大化[1]。Cryo-A 的实际损毁范围小于冰球的范围,研究表明冰球外侧缘向内 5mm 厚度内的组织虽受到冷冻损伤但未发生坏死。

二、适应证

Cryo-A 几乎适用于各个临床阶段的前列腺癌,只要患者无严重的凝血功能异常基本均可实施。根据手术目的不同,前列腺癌 Cryo-A 适应证分为 3 类:

1. 根治性 Cryo-A 适用于 T1~T2 期肿瘤,尤其是远离前列腺尖部和直肠的肿瘤,术中冰球可实现病灶全覆盖且不造成括约肌或直肠损伤;低危孤立性病灶还可仅消融病灶,不对全腺体进行消融以降低并发症并保留阴茎的勃起功能[2]。

2. 姑息性 Cryo-A 适用于 T3~T4 期并伴转移的肿瘤。消融目的主要是降低肿瘤负荷,减轻下尿路梗阻、出血、疼痛等局部症状。

3. 挽救性 Cryo-A 适用于其他治疗(如粒子植入、放疗、内分泌治疗等)后局部复发或进展的肿瘤,目的同为减瘤、减症。

三、禁忌证

1. 一般情况差,不能耐受全麻手术。
2. 无法纠正的凝血机制障碍。
3. 前列腺或会阴部有感染灶。

4. 盆底及会阴部存在影响手术操作的严重畸形、瘢痕。

5. 肛门直肠无法容纳超声探头。

四、治疗计划

根据前列腺穿刺结果中肿瘤的部位选择治疗方案,对于双侧的肿瘤可选择全腺体 Cryo-A,对于单侧的肿瘤可行半侧腺体或 3/4 腺体 Cryo-A,部分肿瘤较为局限的患者可行针对病灶的局部 Cryo-A。

五、术前准备

同前列腺癌 RFA。

六、操作步骤

1. 麻醉及患者体位　通常采用全身麻醉,患者取截石位,上提并用胶带固定睾丸以充分暴露会阴部,并置入尿道保温装置。

2. 经直肠超声检查　置入经直肠双平面探头,会阴部皮肤消毒、铺巾,分别测量前列腺上下径、左右径和前后径,根据术前的治疗计划确定所使用冷冻探针型号和数目。

3. 冷冻探针穿刺布针　在超声引导下将冷冻探针穿刺至预定消融部位(冷冻探针针尖距前列腺底部 5mm 处),完成冷冻探针布针行纵切面及水平切面探查,分别测量冷冻探针距前列腺血管神经丛、后包膜及尿道距离,确保距上述重要结构 1cm 以上;同时,为防止前列腺周围重要结构损伤,建议在前列腺左右血管神经丛、腹膜会阴筋膜[迪氏(Denonvillier)筋膜]、尿道括约肌和前列腺尖端部放置测温针并在腹膜会阴筋膜注射生理盐水形成"隔离带"保护直肠。

4. Cryo-A　通过经直肠超声严密监测冰球范围,冻融 2 个循环,一般先冷冻前列腺偏前部位,必要时复温后将冷冻探针回撤相应距离,再冷冻前列腺尖端部位。

5. 撤针　冷冻完成后待超声上冰球完全解冻后撤出冷冻探针,会阴部加压包扎,撤出尿道保护装置,置入 Foley 导尿管并留置 2 周。

七、并发症

1. 直肠尿道瘘　冷冻损伤直肠引起,可通过术前完善计划、术中在腹膜会阴筋膜放置测温针监测温度并注射生理盐水形成足够的"隔离带"预防。

2. 尿失禁　冷冻损伤尿道括约肌引起,术中应严密监视冰球范围并在前列腺尖端部和尿道括约肌处放置测温针进行温度监测,根据温度变化调节压强,必要时停止消融。

3. 会阴疼痛　局部低温刺激神经所致,术后持续温盐水膀胱冲洗 36~72 小时可有效预防。

4. 会阴血肿　局部出血所致,术后纱布加压包扎可减少血肿形成。

5. 排尿困难　前列腺水肿、尿道阻力增加所致,故术后通常需留置导尿管 2 周左右,待前列腺水肿完全消失后方可拔管;如 2 周后仍有排尿困难,多已发生尿道黏膜冻伤,受损尿道黏膜形成帆状活瓣阻碍排尿,此时需要延长导尿管留置时间 1~2 周,如效果不理想则需行经尿道前列腺电切术(TURP)以恢复尿道通畅。

6. 尿路刺激症状　可伴随会阴疼痛发生,与膀胱颈/三角区冷冻刺激有关;如患者无排尿困难,可口服 M 受体阻滞剂类药物(如托特罗定)缓解。

7. 勃起功能障碍　全腺体冷冻者发生率 100%,而局部病灶消融则可极大降低发生率,因此消融范围需进行充分平衡与考虑。

8. 血尿　少见,一般为自限性。

9. 尿路感染　一般因留置导尿时间较长引起,多可在拔除导尿管后口服抗生素治愈。

八、疗效评估和随访[3]

同前列腺癌 RFA。

九、典型病例

 病例

1. 简要病史　男性,81 岁,PSA 14.27ng/ml,fPSA 1.27ng/ml,前列腺体积 33ml,术前增强 MRI 示前列腺双侧叶多发前列腺多发病灶(图 10-3-1),穿刺活检病理提示前列腺双侧叶腺泡腺癌,Gleason 评分 7 分;因双侧叶病灶多发,经多学科讨论,拟采取全腺体 Cryo-A 治疗。

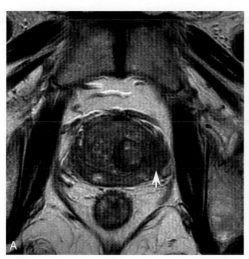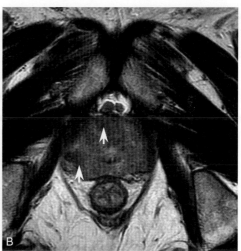

图 10-3-1　术前盆腔增强 MRI T$_2$WI
A.前列腺左侧叶病灶(箭头);B.前列腺右侧尖端部病灶(箭头)

2. 操作步骤与体会　操作步骤基本同 RFA,因患者前列腺体积小,在前列腺左右叶各置入两根冷冻探针即可完全覆盖全部腺体(图 10-3-2,图 10-3-3)。

3. 随访　Cryo-A 术后 1 年,PSA 下降至 0.35ng/ml,磁共振提示前列腺体积明显缩小,未见明显肿瘤病灶(图 10-3-4)。

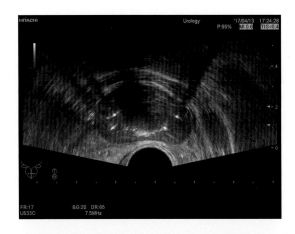

图 10-3-2　超声引导下术中冷冻探针布针

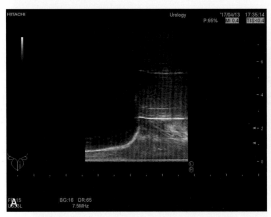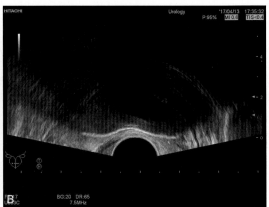

图 10-3-3　Cryo-A 术中经直肠超声声像图

A. 纵切面；B. 水平切面；显示冰球覆盖整个前列腺

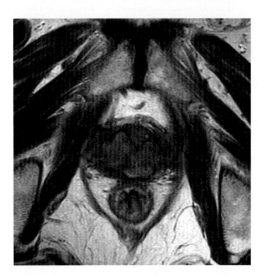

图 10-3-4　术后 1 年盆腔 MRI 复查

前列腺体积明显缩小，未见明显肿瘤病灶

（陈亚青　梁军号　朱云开　郑加生）

（本章组长　胡　兵　秘书　陈　磊）

参考文献

1. Baust JG, Gage AA, Bjerklund Johansen TE, et al. Mechanisms of cryoablation: clinical consequences on malignant tumors. Cryobiology, 2014, 68(1): 1-11.

2. Onik G. The male lumpectomy: rationale for a cancer targeted approach for prostate cryoablation. A review. Technol Cancer Res Treat, 2004, 3(4): 365-370.

3. Al Ekish S, Nayeemuddin M, Maddox M, et al. The role of cryosurgery of the prostate for nonsurgical candidates. JSLS, 2013, 17(3): 423-428.

第十一章
骨与软组织肿瘤消融治疗

第一节 骨与软组织肿瘤概述

一、流行病学

原发性骨与软组织肿瘤占全身肿瘤的 2%~3%,其中约 1/3 是恶性,在各类恶性肿瘤中,恶性骨及软组织肿瘤约占 1%,大多数是青少年患者,且在临床确诊时多数已发生远处转移。

骨肿瘤是指发生于骨内或起源于各种骨组织成分的肿瘤,良性约占 50%,恶性约占 40%,肿瘤样病变约占 10%。良性骨肿瘤以骨巨细胞瘤、骨软骨瘤、软骨瘤较为多见;恶性骨肿瘤以骨肉瘤、软骨肉瘤、纤维肉瘤为多见。骨肿瘤分原发性与继发性骨肿瘤两大类。原发性骨肿瘤中骨肉瘤发生率最高,约占 35%,其次分别为软骨肉瘤(约 25%)和尤文肉瘤(约 16%)。继发性骨肿瘤指其他器官或组织的恶性肿瘤转移侵犯局部骨质所引起的骨转移瘤。骨骼是全身转移瘤的好发部位之一,占全身转移性肿瘤的 15%~20%,仅次于肝和肺,位居第 3 位。在死于恶性肿瘤的患者中约有 36% 发生脊柱转移。我国原发性骨肿瘤的年发病率为 (1.06~1.11)/10 万,男性与女性发病率之比为 1.6∶1。其中,骨肉瘤占所有原发性骨恶性肿瘤的首位,可发生于任何年龄,尤其好发于青少年,高峰年龄为 11~20 岁,30 岁以后发病率逐渐下降。城市发病率明显高于农村(31∶18)。目前研究认为,除多发软组织肿瘤、多发性遗传性外生骨疣外,骨肿瘤极少与遗传有关。

恶性软组织肿瘤约占全部恶性肿瘤的 0.7%,年发病率在 2/10 万左右。恶性软组织肿瘤可发生在任何年龄,但仍以青壮年为多。男女比例为 3∶2,20~50 岁为高峰年龄。儿童期软组织肉瘤约占儿童全部恶性肿瘤的 6.5%,仅次于白血病、脑肿瘤和淋巴瘤,居第 4 位。恶性软组织肿瘤多见于四肢、躯干、腹膜后间隙,还可见于头颈、泌尿、生殖系统,常见的有纤维肉瘤、滑膜肉瘤、脂肪肉瘤、横纹肌肉瘤、平滑肌肉瘤等[1-3]。

二、临床表现

（一）症状

1. **疼痛**　疼痛可以是恶性骨与软组织肿瘤的早期症状,也可以是良性肿瘤压迫重要器官或神经的早期症状。初始疼痛常轻微,呈间歇性,后逐渐发展为持续性,程度也会加剧。疼痛部位有时限于局部,有时会向远处放射,常常会有窜痛感、酸痛和钝痛并发。夜间疼痛是骨肿瘤的一个重要特征,尤其是转移性骨肿瘤。

2. **肿胀**　肿胀往往在疼痛经历一段时间后出现。原发恶性骨肿瘤肿胀出现会比较早,而转移性骨肿瘤可以完全没有肿胀。良性包块生长缓慢,对周围组织影响不大。恶性肿瘤往往生长迅速,局部可有皮温增高及静脉迂曲,对周围组织的压迫以及功能影响比较明显,如关节周围的肿物会引起关节活动障碍,盆腔肿物可以导致肠梗阻或排便困难。

3. **病理性骨折**　由于骨肿瘤的早期症状不典型,轻微外伤引起的病理性骨折常常成为最早的诊断依据。这也是骨肿瘤以及骨转移癌常见的并发症。病理性骨折与单纯外伤性骨折一样具有肿胀、疼痛、畸形、反常活动等症状和体征,没有特征性改变,需要鉴别。

（二）体征

1. **全身情况**　晚期恶性肿瘤患者往往会有乏力、纳差、活动受限、发热等全身症状,严重时会有贫血、消瘦等恶病质表现,甚至会伴有焦虑、抑郁等心理变化。

2. **局部体征**　可出现局部肿胀、肿物结节、皮肤色素沉着、静脉迂曲或扩张等,往往伴有局部压痛、皮温增高,甚至皮肤破溃。可以通过触诊判断肿物的质地、边界、活动度等因素,为诊断及治疗提供依据。

三、诊断

骨及软组织肿瘤的临床、影像表现以及病理改变十分复杂、多变,经常在不同学科、不同专家之间产生很大分歧,甚至最终的诊断有待于临床治疗后随访观察。因此,需综合临床、影像学及病理资料进行诊断。

1. **临床诊断**　结合患者的病史、发病特点、临床症状和体征进行。

2. **影像学诊断**　目前影像学诊断技术发展非常迅速,常用诊断技术包括:X 线、CT、MRI、血管造影、B 超、PET-CT 等。一般来讲,恶性肿瘤呈侵袭性生长,与正常组织分界不清;良性肿瘤呈膨胀性生长,分界相对清晰锐利。恶性肿瘤往往生长快,破坏骨密质,在骨外形成软组织包块;良性肿瘤则较少出现骨密质缺损、破坏的情况。骨膜反应多见于恶性骨肿瘤,良性肿瘤少见,但不是区别病变良恶性的可靠依据。此外,病变的起源部位往往对诊断也具有一定的意义。

3. **病理学诊断**　组织活检的病理诊断被认为是诊断的“金标准”,具有重大意义,包括组织定性、分类、分期、制定方案以及生物学行为表现等。目前临床常用的组织活检方法包括切开活检、钻取活检、粗针穿刺活检以及细针穿刺活检等,通过光镜、免疫组化、电镜等方法进行鉴定。骨肿瘤常用的临床分类包括 1996 年的 Mayo Clinic 骨肿瘤分类,以及 1999 年的 Mario Campanocci 骨肿瘤分类,国内也有 1983 年的骨肿瘤分类(试行方案)供临床应用。软组织肿瘤的分类则更加复杂。

四、鉴别诊断

1. 良性与恶性骨肿瘤的鉴别诊断　依据临床症状、体征、病变部位影像检查、实验室检查以及组织学病理检查等进行综合分析判断。

一般情况下,恶性骨肿瘤的临床症状往往包括发热、贫血、疼痛性包块且边界不清、肿物表面皮温增高伴/不伴血管扩张,可有远处转移;X 线、CT 及 MRI 则多表现为骨密质破坏、骨膜具有层状中断,可呈葱皮状、放射状、栅栏状等改变,肿胀区边界不清。相对而言,CT、MRI 对肿瘤边缘显示比平片为佳,MRI 对肿瘤周围软组织浸润显示最佳。在血管造影上,恶性肿瘤主要表现为血管呈幼稚状,难以区别动静脉,往往由于血管仅由一层内皮细胞组成,导致血管失去弹性,对比剂流速慢而出现滞留,呈"血湖"状。肿瘤的坏死可以导致局部出现无血管区,周围血管异常增粗、增多。在细胞分化程度方面,恶性骨肿瘤往往表现为细胞分化不良。

实验室检查,恶性骨肿瘤可出现白细胞增高、碱性磷酸酶增高、血沉快和 C 反应蛋白增高等表现。

2. 非肿瘤性骨改变与骨肿瘤鉴别　需要鉴别的非肿瘤性骨改变主要包括局部生理性骨质疏松、老年性骨质疏松、局部骨密度增高(如异常增大的骨岛、骨样骨瘤等)、广泛性骨密度增高(如甲状旁腺功能亢进、畸形性骨炎、氟骨症等)。

五、临床分期

临床分期系统的意义在于:①可较准确地了解患者目前的病情,严重程度以及预后情况;②根据不同分期合理选择治疗方案,包括手术方案以及辅助性治疗原则;③客观评估治疗效果;④便于学术交流与合作性研究。

目前临床常用的有"肌肉骨骼外科分期系统",也就是 Enneking 分期系统,其基本内容是依据肿瘤外科分级(G),侵犯部位(T)和有无全身转移(M),综合上述因素后对肢体骨肉瘤进行分期,以指导临床治疗。此外,还有主要通过临床和 X 线特征评估,用于指导治疗的"外科分级",包括肌肉骨骼恶性肿瘤分期,以及取决于肿瘤自然演变,对良、恶性肌肉骨骼肿瘤的联合分期系统,这也是目前临床广泛采用的外科分期方法。

软组织肿瘤的分级与分期对诊断治疗尤为重要。目前临床常用的分期系统包括美国肿瘤联合委员会(American Joint Committe on Cancer,AJCC)的分期系统,以及 Enneking 外科分期系统。

(郑加生　袁春旺)

参考文献

1. 蔡郑东,纪方. 实用骨肿瘤学. 北京:人民军医出版社,2004.
2. 陈锦州. 射频消融在骨肿瘤中的应用及研究进展. 医学综述,2011,6(23):3591-3593.
3. 王会,胡继红,赵卫. 骨肿瘤的消融治疗. 介入放射学杂志,2012,21(10):879-883.

第二节　骨与软组织肿瘤消融治疗概述

局部消融技术应用于骨与软组织肿瘤的治疗,得益于微创的理念和现代医疗技术的发展,在临床应用中越来越受重视。常用消融治疗方法包括 RFA、MWA、HIFU、Cyro-A 等。

一、射频消融

(一) 临床应用

肿瘤 RFA 的疗效主要取决于消融灶的范围、形状及其内在温度分布情况。而肿瘤 RFA 治疗过程中热场分布和热传导情况是一项重要参数。大量动物实验以及临床试验证明,骨肿瘤组织在 50℃维持 4~6 分钟后即发生不可逆的细胞坏死,30 分钟即可杀死全部骨肿瘤细胞。骨密质和骨髓的消融范围明显不同,骨密质能限制热量的分布和传导,具有明显的隔热作用;所以完整的骨密质可有效限制热量传导、保护重要器官不受热损伤,提高治疗的安全性。因此,RFA 对溶骨性伴有软组织的病灶更为适宜。消融范围应包括肿瘤和正常邻近骨及组织的交界区。国内外报道较多的是 RFA 治疗骨样骨瘤,在 CT 或 C 形臂 CT 精确引导下实施,结果显示 RFA 治疗骨样骨瘤安全、有效,并可重复进行,或可代替外科手术治疗,避免术后恢复时间长和手术瘢痕等问题[1-3]。

此外,RFA 也用于转移性骨肿瘤[4]、非骨化性纤维瘤、椎体血管瘤等的治疗。结果表明手术成功率高,疼痛症状改善明显。RFA 联合经皮椎体成形术治疗椎体转移瘤,可起到稳固椎体、防止病理性骨折的作用;也可联合其他方法综合治疗恶性骨肿瘤,降低肿瘤复发、减少痛苦、延长生命,为丧失手术指征的晚期转移性骨肿瘤患者提供了一项有效的治疗选择。

(二) 适应证
1. 良性骨肿瘤,如骨样骨瘤、非骨化性纤维瘤、椎体血管瘤、软骨母细胞瘤等。
2. 原发性恶性骨肿瘤(结合放、化疗和骨水泥填充)。
3. 转移性恶性骨肿瘤,如皮质完整的椎体转移瘤可结合经皮椎体成形术。
4. 对放、化疗不敏感的骨或软组织肿瘤。
5. 失去手术切除机会的恶性骨肿瘤的姑息性治疗。

(三) 禁忌证
1. 椎体后侧皮质破坏范围超过椎管外缘 1/3 的椎体肿瘤。
2. 包裹重要脏器、血管和神经的肿瘤。
3. 有出血倾向或凝血机制障碍。
4. 穿刺部位附近有隐性感染灶或有活动性感染。
5. 严重的神经系统疾患或全身情况差难以耐受手术和麻醉。

(四) 并发症及其预防

包括神经、血管损伤,脂肪液化、皮肤坏死等。根据肿瘤的位置,可能会引起肌肉坏死,邻近的关节、关节软骨也可能受损。邻近器官如膀胱、肝脏等也可能受影响,这些必须在治疗计划中充分考虑到并尽量避免发生。

二、微波消融

(一) 临床应用

与 RFA 相比,MWA 能穿透较深的组织并产生较高的温度,对具高阻抗的骨肿瘤疗效更佳,因此可能具有更广阔的治疗领域;但仍存在一些关键技术和核心问题尚未得到解决,比如热剂量规划、天线设计、术中温度测量等,所以目前还未成为常规疗法。

(二) 适应证

1. 能充分显露的软组织肉瘤及非负重区骨肉瘤。
2. 四肢骨肿瘤、骨盆及肩胛骨肿瘤和转移性骨肿瘤等。

(三) 禁忌证

1. 肿瘤较大、软组织侵犯广、神经血管受侵的脊柱肿瘤。
2. 病理性骨折导致大范围肿瘤"污染"。
3. 重要血管神经束被肿瘤包围。
4. 骺板闭合前的儿童和青少年。

(四) 并发症及其预防

骨折、出血、感染、发热、局部皮肤或组织烫伤、坏死及针道转移。术前了解周围解剖关系,术中操作轻柔缓慢及严格的无菌操作,术后必要时抗感染及适当固定患肢等可有效预防并发症的发生。

三、高强度聚焦超声消融

(一) 临床应用

大量临床试验证实 HIFU 对骨肿瘤有较好疗效,但 HIFU 治疗不同类型骨肿瘤的长期疗效和并发症情况仍需大样本循证医学证据。

(二) 适应证

1. Enneking 分期为ⅡA 期肿瘤最为理想,但ⅡB 期肿瘤对化疗反应良好亦可施行。
2. 重要血管、神经束未被侵犯ⅡB 期肿瘤或未被推挤移位。
3. 原发性骨肉瘤(结合化疗)。
4. 肿瘤能够被完全切除。
5. 无手术指征的晚期转移性骨肿瘤的止痛治疗。

(三) 禁忌证

1. 肿瘤部位病理性骨折未愈合者。
2. 肿瘤位于脊椎、颅骨、髋关节和手骨部位。
3. 瘤体与皮肤距离 <0.5cm。
4. 肿瘤侵犯或超过关节。
5. 瘤体侵犯或包裹神经、血管。
6. 严重溶骨性破坏的骨肿瘤。

(四) 并发症及预防

可能产生皮肤灼伤、病理性骨折、关节韧带松弛或断裂、周围重要组织、神经损伤、继发感染等。预防措施是尽量避开周围重要的组织结构,控制好治疗功率和一次连续扫描的时间以及严格执行 HIFU 治疗后骨关节的保护措施等。

四、冷冻消融

(一) 临床应用

1964 年,Marcover 等首次成功应用液氮冷冻治疗骨肿瘤,其后经不断探索和研究,先后将冷冻手术应用到骶尾骨、脊柱等骨转移瘤和各种原发性良恶性肿瘤,取得满意疗效。

冷冻消融治疗骨肿瘤具有良好的临床应用前景,但在基础研究方面,多为体外实验及模拟实验,缺乏可靠的动物模型;其次如何完善多学科融合、冷冻温度监测、提高肿瘤冷冻坏死率等尚需进一步研究。

(二) 适应证

1. 良性侵袭性骨肿瘤和低度恶性骨肿瘤,如骨巨细胞瘤、动脉瘤样骨囊肿、成软骨细胞瘤等。

2. 软组织肉瘤。

3. 骨与软组织转移瘤(以长骨、肋骨和髋骨疗效较好)。

4. 高度恶性骨肿瘤。

5. 肿瘤晚期的姑息性治疗。

(三) 禁忌证

1. 椎管内硬膜结构受侵犯的椎体肿瘤。

2. 瘤体侵犯或包裹神经、血管。

3. 发生于颅骨、髋关节、手骨的肿瘤慎用。

4. 有出血倾向或凝血机制障碍的患者。

(四) 并发症及预防

冷冻过程易冻伤皮肤,需严格保护。发生在长骨、邻近关节的肿瘤冷冻后可能发生病理性骨折、创伤性关节炎等,冷冻完成后可用骨水泥重建瘤腔,自体或异体骨移植及辅以必要的内固定,可减少病理性骨折等并发症。

五、软组织肿瘤消融治疗

软组织肿瘤可为原发性,如发生于纤维组织、平滑肌、膈肌或软骨的肉瘤;也可为继发性,常由其他器官或组织的原发癌或肉瘤转移而来。手术切除是首选治疗手段,但多数肿瘤因特殊解剖部位难以手术或因患者全身情况差无法耐受手术切除,而此类患者恰可接受 HIFU 消融、冷冻消融、RFA 等微创治疗,但目前有关软组织肿瘤消融治疗的报道不多。

局部消融治疗骨与软组织肿瘤是近年来迅速发展起来的一种具有操作简单方便、可控性强、创伤小、疗效确切、适应证广、疗程短、见效快、并发症少等优点,为临床无法手术切除的患者提供了有效的治疗选择。

(袁春旺　郑加生)

参考文献

1. 陈锦州 . 射频消融在骨肿瘤中的应用及研究进展 . 医学综述,2011,6(23):3591-3593.

2. 王会,胡继红,赵卫.骨肿瘤的消融治疗.介入放射学杂志,2012,21(10):879-883.

3. 张丽云,陈克敏,王忠敏.骨肿瘤射频消融治疗研究进展.介入放射学杂志,2009,18(5):395-397.

4. 贡桔,陆志俊,王忠敏,等.CT引导下射频治疗转移性骨肿瘤的临床应用.介入放射学杂志,2009,18(5):344-347.

第三节　骨肿瘤射频消融治疗

一、概述

1. 良性骨肿瘤　以骨样骨瘤为例,对于保守治疗无效或不宜保守治疗者,以往手术切除是治疗的首选和主要方法,但在实际手术中存在无法鉴别瘤巢位置所在造成切除困难或常需大范围切除反应骨的困难。文献报道RFA治疗骨样骨瘤的成功率为76%~100%[1-3]。与经皮行瘤巢毁损术(碾磨、旋钻等)相比,RFA治疗骨样骨瘤创伤小、定位精确、简单安全,不但疗效好,而且患者在术后就可以早期活动。因此,RFA可完全替代手术治疗和其他经皮病灶切除术,成为治疗骨样骨瘤的首选方法[3]。对于其他良性骨肿瘤,如骨瘤、非骨化性纤维瘤、软骨母细胞瘤、血管瘤等也有较为理想的治疗效果[4]。

2. 恶性骨肿瘤　RFA只作为一种姑息性治疗方法应用于临床,适用于全身情况不佳及无手术适应证的患者,旨在缓解患者疼痛,改善生活质量[5]。但对于直径超过5cm尤其是邻近重要血管和神经的肿瘤,单纯依靠RFA无法达到理想的治疗效果,则应联合其他微创治疗方法,如联合椎体成形术、动脉化疗栓塞等。

二、适应证

见本章第二节。

三、禁忌证

见本章第二节。

四、术前检查与准备

(一) 术前检查

完善相关影像学检查(包括X线、CT和MRI等),明确病灶性质、部位、大小,以及其与周围组织毗邻关系。此外,与其他部位肿瘤消融治疗一样,患者术前1周须完善血常规、凝血项、胸片、心电图等常规检查。

(二) 术前准备

1. RFA术前对患者进行视觉模拟评分法(VAS)或简明疼痛调查表(BPI)评价。要求患者自我评价24小时内最强疼痛程度、平均疼痛程度等。疼痛对日常生活的影响可针对一般活动、心情、行走能力、一般工作睡眠等问题进行评价,并记录止痛药用量,以便于术前、术后进行疗效对比分析。

2. 患者术前禁食、水情况根据麻醉方式而定。

五、治疗过程

根据肿瘤的大小、部位,选择合适的射频电极针、进针路径,避免损伤周围血管、神经等结构。消融治疗的重点应放在骨肿瘤破坏的骨边缘或瘤巢,保证肿瘤细胞彻底灭活。

1. 根据病变部位、范围以及患者耐受情况进行术前综合评估,确定手术方案及麻醉方式。一般采用全身麻醉或硬膜外麻醉,少数报道只采用利多卡因局部麻醉。

2. 行 CT 扫描或联合超声检查,明确病灶情况及其与周围组织解剖关系,设计手术的最佳进针点和进针路径,避开重要脏器。

3. 局部消毒,麻醉。皮肤消毒后,用手术刀在皮肤穿刺点处循纹理切开皮肤及皮下组织,切口长约 2mm。

4. 根据穿刺进针方案,应用 11~13G 的骨穿刺针经皮穿刺进入肿瘤,再次 CT 扫描证实穿刺针位置准确后,撤出针芯。

5. 沿骨穿针将射频针置入肿瘤组织,启动射频消融治疗仪,消融治疗 4~12 分钟。

6. 行 CT 扫描观察消融情况,如果病灶较大或消融范围没能覆盖整个肿瘤,则行补充消融。

7. 术后记录患者的疼痛等临床症状变化情况,包括疼痛的性状是否和原来一致,疼痛程度与时间的变化关系;评价患者肢体的各项功能有无损伤。

六、注意事项

1. 穿刺点、穿刺入路的选择应遵循稳定、安全、可靠以及避免损伤重要结构原则。
2. 根据肿瘤的大小、部位,选择合适的射频电极针。
3. 消融区应充分覆盖瘤巢,确保肿瘤完全消融。

七、术中及术后处理

术中严密进行心电监护,记录患者脉氧、血压、心率变化情况,对于术前评估不能耐受疼痛的患者应进行全身麻醉,以减少患者恐惧心理并降低心脑血管意外的风险。如患者各项监测指标出现明显异常,应立即停止消融治疗,经对症处理指标恢复后方可继续治疗。

术后穿刺部位加压包扎,卧床 24 小时,心电监护,严密监测生命体征,预防感染。患者在麻醉苏醒后一般即可下地行走,但建议负重部位骨样骨瘤患者术后 3 个月内避免剧烈运动。

八、常见并发症及其防治

射频消融过程中产生的高温可能引起神经、血管损伤,脂肪液化、皮肤及周围软组织坏死。如果肿瘤邻近关节,关节软骨也可能受损。邻近器官如膀胱、肝脏等也可能受影响。在治疗计划中必须考虑到尽量避免对非治疗区域的热损伤,除了可利用热电偶测量温度外,可以通过物理推移法、CO_2 注气法、球囊插入法、水/胶体分离术等移动/隔离方法对组织进行保护。

对消融术后出现的吸收热可对症退热,如出现高热、寒战等需查血常规及血培养,并根据化验及培养结果予以相应治疗。对术后仍有病灶部位持续疼痛的患者,排除危及生命的情况后可给予持续镇痛。

九、典型病例

病例 1

1. **简要病史**　女性,30 岁,枕骨及枕骨下疼痛 4 个月,疼痛呈间歇性并逐渐加重,夜间疼痛明显,严重影响睡眠,服用非甾体抗炎药疼痛有所缓解但不明显,行头颅 CT 检查提示寰椎右侧块单发类圆形稍低密度病灶,边界清晰,大小约 1.3cm(图 11-3-1),诊断为寰椎骨样骨瘤。患者肿瘤所致疼痛明显,药物治疗效果欠佳,拒绝外科手术,无 RFA 治疗禁忌,拟经皮穿刺 RFA 治疗。

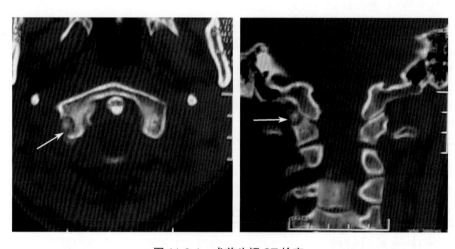

图 11-3-1　术前头颅 CT 检查

2. 操作步骤与体会

(1) 全麻下行 CT 引导肿瘤 RFA 治疗(图 11-3-2)。

(2) 病灶较小,选择活性端长度与病灶大小相同或稍小于病灶直径的射频电极针,以免伤及周围组织结构。

(3) 根据病灶部位和毗邻结构,穿刺和消融勿损伤病灶周围血管、神经等重要结构。

3. **随访**　术后第 3 天患者疼痛较前明显缓解,VAS 评分由原来的 6~7 分降至 1~2 分;1个月后疼痛完全缓解;3 个月后 CT 复查示消融区被硬化性骨质填充(图 11-3-3),随访至术后20 个月,患者未再发疼痛。

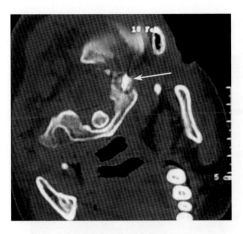 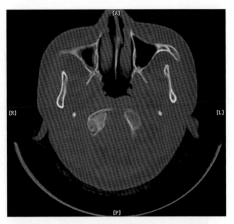

图 11-3-2　术中布针
患者取左侧卧位,活性端长度为 1.0cm 双极
射频电极针活性端穿刺至病灶内(白箭头)

图 11-3-3　术后 3 个月头颅 CT 复查
消融区呈稍低密度

病例 2

1. 简要病史　女性,23 岁,无诱因出现左踝疼痛,1 年来患者左踝疼痛呈间断性发作,逐渐加重,疼痛剧烈时无法入睡,口服水杨酸类药物可缓解疼痛,但疗效差;行 CT 检查提示左侧胫骨远端外侧大小约 0.5cm 类圆形低密度病灶,周围可见骨质硬化(图 11-3-4),诊断为骨样骨瘤。患者肿瘤所致疼痛明显,药物治疗效果欠佳,拒绝手术治疗,无 RFA 禁忌,拟行 CT 引导经皮 RFA 治疗。

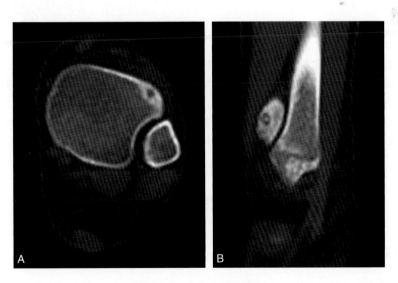

图 11-3-4　术前 CT 检查
A、B. 左侧胫骨远端外侧区大小约 0.5cm 类圆形低密度病灶,周围可见骨质硬化

2. 操作步骤　全麻下 CT 引导病灶 RFA 治疗（图 11-3-5）。

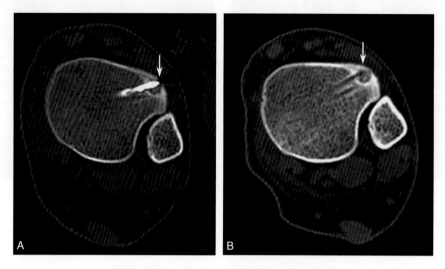

图 11-3-5　左侧胫骨骨样骨瘤 RFA 治疗
A. 活性端长度为 1.0cm 双极射频电极针活性端穿至病灶中央（白箭头）；B. 消融治疗
即刻，消融区呈稍低密度（白箭头）

3. 疗效评价与随访　术后第 2 天患者疼痛明显缓解，40 天后疼痛消失；随访至术后 2 年，未再发疼痛。

（倪才方　韩嵩博）

参考文献

1. 陈锦州 . 射频消融在骨肿瘤中的应用及研究进展 . 医学综述，2011，6（23）：3591-3593.
2. 王会，胡继红，赵卫 . 骨肿瘤的消融治疗 . 介入放射学杂志，2012，21（10）：879-883.
3. 柳晨，袁慧书，刘晓光，等 . CT 引导下经皮脊柱骨样骨瘤的微创治疗 // 中国抗癌协会广州省抗癌协会 . 中国（第七届）肿瘤微创治疗学术大会论文集 .2011：1022-1025.
4. 张丽云，陈克敏，王忠敏 . 骨肿瘤射频消融治疗研究进展 . 介入放射学杂志，2009，18（5）：395-397.
5. 贡桔，陆志俊，王忠敏，等 . CT 引导下射频治疗转移性骨肿瘤的临床应用 . 介入放射学杂志，2009，18（5）：344-347.

第四节　骨与软组织肿瘤超声消融治疗

一、适应证

见本章第二节。

二、禁忌证

见本章第二节。

三、术前检查与准备

(一) 术前检查

1. 常规实验室检查 血、尿、便常规、肝肾功能、凝血功能、血生化检查。

2. 影像学检查 心电图、胸片、超声、MRI 或 CT 等肿瘤分期检查。

3. 专科检查 根据肿瘤具体情况,选择局部 X 线、增强 CT/ 增强 MRI、PET-CT 等检查。

4. 肿瘤局部超声检查及定位 了解肿瘤及周围组织结构,帮助 HIFU 术中准确定位,指导 HIFU 治疗,同时作为一项初步疗效评价依据。

(二) 术前准备

1. 机载超声定位 确定肿瘤是否适合超声消融治疗,检查声通道情况,是否需要辅助装置来改善声通道,声通道上是否有超声的强反射界面和吸声结构或异物,如声通道是否通过耻骨联合。

2. 肠道准备 对于腹盆腔,超声治疗通道可能会涉及肠道的肿瘤患者需要做肠道准备。肠道准备包括饮食准备、导泻和灌肠,目的在于清除肠道内的食物和粪便残渣,减少肠道内的气体,从而减少因肠道内容物导致超声异常反射、能量沉积引起肠道损伤的风险。

3. 与患者沟通 消除患者紧张、恐惧与顾虑,对于不应用全身麻醉而采取镇静止痛治疗方式的患者,需要进一步交流治疗中可能出现的不适,以取得患者配合。

4. 皮肤准备 常规治疗区备皮,术区皮肤脱脂、脱气处理。

5. 导尿 对于全身麻醉患者或者治疗中需要导尿的患者。

6. 镇静止痛治疗的相关药物的准备 枸橼酸芬太尼,咪达唑仑,格拉司琼或昂丹司琼等。

7. 麻醉 选择全麻或硬膜外麻醉。对于需要保护躯体神经的患者,建议采用硬膜外麻醉。

四、消融治疗

(一) 操作步骤

1. 治疗前常规皮肤准备,必要时留置尿管。

2. 治疗摆位 根据患者肿瘤位置以及治疗通道,选择患者的治疗体位。原则上选择超声治疗路径短、治疗通道安全的治疗体位。

3. 靶病灶的定位 机载超声结合术前的 MRI、CT 影像,进行治疗前的定位,确定肿瘤的大小、位置,与周围组织的毗邻关系,声通道的安全性,拟定治疗范围,一般包括肿瘤病灶及亚临床病灶。

4. 制订治疗计划 将肿瘤分为若干个层面,一般 5mm 一层,选择 HIFU 治疗参数,治疗功率,扫描方式。骨肉瘤一般选择线扫描方式,治疗功率不宜太高;软组织肿瘤一般选择点扫面方式,尽量选择高功率,但要警惕周围正常组织。

5. 治疗前超声造影 进一步确定肿瘤的大小、范围,了解肿瘤的血供情况,并为术后即刻评价疗效提供依据。

6. 消融治疗　根据肿瘤具体特征,选择首次治疗层面,按照由点到线,由线到面,由面到体的治疗方式,移动聚焦超声的焦点,覆盖所有治疗区域,对肿瘤实施适形性消融治疗。

7. 治疗四肢的骨肉瘤,需要根据肿瘤骨的不同位置、不同形态,采用多角度、多侧面、控制深度的治疗方法,从多个不同方向对不规则骨、管状骨进行叠加式的完全覆盖性消融。

8. 治疗完成标准　整个治疗区域出现扩散性的大团块状超声灰度增加,或出现持续性、整体性的超声灰度增高,即可停止治疗。也可以待沉积一定强度的能量后,通过超声造影检查,判断病灶血供缺失范围,确定后续治疗完成计划。

9. 治疗后处理　治疗区皮肤冰袋冷敷。若治疗四肢骨干部位的骨肉瘤,待肿胀消退后,进行肢体石膏或肢具固定。如果局部易发生骨折,可于术后给予石膏简易固定,待肿胀消退后再行固定。

（二）注意事项

1. 防治皮肤损伤　术前皮肤准备工作要细致到位,术中注意皮肤保护,术后加强降温等处理,密切观察局部变化。一旦出现皮肤损伤,根据具体情况及时进行相应治疗。

2. 预防周围组织器官损伤　包括神经、肠道以及其他脏器等。术前必要的肠道准备以导泻为主,同时熟悉局部生理解剖以及影像学解剖;术中要定位准确,密切观察;术后必要的处理(如禁食、抗炎等)和重点观察十分重要。

3. 消融治疗能量的控制以及治疗节奏的把握,需要根据肿瘤特征、治疗中反应情况,以及周围正常组织的耐受情况做及时调整。原则上治疗功率由低到高、治疗速度由慢到快逐渐推进。

4. 治疗软组织肿瘤,以"高功率、短时间"为主要方法;对于骨肿瘤,尤其是骨肉瘤,需要降低功率,并利用好骨密质的反射作用,并注意尽量扩大肿瘤亚临床病灶的治疗范围,即采用"低功率、大范围"的方法。

5. 四肢骨肉瘤的治疗,使用感觉、运动分离的硬膜外麻醉方式,有利于保护神经,术中需要经常观察运动神经的功能情况。

6. 对于一次性消融体积较大的患者,需要警惕由于大量坏死组织在短时间内出现,造成急性肾功能损害的危险。可以给予一定的补液、碱化尿液等预防措施。

7. 对于四肢骨肉瘤的治疗,治疗区应包括骨髓内肿瘤病灶(影像学判断)上下缘外扩3~4cm范围。

8. 治疗骨肉瘤周围受侵的软组织,需要联合新辅助化疗,达到局部组织发生一定程度钙化,才能达到预期治疗效果。

五、常见并发症及其防治

主要有皮肤烧伤(21%)、外周神经受损(12%)、骨折(8%)、韧带松弛(4%)、骨骺分离(2%)和感染(2%)。

1. 疼痛　一般为轻至中度,多在3~7天恢复。

2. 消融后综合征　乏力、低热,一般在1周内恢复。

3. 发热　多为轻至中度,大多在 1 周内恢复。

4. 局部肿胀　根据肿瘤具体部位而有所不同。四肢肿瘤持续时间较长,一般在 2~3 周;深部软组织肿瘤一般在 1 周内恢复。

5. 皮肤损伤　少见,多为局部皮肤微循环条件较差或肿瘤距离皮肤较表浅或治疗中皮肤区出现异位能量沉积所致,严重情况需要外科手术治疗。

6. 病理性骨折　少见,多为溶骨性肿瘤消融治疗后在外力作用下出现或治疗通道上的正常骨骼吸收能量,导致部分坏死或损伤,术后较长时间后在外力作用下发生骨折。

7. 神经损伤　少见,多在肿瘤与神经关系紧密或能量的传导难以避免时发生;大部分轻度的神经损伤可以逐渐恢复。

8. 其他并发症　包括韧带松弛、骨骺分离和感染等。

六、疗效评价与随访[1-5]

1. 疗效评价　消融治疗疗效评价,采用 2010 年改良的实体瘤临床疗效评价标准(mRECIST),即根据治疗后肿瘤血流灌注缺失情况(增强扫描动脉期)判断疗效,常用增强 CT 和 / 或增强 MRI 进行评价;目前越来越多的临床医生将 PET-CT 引入疗效评价体系,从功能影像学的角度提供了新方法,但由于成本较高,尚难以推广应用。

超声消融治疗的评价可分为两部分:一是术中的即刻评价,主要通过术中超声造影进行治疗区血流灌注的评价,可以立即判断消融范围,为后续计划提供依据;二是术后的影像学评价,即在术后 4 周内,通过增强 CT 和 / 或增强 MRI 或联合 PET-CT 系统评估消融效果,同时对治疗并发症进行评价。

2. 随访　四肢骨肉瘤患者,建议在术后进行 6 个月的关节保护,即通过石膏或肢具固定同时避免受累关节的主动运动和被动运动。6 个月后逐步从关节的被动活动开始,循序渐进,增加被动运动的幅度和强度,术后 12 个月左右开始进行主动的关节运动,并逐步向负重活动过渡。

整体治疗结束后进入随访观察期,建议患者 2 年内每 3~6 个月复查 1 次,2 年后每 6 个月复查 1 次。

七、典型病例

病例 1

1. 简要病史　男性,14 岁,左小腿上段间断性疼痛 3 个月余,行 MRI 检查提示左侧胫骨上端恶性肿瘤(图 11-4-1),病灶穿刺活检病理结果为软骨成骨肉瘤。患者和家属拒绝手术切除,拟采用"化疗 +HIFU+ 化疗"进行联合治疗,无 HIFU 治疗禁忌。

2. 操作步骤　行新辅助化疗 4 个周期后,在硬膜外阻滞麻醉下行左胫骨近端骨肉瘤 HIFU 消融治疗,术后再予以 6 个周期新辅助化疗。

3. 随访　消融后 2 个月(图 11-4-2)和 3 年(图 11-4-3)行增强 MRI 复查示左胫骨上端肿瘤完全消融,消融区逐渐缩小,目前患者已无瘤生存 5 年。

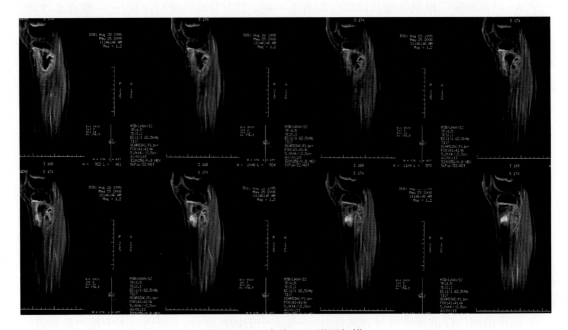

图 11-4-1　术前 MRI 增强扫描

左侧胫骨上端不规则形明显强化病灶,病灶信号不均,中央可见囊变坏死

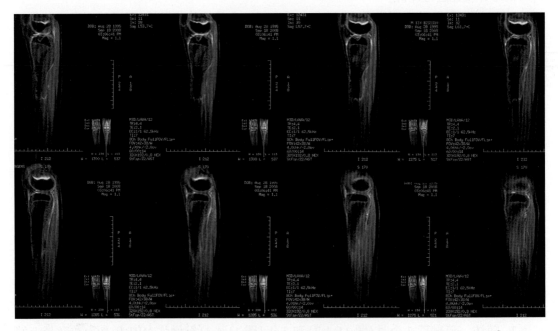

图 11-4-2　术后 2 个月增强 MRI 复查

消融区呈无强化均匀低信号,完全覆盖病灶

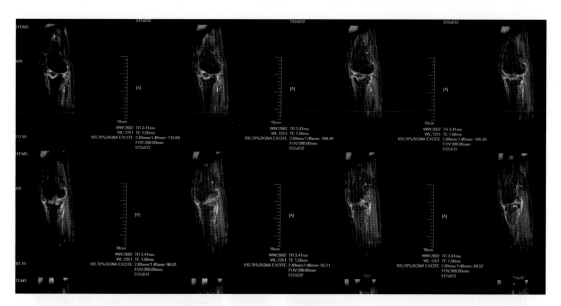

图 11-4-3　术后 3 年增强 MRI 复查

消融区较前缩小,仍呈无强化均匀低信号,未见残余病灶

病例 2

1. 简要病史　男性,30 岁,左肱骨上段骨肉瘤术后复发,增强 MRI 检查提示左侧肱骨上段不规则形明显强化病灶,最大径约 6.2cm(图 11-4-4)。患者病史明晰,无 HIFU 治疗禁忌。

2. 操作步骤　在硬膜外阻滞麻醉下行左肱骨上段骨肉瘤 HIFU 消融治疗。

3. 随访　3 个月后增强 MRI 示病灶完全消融,呈均匀低信号,消融区周边呈环形强化(图 11-4-5)。

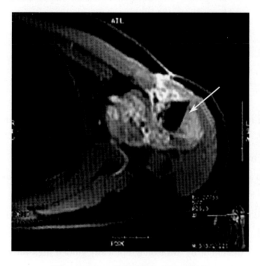

图 11-4-4　术前增强 MRI 检查

左侧肱骨上段不规则形明显强化病灶,中央可见囊变坏死,最大径约 6.2cm(白箭头)

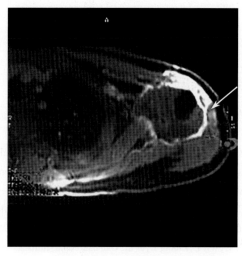

图 11-4-5　术后 3 个月增强 MRI 复查

可见消融区较原病灶明显缩小,呈均匀低信号,消融区周边呈环形强化(白箭头)

病例 3

1. 简要病史　男性,71 岁,右大腿下段脂肪肉瘤术后复发,增强 MRI 检查提示病灶明显强化,最大径约 8.1cm(图 11-4-6)。患者病史明晰,无 HIFU 治疗禁忌。

2. 操作步骤　在硬膜外阻滞麻醉下行 HIFU 消融治疗。

3. 随访　4 个月后增强 MRI 复查示病灶完全消融,呈均匀低信号,消融区周边呈环形强化(图 11-4-7),患者无瘤生存 5 年,死于肺转移。

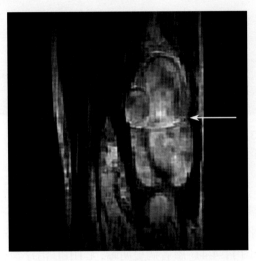

图 11-4-6　术前增强 MRI 检查

右侧大腿软组织内不均匀强化病灶,病灶形态不规则,最大径约 8.1cm(白箭头)

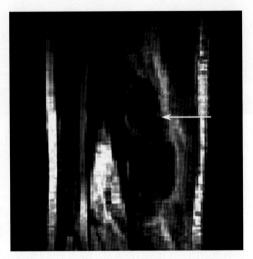

图 11-4-7　术后 4 个月增强 MRI 复查

可见消融区呈均匀无强化低信号,较原病灶明显缩小,未见病灶残余,消融区周边呈轻度不连续环形强化(白箭头)

(杨武威　祝宝让　李　静)

参考文献

1. Zhang L, Wang ZB. High-intensity focused ultrasound tumor ablation: review of ten years of clinical experience. Front Med China, 2010, 4(3): 294-302.

2. Zhou YF. High intensity focused ultrasound in clinical tumor ablation. World J Clin Oncol, 2011, 2(1): 8-27.

3. Li C, Zhang W, Fan W, et al. Noninvasive treatment of malignant bone tumors using high-intensity focused ultrasound. Cancer, 2010, 116(16): 3934-3942.

4. Chen W, Zhu H, Zhang L, et al. Primary bone malignancy: effective treatment with high-intensity focused ultrasound ablation. Radiology, 2010, 255(3): 967-978.

5. Li C, Wu P, Zhang L, et al. Osteosarcoma: limbsalvaging treatment by ultrasonographically guided high-intensity focused ultrasound. Cancer Biol Ther, 2009, 8(12): 1102-1108.

第五节　骨与软组织肿瘤冷冻消融和微波消融治疗

适应证、禁忌证、术前检查与准备、术中及术后注意事项、术后处理、常见并发症及防治见本章第二节;具体操作步骤见典型病例。

典型病例

病例 1

1. 简要病史　男性,52 岁,因左侧肩部局部肿胀、疼痛于外院就诊,丙肝抗体阳性,AFP 13 738.7ng/ml,胸部 CT 示左侧锁骨肩峰端局部骨质破坏(图 11-5-1),术中快速冰冻病理诊断 HCC 骨转移,未行手术切除;腹部 MRI 示肝内多发结节型 HCC,入我院后肝内病灶予以 TAE 序贯 2 次 RFA 治疗后实现完全灭活;复查 AFP 3 464.4ng/ml,凝血功能正常,肝功能 Child A 级,ECOG PS 评分 0 分。

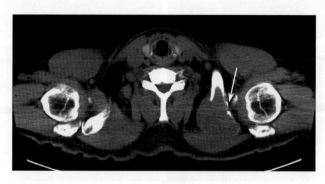

图 11-5-1　术前胸部平扫 CT
可见左侧锁骨肩峰端局部骨质破坏(箭头)

2. 操作步骤　患者取俯卧位,左侧肩部消毒铺巾,静脉镇静、镇痛,穿刺点局部麻醉,22G 千叶针经皮穿刺引导 11 根冷冻探针(17G)分步进针穿刺至病灶部位(图 11-5-2),CT 扫描确认冷冻探针位置正确后进行 2 个循环的冷冻治疗(冷冻 10 分钟、复温 2 分钟);术后即刻 CT 扫描显示冰球完全覆盖肿瘤,消融边缘充分(图 11-5-3)。

3. 经验体会　①多针组合确保冰球完全覆盖病灶并超出肿瘤 1cm 左右;②注意穿刺点局部皮肤加温保护,避免冻伤;本例患者取俯卧位,背侧穿刺点局部保护较好,但冰球腹侧(针尖侧)已到达局部皮肤,未予以保护致轻度皮肤冻伤(图 11-5-4A),术后第 2 天出现水疱(图 11-5-4B),局部保持清洁干燥,勤换敷料,术后 1 个月水疱消失(图 11-5-4C)。

4. 随访　术后间隔 3 个月定期随访,术后 3 个月增强 CT(图 11-5-5)、术后 24 个月 PET-CT(图 11-5-6)复查示消融区逐渐缩小,边界清晰,未见残余病灶,以上 2 个时间点 AFP 分别为 33.7ng/ml 和 2.5ng/ml。

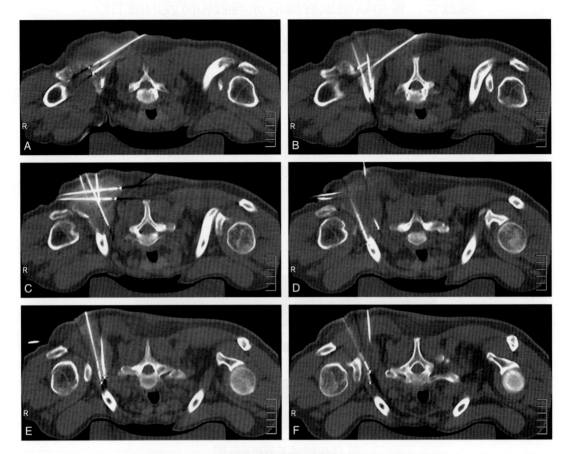

图 11-5-2 术中布针

A~F. 术中 CT 示 11 根冷冻探针于左侧肩部入路分步进针穿刺至病灶部位

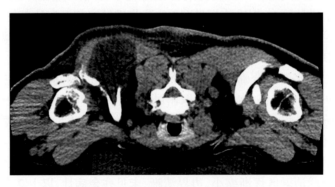

图 11-5-3 术后即刻 CT 显示

冰球完全覆盖肿瘤,消融边缘充分

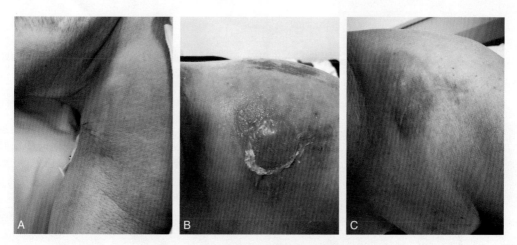

图 11-5-4　术后患者局部皮肤轻度冻伤

A. 术后即刻可见局麻皮肤苍白；B. 术后第 2 天出现水疱；C. 术后 1 个月水疱消失

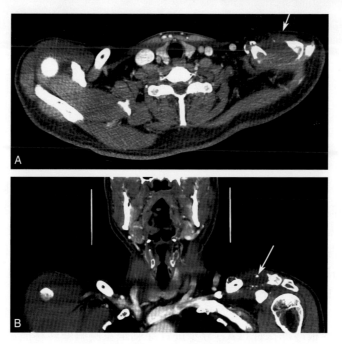

图 11-5-5　术后 3 个月胸部增强 CT

A. 轴位；B. 冠状位；消融区未见强化，边界清晰，未见残余病灶（箭头）

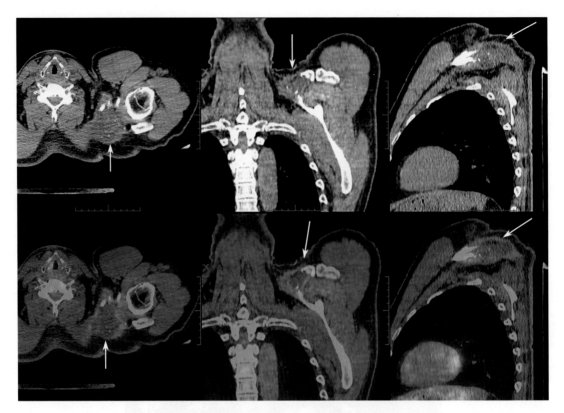

图 11-5-6 术后 24 个月 PET-CT

消融区逐渐缩小,边界清晰,未见残余病灶(箭头)

病例 2

1. 简要病史 男性,52 岁,乙肝病史 30 年;4 年前因 HCC 行肝癌切除术,术后病理为中分化 HCC;切除术后 4 个月因第Ⅶ段肿瘤复发行 TAE 序贯 RFA 治疗;之后间隔 3 个月定期复查未见肝内未见新发病灶;1 个月前患者自行发现左侧胸壁质硬肿物,胸部平扫 CT 示左侧胸壁类圆形占位,直径 5.5cm,病灶累及第 6 前肋骨质及周围软组织(图 11-5-7),穿刺活检病理为中分化 HCC,部分细胞胆管上皮分化(图 11-5-8),AFP 正常,凝血功能正常,肝功能 Child A 级,ECOG PS 评分 0 分。

2. 操作步骤 患者取仰卧位,左侧胸部消毒铺巾,静脉镇静、镇痛,穿刺点局部麻醉,22G 千叶针引导 15 根冷冻探针(17G)分步进针穿刺至左侧胸壁转移瘤部位(图 11-5-9),CT 扫描确认冷冻探针位置正确后进行 2 个循环的冷冻治疗(冷冻 10 分钟、复温 2 分钟);术后即刻增强 CT 扫描显示冰球完全覆盖肿瘤(图 11-5-10)。

3. 经验体会 ①为完全灭活肿瘤,需多根冷冻探针组合应用;②本例冷冻探针穿刺肿瘤过程中,由于推挤作用,肿瘤逐渐靠近心脏,穿刺布针时谨慎操作,避免误伤心脏;③确保皮肤穿刺点针距大于 1cm,并采取温盐水局部加温保护,避免冻伤;④肿瘤侵犯局部胸膜,冷

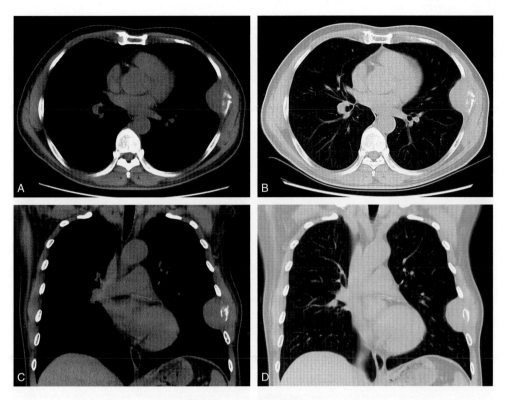

图 11-5-7　术前胸部平扫 CT

A.纵隔窗轴位;B.肺窗轴位;C.纵隔窗冠状位;D.肺窗冠状位;可见左侧胸壁类圆形占位,直径 5.5cm,病灶累及第 6 前肋骨质及周围软组织

冻消融后一般会出现胸腔积液,如为中至大量积液可予以引流。

4. 随访　术后患者定期随访;术后 1 个月 (图 11-5-11)增强 CT 复查示消融区边界清晰,消融边缘充分,未见残余病灶;术后 7 个月增强 MRI 复查示消融区腹侧出现 3.6cm 椭圆形病灶 (图 11-5-12),再予以冷冻消融(患者取右侧卧位,应用 8 根 17G 冷冻探针,2 个循环冻融,穿刺布针原则及消融条件同前)(图 11-5-13),术后 62 个月增强 MRI 复查示消融区明显缩小,未见残余病灶(图 11-5-14)。

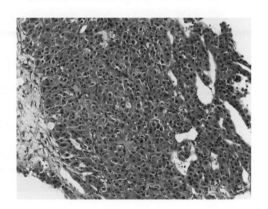

图 11-5-8　病理结果:中分化 HCC,部分细胞胆管上皮分化

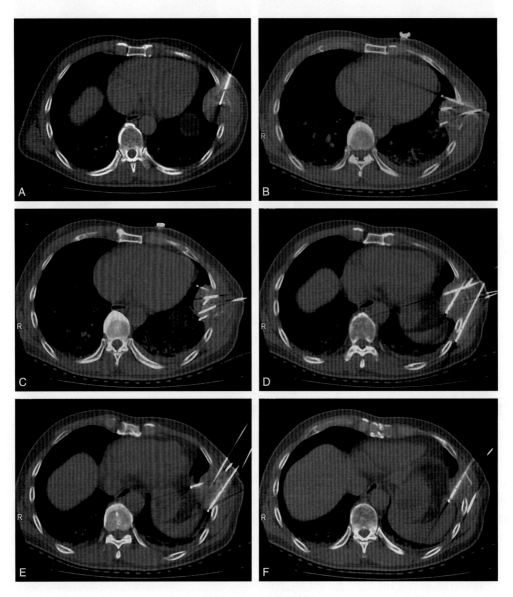

图 11-5-9　术中布针

A~F. 胸部平扫 CT 示 15 根冷冻探针于左侧胸部入路分步进针穿刺至病灶部位

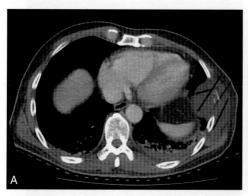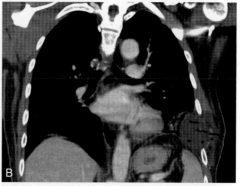

图 11-5-10 术后即刻增强 CT

A. 轴位;B. 冠状位;可见冰球完全覆盖肿瘤

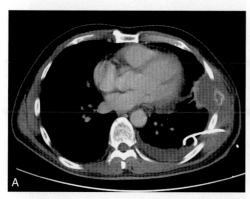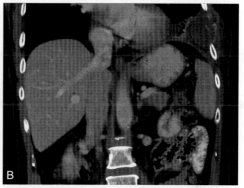

图 11-5-11 术后 1 个月胸部增强 CT

A. 轴位;B. 冠状位;消融区边界清晰,消融边缘充分,未见残余病灶

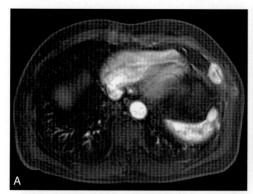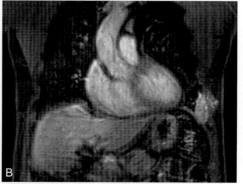

图 11-5-12 术后 7 个月胸部增强 MRI

A. 轴位;B. 冠状位;可见消融区腹侧出现 3.6cm 椭圆形病灶

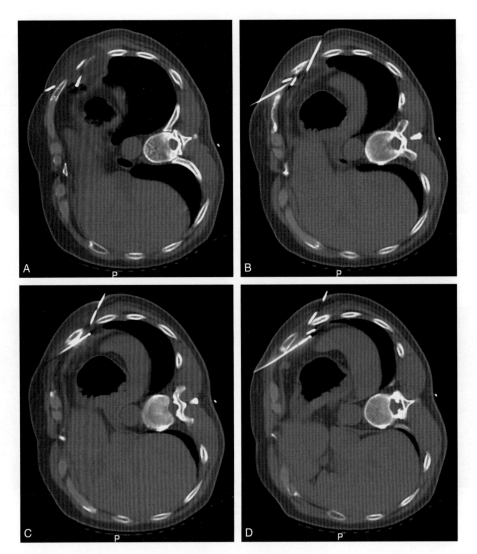

图 11-5-13　第 2 次消融术中布针

A~D. 胸部平扫 CT 示 8 根冷冻探针于左侧胸壁入路分步进针穿刺至病灶部位

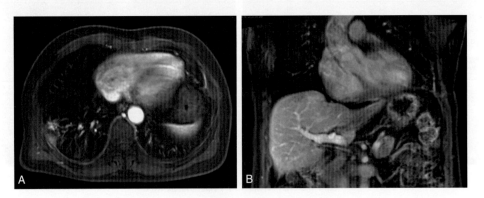

图 11-5-14　术后 62 个月胸部增强 MRI

A. 轴位;B. 冠状位;可见消融区明显缩小,未见残余病灶

病例3

1. 简要病史　男性,54 岁,乙肝病史 24 年;2 年前因肝第Ⅵ段肝癌行 RFA 治疗,术前穿刺活检病理低分化 HCC;之后间隔 3 个月定期复查,肝内未见复发及新发病灶;8 个月前 AFP 缓慢升高,胸部 CT 示左肺上叶前段单发转移灶,予以 CT 引导 MWA,术后 AFP 逐渐降至正常;5 个月前 AFP 再次缓慢升高,胸部 CT 示右肺上叶前段单发转移灶,再予以 CT 引导 MWA,术后 AFP 逐渐下降,但未降至正常后又逐渐升高(467ng/ml),胸部 CT 两肺原转移灶完全灭活,未见新发转移灶;腹部增强 MRI 示右肾旁腰方肌类圆形病灶,最大径 4.7cm,侵及右肾,考虑为肝癌右侧腰方肌转移(图 11-5-15);凝血功能正常,ECOG PS 评分 0 分,无穿刺消融禁忌,拟行 CT 引导病灶穿刺活检＋冷冻消融治疗。

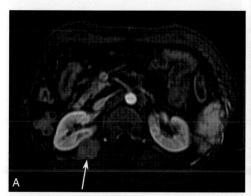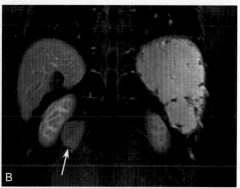

图 11-5-15　术前腹部增强 MRI
A. 轴位;B. 冠状位;可见右肾旁腰方肌类圆形病灶,直径 4.7cm,侵及右肾(箭头)

2. 操作步骤　患者取俯卧位,右侧腰背部消毒铺巾,静脉镇静、镇痛,穿刺点局部麻醉,22G 千叶针经皮穿刺首先引导 17G 同轴活检针穿刺病灶,CT 扫描确认针尖位置正确后利用 18G 活检针取出 1 条组织送病理活检(图 11-5-16);撤出活检针同法引导 8 根冷冻探针(17G)分步进针,从不同角度穿刺病灶进行布针(图 11-5-17),CT 扫描确认冷冻探针位置正确后进行 2 个循环的冷冻治疗(冷冻 10 分钟,复温 2 分钟);术后即刻 CT 扫描显示冰球完全覆盖肿瘤(图 11-5-18)。

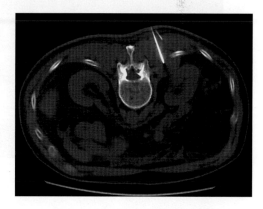

图 11-5-16　CT 引导下穿刺活检

3. 经验体会

(1) 为完全灭活肿瘤,多根冷冻探针组合应用。

(2) 肿瘤形态不规则,从不同角度穿刺布针,肿瘤侵犯右侧肾脏皮质,探针穿刺需谨慎,避免伤及肾脏,通过冰球覆盖肿瘤与右肾交接区即可灭活侵犯右肾肿瘤。

(3) 皮肤穿刺点针距 1cm 以上,并采取温盐水局部加温保护,避免冻伤。

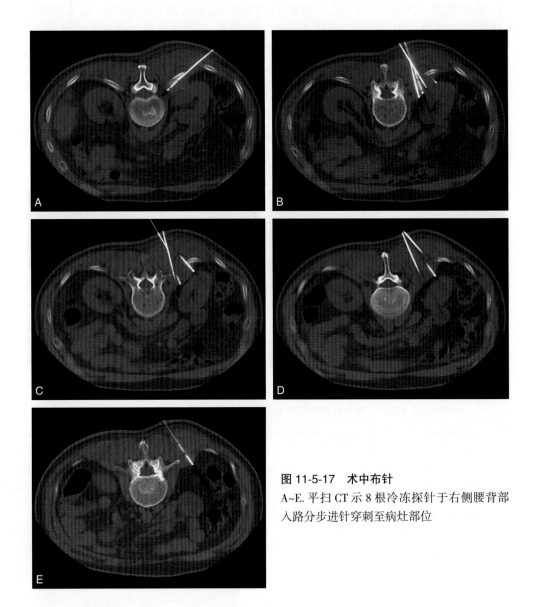

图 11-5-17　术中布针

A~E. 平扫 CT 示 8 根冷冻探针于右侧腰背部
入路分步进针穿刺至病灶部位

　　4. 随访　穿刺活检病理回报中分化 HCC（图 11-5-19）；术后 1 周增强 CT（图 11-5-20）复查
示消融区边界清晰，消融边缘充分，未见残余病灶；右侧胸腔中量积液，AFP 降至 213.6ng/ml；
术后 2 周 PET-CT 示原肿瘤区未见放射性凝聚（图 11-5-21）；术后 1 个月增强 MRI 复查示消
融区边界清晰，消融边缘充分，未见残余病灶，AFP 降至 4.5ng/ml（图 11-5-22）。

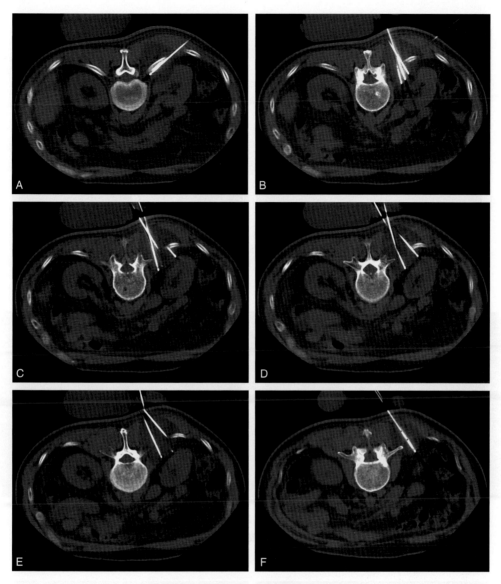

图 11-5-18　术后即刻腹部平扫 CT
A~F. 冰球完全覆盖肿瘤

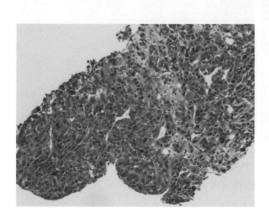

图 11-5-19　病理结果：中分化 HCC

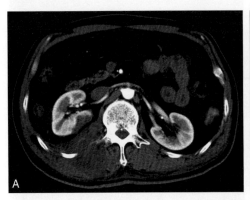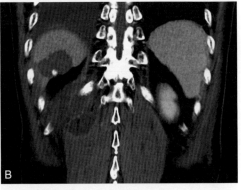

图 11-5-20　术后 1 周腹部增强 CT

A. 静脉期轴位；B. 静脉期冠状位；消融区边界清晰，消融边缘充分，未见残余病灶；右侧胸腔中量积液

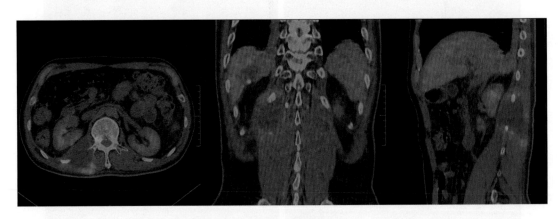

图 11-5-21　术后 2 周 PET-CT

原肿瘤区未见放射性浓聚

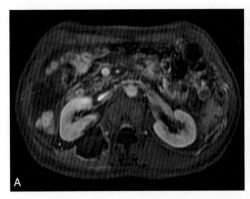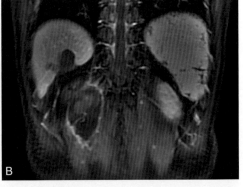

图 11-5-22　术后 1 个月腹部增强 MRI

A. 静脉期轴位；B. 静脉期冠状位；消融区边界清晰，消融边缘充分，未见残余病灶

病例 4 🔍

1. 简要病史　男性,68 岁,因"原发性肝癌介入术后 3 个月,胸背部疼痛进行性加重 20 天"入院;疼痛评分 VAS 7 分,脊髓 Frankel E 级;腰椎平扫 CT 示 T_8 溶骨性破坏,后缘完全破坏,肿瘤侵入椎管,累及左侧椎弓根及横突(图 11-5-23),临床诊断肝癌胸椎转移;实验室检查:血常规、凝血功能、肝肾功能正常;ECOG PS 评分 1 分,无消融禁忌,拟行 CT 引导椎体肿瘤微波消融联合骨水泥成形术。

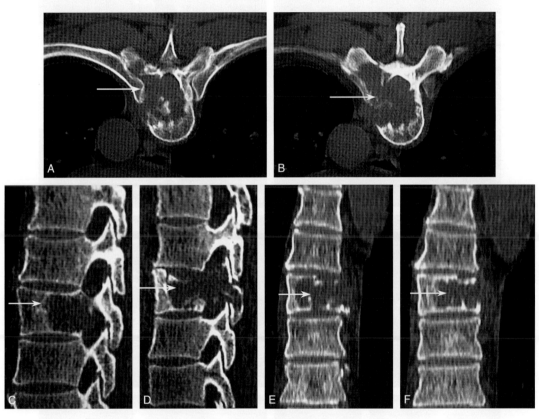

图 11-5-23　术前腰椎平扫 CT
A~F. T_8 溶骨性破坏,后缘完全破坏,肿瘤侵入椎管,累及左侧椎弓根及横突(箭头)

2. 操作步骤　患者取俯卧位,常规心电监护,真空负压垫体位固定。消毒、铺巾、局麻,11G 三棱骨穿刺针经左侧肋横突关节在骨科锤敲击下分步进针,针尖越过中线抵达椎体前中 1/3(图 11-5-24A),CT 矢状位重建,见骨穿刺针位于患椎中心(图 11-5-24B),同轴法经骨穿针置入微波天线,后退骨穿刺针使微波天线尖端超出其远端 2.0cm(图 11-5-24C),CT 矢状位重建,见微波天线活性端位于患椎中心(图 11-5-24D);行微波消融 1 个位点:30W,3 分钟;将骨穿刺针和微波天线同时后退 1cm,相同条件再行消融 1 个位点(图 11-5-24E)。消融结束撤出微波天线,将骨穿刺针向前推进至椎体前中 1/3(图 11-5-24F),抽取浆糊期骨水泥,用 1ml 注射器,间断、缓慢、分次注入骨水泥 7ml(图 11-5-24G~K);CT 矢状位(图 11-5-24L、M)和冠状位重建(图 11-5-24N、O)见骨水泥在椎体内沉积良好,无明显渗漏。

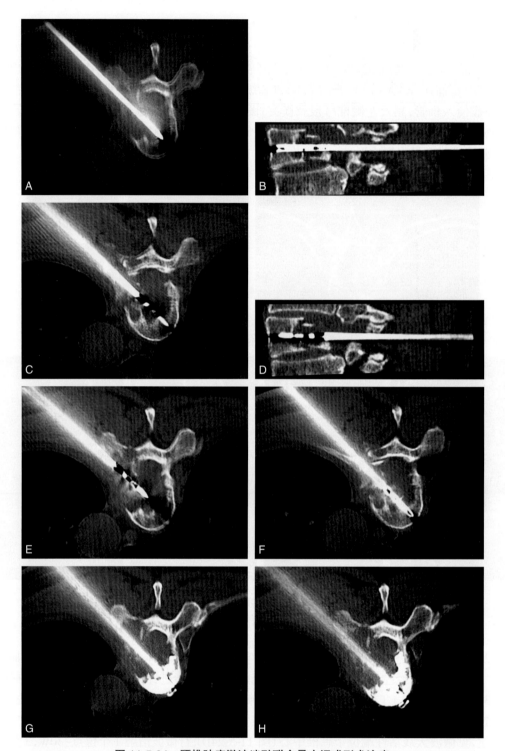

图 11-5-24 腰椎肿瘤微波消融联合骨水泥成形术治疗

A. 11G 三棱骨穿刺针分步进针穿刺至椎体前中 1/3；B. 矢状位重建，确定骨穿刺针位于患椎中心；C. 同轴法经骨穿针置入微波天线；D. 矢状位重建，确定微波天线位于患椎中心；E. 骨穿刺针和微波天线同时后退 1cm，相同条件再行消融 1 个位点；F. 消融结束撤出微波天线，将骨穿刺针向前推进至椎体前中 1/3；G~K. 抽取浆糊期骨水泥，用 1ml 注射器，间断、缓慢、分次注入骨水泥 7ml

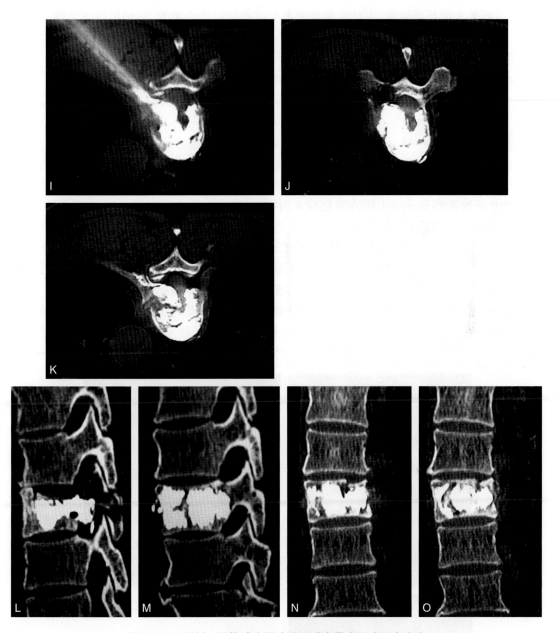

图 11-5-24（续）　腰椎肿瘤微波消融联合骨水泥成形术治疗

L、M. 矢状位重建；N、O. 冠状位重建；可见骨水泥在椎体内沉积良好，无明显渗漏

3. 经验体会　①本例椎体后缘完全破坏，肿瘤已侵入椎管，单纯骨水泥成形术，骨水泥易向椎管内渗漏。先予以微波消融再注入骨水泥，能预防或降低骨水泥向椎管内渗漏风险；②采取低功率、短时间消融策略，消融过程中不断询问患者有无下肢麻木及其他感觉异常，一旦出现上述症状立即停止消融；③因 CT 引导注射骨水泥无法实时观察骨水泥流向，宜采取少量、间断、缓慢、分次注射的方法预防骨水泥渗漏，一般每注射 0.5~1.0ml 骨水泥即行 CT

扫描,观察骨水泥是否外溢,一旦发现骨水泥突破椎体后缘向椎管、神经根管或者椎后静脉渗漏,即停止注射;④骨水泥最佳注射时机为浆糊期(拉丝期),为延长骨水泥的注射时间窗,可以把抽取的骨水泥放在冰盐水中。

4. 随访　术后第 1 天、3 天、7 天、30 天、90 天疼痛逐渐减轻,VAS 评分分别为 5 分、4 分、3 分、1 分、1 分。脊髓 Frankel 分级均为 E。

病例 5

1. 简要病史　女性,62 岁;2010 年 4 月查体胸部 CT 示右肺下叶占位,经皮穿刺活检病理提示腺癌,2011 年 6 月行右肺下叶切除术,术后病理示中分化腺癌,pT2N2M0,ⅢA 期;术后 1 个月开始吉西他滨 + 卡铂方案化疗 4 周期,后出现双肺多发转移。2014 年 7 月 31 日起行培美曲塞 + 洛铂方案化疗 2 周期,后自行口服吉非替尼治疗。2016 年 12 月出现腰部疼痛,MRI 诊断 L_4 溶骨性转移(图 11-5-25),CT 示 L_4 溶骨性转移,后缘不完整(图 11-5-26)。2017 年 1 月 23 日行 L_4 椎体转移瘤微波消融联合骨水泥成形术,术后疼痛逐渐消失,后配合安罗替尼等靶向治疗 2 年,术后始终无腰疼,患者于 2020 年 1 月死亡。

2. 操作步骤　患者取俯卧位,常规心电监护,真空负压垫体位固定。消毒、铺巾、局麻,11G 三棱骨穿刺针经右侧椎弓根在骨科锤敲击下分步进针,针尖抵达溶骨性病变的近心端

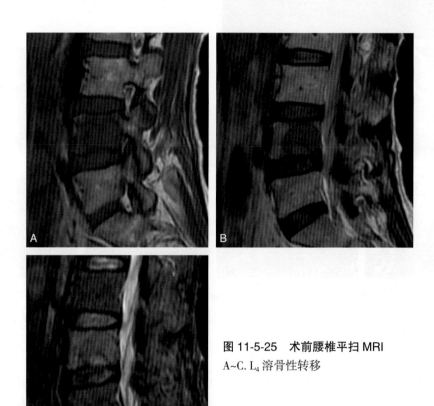

图 11-5-25　术前腰椎平扫 MRI
A~C. L_4 溶骨性转移

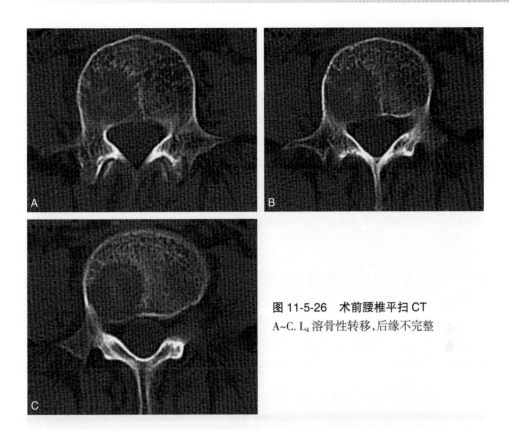

图 11-5-26 术前腰椎平扫 CT
A~C. L₄ 溶骨性转移,后缘不完整

(图 11-5-27A),同轴法置入微波天线,后退骨穿刺针,使消融天线前端露出 2.0cm(图 11-5-27B),先行微波消融:50W,3 分钟;消融完成后撤出微波天线,将骨穿刺针向前推进至溶骨性病变的远心端(图 11-5-27C),CT 矢状位重建,见骨穿刺针头端位于患椎中心(图 11-5-27D、E)。抽取浆糊期骨水泥,用 1ml 注射器,间断、缓慢、分次共注射骨水泥 3.5ml,可见少量骨水泥渗漏至椎管(图 11-5-27F~H)。

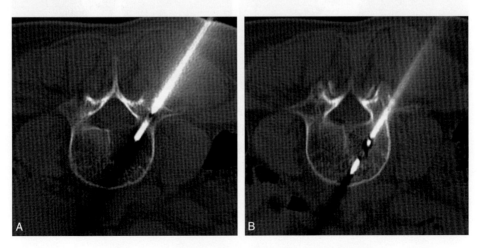

图 11-5-27 腰椎肿瘤微波消融联合骨水泥成形术治疗
A. 11G 三棱骨穿刺针分步进针穿刺至溶骨性病变的近心端;B. 同轴法置入微波天线;

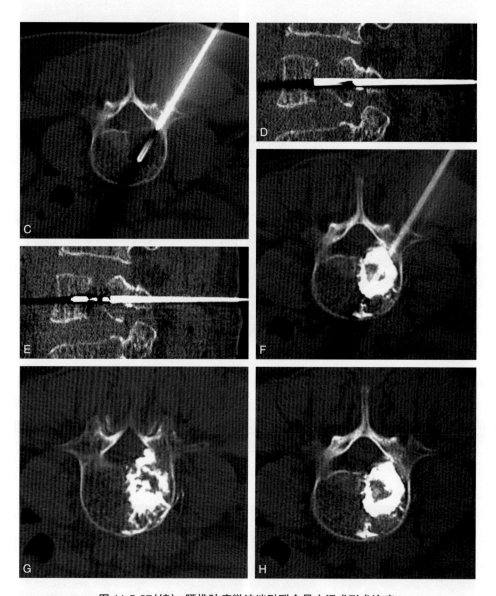

图 11-5-27（续）　腰椎肿瘤微波消融联合骨水泥成形术治疗

C. 消融结束后撤出微波天线，将骨穿刺针向前推进至溶骨性病变的远心端；D、E. 矢状位重建，见骨穿刺针头端位于患椎中心；F~H. 抽取浆糊期骨水泥，用 1ml 注射器，间断、缓慢、分次共注射骨水泥 3.5ml，可见少量骨水泥渗漏至椎管

3. 经验体会　①本例椎体后缘已经被破坏,为保证消融安全,采取低功率、短时间的消融策略;②为防止骨水泥渗漏,采取少量、间断、缓慢、分次注射的方法,每注射 0.5~1.0ml 骨水泥,即行 CT 扫描,观察骨水泥是否外溢,发现骨水泥向椎管内渗漏后即刻停止注射。

4. 随访　术后第 1 天、2 天、3 天、7 天、30 天、90 天疼痛逐渐消失,VAS 评分分别为 3 分、1 分、1 分、0 分、0 分、0 分。脊髓 Frankel 分级均为 E。术后第 14 个月(图 11-5-28)和第 32 个月(图 11-5-29)复查,无腰疼,CT 示骨水泥沉积的周围区域出现溶骨性破坏。

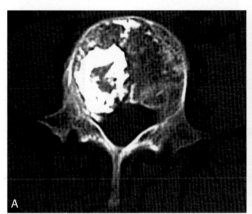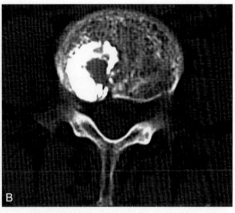

图 11-5-28　术后第 14 个月腰椎平扫 CT

A、B. 骨水泥沉积的周围区域出现溶骨性破坏

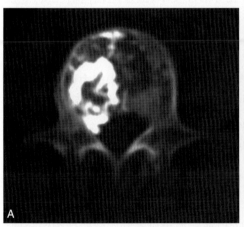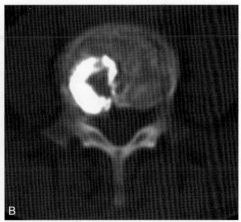

图 11-5-29　术后第 32 个月腰椎平扫 CT

A、B. 骨水泥沉积的周围区域出现溶骨性破坏

(袁春旺　牛立志　杨武威　张开贤　郑加生)

(本章组长　郑加生　秘书　袁春旺)

肿瘤消融治疗技术管理规范
（2021 年版）

为规范肿瘤消融治疗技术临床应用,保证医疗质量和医疗安全,制订本规范。本规范是医疗机构及其医务人员开展肿瘤消融治疗技术的最低要求。

本规范所称肿瘤消融治疗技术是指采用物理方法直接毁损肿瘤的局部治疗技术,包括射频、微波、冷冻、聚焦超声、激光、不可逆电穿孔等治疗技术,治疗途径包括经皮、腔镜和开放手术下。

一、医疗机构基本要求

（一）医疗机构开展肿瘤消融治疗技术应当与其功能、任务和技术能力相适应。

（二）有卫健委行政部门核准登记的、与肿瘤消融治疗技术相关的诊疗科目。

（三）根据需求设置肿瘤治疗床位,原则上不少于 30 张。

（四）有开展肿瘤消融治疗技术的治疗室或手术室,符合消毒和无菌操作条件。

（五）有麻醉后监测治疗室（PACU）。

（六）其他辅助科室和设备。

1. 具备开展血管介入治疗的相关条件。

2. 有磁共振（MRI）、计算机 X 线断层摄影（CT）或超声等设备和医学影像图像管理系统。

（七）有至少 2 名具备肿瘤消融治疗技术临床应用能力的本医疗机构在职医师。有经过肿瘤消融治疗技术相关知识和技能培训合格的、以及相关的其他专业技术人员。

二、人员基本要求

（一）开展肿瘤消融治疗技术的医师。

1. 取得《医师执业证书》,执业范围为与应用肿瘤消融治疗技术相关的本医疗机构注册医师。

2. 有 5 年以上肿瘤诊疗临床工作经验,取得 5 年以上主治医师及以上专业技术职务任职资格。

3. 经过省级卫生计生行政部门指定的培训基地关于肿瘤消融治疗技术相关系统培训,具备肿瘤消融治疗技术临床应用的能力。

(二) 其他相关专业技术人员。

经过肿瘤消融治疗技术相关专业系统培训,满足开展肿瘤消融治疗技术临床应用所需的相关条件。

三、技术管理基本要求

(一) 严格遵守肿瘤消融治疗技术操作规范和诊疗指南,严格掌握肿瘤消融治疗技术的适应证和禁忌证。

(二) 实施肿瘤消融治疗前,应当向患者及其家属告知治疗目的、治疗风险、治疗后注意事项、可能发生的并发症及预防措施等,并签署知情同意书。

(三) 建立健全肿瘤消融治疗技术应用后监控及随访制度,并按规定进行随访、记录。

(四) 建立病例信息数据库,在完成每例次肿瘤消融治疗后,应当按要求保留并及时上报相关病例数据信息。

(五) 医疗机构及其医师应当按照规定定期接受肿瘤消融治疗技术临床应用能力评估,包括病例选择、手术成功率、严重并发症、死亡病例、医疗不良事件发生情况、术后患者管理、患者生存质量、随访情况和病历质量等。

(六) 其他管理要求。

1. 使用经国家食品药品监督管理总局批准的肿瘤消融治疗相关器材,并严格按照规定的产品应用范围使用,不得违规重复使用与肿瘤消融治疗技术相关的一次性医用器材。

2. 建立肿瘤消融治疗相关器材登记制度,保证器材来源可追溯。在应用肿瘤消融治疗技术患者住院病历的手术记录部分留存肿瘤消融治疗相关器材条形码或者其他合格证明文件。

四、培训管理要求

(一) 拟开展肿瘤消融治疗技术的医师培训要求。

1. 应当具有《医师执业证书》,临床工作满 3 年。

2. 应当接受至少 6 个月的系统培训。在指导医师指导下,能独立完成 25 例以上肿瘤消融治疗技术操作和患者的全过程管理,包括影像诊断培训、手术适应证的评估、手术方式的评估、可能发生的风险及应对措施、手术过程、围手术期处理、术后并发症处理和随访等,并考核合格。

3. 本规定印发之日前,从事临床工作满 10 年,具有 5 年以上主治医师专业技术职务任职资格,近 5 年每年独立开展肿瘤消融治疗技术临床应用不少于 100 例,未发生严重不良事件的,可免于培训。培训基地的培训导师免于培训。

（二）培训基地要求。

1. 培训基地条件。

省级卫生计生行政部门指定肿瘤消融治疗技术培训基地。培训基地应当具备以下条件：

（1）三级甲等医院，符合肿瘤消融治疗技术管理规范要求。

（2）有独立的影像引导肿瘤消融治疗室或手术室。

（3）消融相关科室治疗床位数不少于 50 张。

（4）具有肿瘤消融治疗技术临床应用能力，已开展肿瘤消融治疗临床应用 5 年以上，总数不少于 1 500 例，申报前一年内不少于 500 例或单项消融技术不少于 200 例。

（5）有不少于 4 名具有肿瘤消融治疗技术临床应用能力的指导医师，其中至少 1 名具有主任医师专业技术职务任职资格。

（6）有与开展肿瘤消融治疗技术培训工作相适应的人员、技术、设备和设施等条件。

2. 培训工作基本要求。

（1）培训教材和培训大纲满足培训要求，课程设置包括理论学习、临床实践。

（2）保证接受培训的医师在规定时间内完成规定的培训。

（3）培训结束后，对接受培训的医师进行考试、考核，并出具是否合格的结论。

（4）为每位接受培训的医师建立培训及考试、考核档案。

肿瘤消融治疗技术临床应用质量控制指标
（2021 年版）

一、肿瘤消融治疗指征正确率

定义：实施肿瘤消融治疗的患者，符合治疗指征的例次数占同期肿瘤消融治疗总例次数的比例（见注 1）。

计算公式：

$$肿瘤消融治疗指征正确率 = \frac{符合治疗指征的例次数}{同期肿瘤消融治疗总例次数} \times 100\%$$

意义：反映医疗机构肿瘤消融治疗技术的规范性。

二、肿瘤消融治疗完成率

定义：按照肿瘤消融计划，实际完成消融治疗的病灶总数占同期计划完成消融治疗的病灶总数的比例。

计算公式：

$$肿瘤消融治疗完成率 = \frac{实际完成消融治疗的病灶总数}{同期计划完成消融治疗的病灶总数} \times 100\%$$

意义：反映医疗机构肿瘤消融治疗技术水平。

三、肿瘤消融治疗后局部病灶有效控制率

定义：肿瘤消融治疗后局部病灶有效控制的例次数占同期肿瘤消融治疗总例次数的比例（见注 2）。

计算公式：

$$肿瘤消融治疗后局部病灶有效控制率 = \frac{肿瘤消融治疗后局部病灶有效控制的例次数}{同期肿瘤消融治疗总例次数} \times 100\%$$

意义：反映肿瘤消融治疗后局部病灶的控制情况。

四、肿瘤消融治疗后 30 天内严重并发症发生率

定义：肿瘤消融治疗后 30 天内严重并发症发生率是指肿瘤消融治疗后 30 天内严重并发症发生的例次数占同期肿瘤消融治疗总例次数的比例（见注 3）。

计算公式：

$$大量出血发生率 = \frac{肿瘤消融治疗大量出血发生的例次数}{同期肿瘤消融治疗总例次数} \times 100\%$$

$$严重气胸发生率 = \frac{肿瘤消融治疗严重气胸发生的例次数}{同期肿瘤消融治疗总例次数} \times 100\%$$

$$邻近重要脏器损伤发生率 = \frac{肿瘤消融治疗邻近重要脏器损伤发生的例次数}{同期肿瘤消融治疗总例次数} \times 100\%$$

$$严重感染发生率 = \frac{肿瘤消融治疗严重感染发生的例次数}{同期肿瘤消融治疗总例次数} \times 100\%$$

意义:反映肿瘤消融治疗的安全性。

五、肿瘤消融治疗后 30 天内死亡率

定义:肿瘤消融治疗后 30 天内死亡(包括因不可逆疾病而自动出院的患者)患者数占同期肿瘤消融治疗患者总数的比例。患者死亡原因包括患者本身病情严重、手术、麻醉以及其他任何因素。

计算公式:

$$肿瘤消融治疗后 30 天内死亡率 = \frac{肿瘤消融治疗后 30 天内死亡患者数}{同期肿瘤消融治疗患者总数} \times 100\%$$

意义:反映肿瘤消融治疗的安全性。

六、患者随访率(6 个月、1 年、2 年、3 年、5 年)

定义:肿瘤消融治疗后一定时间(6 个月、1 年、2 年、3 年、5 年)内完成随访的例次数占同期肿瘤消融治疗总例次数的比例。

计算公式:

$$患者随访率 = \frac{肿瘤消融治疗后一定时间内完成随访的例次数}{同期肿瘤消融治疗总例次数} \times 100\%$$

意义:反映肿瘤消融治疗患者的远期疗效及管理水平。

七、平均住院日

定义:实施肿瘤消融治疗的患者出院时占用总床日数与同期肿瘤消融治疗患者出院人数之比。

计算公式:

$$平均住院日 = \frac{出院时所有患者占用总床日数}{同期肿瘤消融治疗患者出院人数}$$

意义:反映肿瘤消融治疗技术水平,是分析成本效益的重要指标之一。

八、甲状腺肿瘤消融治疗

定义:甲状腺肿瘤消融治疗患者,术前应行病理活组织检查明确诊断。

(一)甲状腺良性肿瘤消融治疗例次占甲状腺良、恶性肿瘤消融治疗总例次的百分比

$$甲状腺良性肿瘤消融治疗占比 = \frac{甲状腺良性肿瘤消融治疗的例次数}{同期甲状腺良、恶性肿瘤消融治疗总例次数} \times 100\%$$

（二）小于 2cm 甲状腺良性肿瘤消融治疗占甲状腺良性肿瘤消融治疗的百分比

$$\genfrac{}{}{0pt}{}{甲状腺良性肿瘤}{（小于 2cm）消融治疗占比} = \frac{小于 2cm 甲状腺良性肿瘤消融治疗的例次数}{同期甲状腺良性肿瘤消融治疗总例次数} \times 100\%$$

意义：反映甲状腺肿瘤消融治疗的临床规范化应用状况。

注：

1. 肿瘤消融治疗指征

（1）凝血酶原活动度（PTA）>50%。

（2）无器官功能障碍（按相应器官功能进行评价），如肝功能 Child A、B 级。

（3）体能状态评分（ECOG 方法）分级≤2 级。

（4）麻醉评估：病情分级≤Ⅲ级（美国麻醉医师协会病情分级标准）。

满足上述四项并符合相应肿瘤消融治疗适应证，为肿瘤消融治疗指征选择正确。

2. 肿瘤局部病灶有效控制是指肿瘤消融治疗后 1 个月内，增强影像学检查证实肿瘤完全消融。

3. 肿瘤消融治疗发生的严重并发症定义：包括导致患者护理级别提升或住院时间延长、需要进一步住院治疗或者临床处理、致残或者死亡等。